Thomas M. Scalea

The Shock Trauma Manual of Operative Techniques

严重创伤手术技术手册

主　编　〔美〕托马斯 · M. 斯卡利亚
主　译　白祥军　张连阳　李占飞

天津出版传媒集团
天津科技翻译出版有限公司

著作权合同登记号:图字:02-2016-239

图书在版编目(CIP)数据

严重创伤手术技术手册 / (美) 托马斯·M.斯卡利亚(Thomas M. Scalea) 主编;白祥军,张连阳,李占飞主译. —天津:天津科技翻译出版有限公司, 2021.8

书名原文:The Shock Trauma Manual of Operative Techniques

ISBN 978-7-5433-4118-0

Ⅰ.①严… Ⅱ.①托… ②白… ③张… ④李… Ⅲ.①创伤外科学-外科手术-手册 Ⅳ.①R64-62

中国版本图书馆 CIP 数据核字(2021)第 084007 号

授权单位:Springer Science+Business Media, LLC
出　　版:天津科技翻译出版有限公司
出 版 人:刘子媛
地　　址:天津市南开区白堤路 244 号
邮政编码:300192
电　　话:(022)87894896
传　　真:(022)87895650
网　　址:www.tsttpc.com
印　　刷:山东韵杰文化科技有限公司
发　　行:全国新华书店
版本记录:889mm×1194mm　32 开本　12 印张　340 千字
2021 年 8 月第 1 版　2021 年 8 月第 1 次印刷
定价:98.00 元

(如发现印装问题,可与出版社调换)

译者名单

主　译　白祥军　张连阳　李占飞

译　者　（按姓氏汉语拼音排序）

白祥军　董黎明　李占飞　刘　涛

刘沁心　王　翔　王伟阳　王于昌

易成腊　张连阳

（译者单位：华中科技大学同济医学院附属同济医院、陆军特色医学中心）

编者名单

Kim Boswell, M.D. Trauma and Critical Care, R Adams Cowley Shock Trauma Center, Baltimore, MD, USA

Matthew J. Bradley, M.D., M.S. Trauma and Critical Care, R Adams Cowley Shock Trauma Center, Baltimore, MD, USA

Megan L. Brenner, M.D., M.S., R.P.V.I., F.A.C.S. Division of Vascular Trauma, R Adams Cowley Shock Trauma Center, University of Maryland Medical Center, Baltimore, MD, USA

Brandon R. Bruns, M.D. Trauma and Critical Care, R Adams Cowley Shock Trauma Center, Baltimore, MD, USA

Richard C. Bryson, M.D. University of Maryland Medical Center, Baltimore, MD, USA

Laura S. Buchanan, M.D. Trauma and Critical Care, R Adams Cowley Shock Trauma Center, Baltimore, MD, USA

William C. Chiu, M.D., F.A.C.S., F.C.C.M. Trauma and Critical Care, R Adams Cowley Shock Trauma Center, Baltimore, MD, USA

Jose Diaz, M.D. Division of Trauma and Critical Care, R Adams Cowley Shock Trauma Center, Baltimore, MD, USA

Joseph DuBose, M.D. University of Texas Medical Center, Houston, TX, USA

Meagan Dunne University of Maryland School of Medicine, Baltimore, MD, USA

Raymond Fang, M.D., F.A.C.S. Trauma and Critical Care, R Adams Cowley Shock Trauma Center, Baltimore, MD, USA

Jacob J. Glaser, M.D. Trauma and Critical Care, R Adams Cowley Shock Trauma Center, Baltimore, MD, USA

Melanie Hoehn, M.D. University of Maryland Medical Center, Baltimore, MD, USA

Kevin Jones, M.D., M.P.H. Trauma and Critical Care, R Adams Cowley Shock Trauma Center, Baltimore, MD, USA

Andrew Kramer, M.D. University of Maryland Medical Center, Baltimore, MD, USA

Margaret H. Lauerman, M.D. Division of Trauma and Critical Care, R Adams Cowley Shock Trauma Center, Baltimore, MD, USA

Matthew E. Lissauer, M.D. Robert Wood Johnson Medical School, New Brunswick, NJ, USA

Jay Menaker, M.D. Trauma and Critical Care, R Adams Cowley Shock Trauma Center, Baltimore, MD, USA

Sarah B. Murthi, M.D. Trauma and Critical Care, R Adams Cowley Shock Trauma Center, Baltimore, MD, USA

Mayur Narayan, M.D., M.P.H., M.B.A., F.A.C.S. Trauma and Critical Care, R Adams Cowley Shock Trauma Center, Baltimore, MD, USA

Center for Injury Prevention and Policy, University of Maryland School of Medicine, Baltimore, MD, USA

James V. O'Connor M.D., F.A.C.S. Thoracic and Vascular Trauma, R Adams Cowley Shock Trauma Center, Baltimore, MD, USA

Robert V. O'Toole, M.D. Orthopedic Trauma, R Adams Cowley Shock Trauma Center, Baltimore, MD, USA

Department of Orthopaedics, University of Maryland School of Medicine, Baltimore, MD, USA

Jason David Pasley, D.O., F.A.C.S. Trauma and Critical Care, R Adams Cowley Shock Trauma Center, Baltimore, MD, USA

Joseph Rabin, M.D. Division of Trauma and Critical Care, R Adams Cowley Shock Trauma Center, Baltimore, MD, USA

Jeffrey Rea, M.D. Trauma and Critical Care, R Adams Cowley Shock Trauma Center, Baltimore, MD, USA

Stacy A. Shackelford, M.D. Trauma and Critical Care, R Adams Cowley Shock Trauma Center, Baltimore, MD, USA

Paulesh K. Shah, M.D. Trauma and Critical Care, R Adams Cowley Shock Trauma Center, Baltimore, MD, USA

Deborah M. Stein, M.D., M.P.H. Trauma and Critical Care, R Adams Cowley Shock Trauma Center, Baltimore, MD, USA

Ron Tesoriero, M.D., F.A.C.S. Department of Surgery, R Adams Cowley Shock Trauma Center, University of Maryland School of Medicine, Baltimore, MD, USA

中文版序言

我国每年有超过70万人因各种创伤致死，但创伤医学在我国医学领域发展相对缓慢，存在的主要问题是创伤救治理念落后，缺乏完善的创伤救治体系，缺乏规范化的创伤救治流程和专业化的创伤救治团队。

创伤救治涉及现场急救、转运和急诊入院等多个环节。目前医学分科越来越细，但是，严重创伤、多发性创伤的初期复苏和抢救性手术往往涉及多个学科，需要参加创伤救治的医生具有广阔的知识面，全面的手术技术以及快速、敏锐的判断能力。同时，各种新技术、新理念层出不穷，也需要创伤外科医生不断学习，才能提高创伤救治效果，更好地为创伤患者服务。

本书作者所在医院是美国最早成立的创伤中心——R Adams Cowley创伤中心。该创伤中心将此书作为年轻医生常备的“口袋参考书”，以方便年轻医生在各种紧急情况下快速查阅。本书内容涵盖各种创伤评估、复苏技术和各部位创伤的主要紧急手术技术。其特点是用大量的绘图和照片，重点介绍了临床上常见的各种创伤复苏和紧急抢救手术技术的适应证、应用解剖和操作细节。

创伤急诊手术往往在深夜或紧急情况下进行，涉及的手术种类多种多样。与常规择期手术不同，创伤外科医生往往没有充分的时间进行手术计划和准备。因此，这样一本创伤紧急手术技术手册，对于年轻创伤外科医生快速熟悉和掌握各种创伤救治手术技术尤为有益，对高年资创伤外科医生同样具有很好的参考价值。

我国目前已有各专科的手术学专著，但是还缺乏这样一本涵盖全身各系统创伤紧急手术技术的手册。本书的译者单位是我国最早成立的专业化创伤中心之一，各位译者都具有丰富的创伤救治和手术实践经验。本书的翻译出版，为国内从事创伤救治的医护人员提供一本非常有益的工具书，对于培养专业化创伤救治医生，具有非常重要的意义。

热烈祝贺《严重创伤手术技术手册》的翻译出版，相信它一定会为提高我国创伤救治水平、推动创伤医学学科发展起到积极的作用。

陈孝平

中国科学院院士

华中科技大学同济医学院附属同济医院外科学系主任

中文版前言

随着社会经济的发展，创伤发生率呈增高趋势。我国每年有超过70万人因各种创伤致死，造成严重的社会经济损失。近年来，创伤救治日益受到政府管理部门和医学界的高度重视，创伤中心建设在全国各地蓬勃发展。

紧急手术是严重创伤救治的关键环节之一，对创伤患者的救治结局影响重大。与择期手术不同，创伤紧急手术往往突发而至，或是在夜间进行，且多数是由相对较为年轻的医生施行。同时，涉及的手术类型多种多样，手术医生往往没有充分的时间进行手术计划和准备。

本书原作者单位R Adams Cowley创伤中心是美国最早成立的创伤中心。本书内容聚焦于创伤救治的急救、复苏与紧急手术技术，内容涵盖各种创伤评估、检查、急救复苏技术、紧急手术等。本书一个重要特点是，通过大量图示对各种创伤复苏和紧急手术技术进行了详细描述。R Adams Cowley创伤中心将此书作为年轻医生常备的“口袋参考书”，供年轻医生在紧急手术前快速查阅和参考。

迄今为止，创伤医学在我国尚不是独立的学科，相关的专著、参考书和工具书还极为缺乏。国内创伤医学领域已出版了一些关于创伤救治的专著，但是还缺乏一本手术学手册供临床医生随时查阅。

本书的译者所在的华中科技大学同济医学院附属同济医院和陆军特色医学中心，是我国最早成立的专业化创伤中心之一，每年收治大量各类创伤患者。在我们的临床实践中，深感极有必要出版这样一本创伤手术技术手册，以帮助年轻创伤外科医生快速掌握各种创伤紧急手术技能，提高创伤救治水平。本书对高年资创伤外科医生同样具有很好的参考价值。

本书翻译过程中，得到华中科技大学同济医学院附属同济医院领导的大力支持。我国外科学界泰斗、中国科学院院士、同济医院外科学系主任陈孝平教授欣然担任本书主审，并为本书撰写序言。陈院士在百忙之中仍抽时间通读全书，提出许多修改意见。陈院士严谨治学的精神，永远是我们学习的榜样！

本书英文书名为 *The Shock Trauma Manual of Operative Techniques*。我们在翻译时认为“shock trauma”若按字面翻译为“休克创伤”，但其实际含义应为严重创伤，因此书名翻译为“严重创伤手术技术”更符合中文表达习惯。为求准确达意，译者们在翻译过程中进行了多次修改，但因水平所限，难免存在不足和错误之处，恳请各位同道予以批评指正。

前　言

手术治疗是严重创伤治疗的核心部分。出血可来源于多个体腔,包括胸腔、腹腔、腹膜后和肌肉间隙室。对于多发性创伤患者来说,多学科会诊可能有很大帮助。但是,初期复苏和抢救性手术永远是普通外科医生的职责,包括颈部、胸部、腹部、腹膜后和血管损伤等的手术处理。

近年来,手术治疗在创伤救治中的作用有下降趋势。实质性脏器损伤的非手术治疗日益多见。用于初期止血或辅助止血的新的治疗措施,如导管技术的使用逐渐增多。在美国的一些城市,穿透伤的发生率显著下降。因此,特定时期内普通外科医生施行的创伤手术相对减少。

但是,对于很多创伤患者来说,手术治疗是无可替代的治疗手段。外科医生经常在深夜里被呼叫去施行救命性手术。本书主要为他们提供相关的知识更新,同时,本书的大小恰好能放进口袋里,能随时供外科医生参考。

在过去50多年里,严重创伤中心为大量创伤患者提供服务。本书的作者均为严重创伤中心的在职工作人员,他们中多数在这里或其他大型创伤中心接受培训。我们制订了独特的技术规范,本书充分体现了这一点。虽然对同一个问题可能有多种不同的处理方法,但本书阐明了我们的观点。

历史

多年来,手术探查是标准诊疗方法。事实上,对于腹部损伤,诊断的关键是证实是否存在腹内损伤。早期的治疗原则认为所有损伤都需要探查,并根据其具体表现决定治疗方法[1]。

在很长一段时间,体格检查是唯一可用的诊断方法。虽然仔细的体格检查确实很有帮助,但即使是技术精湛者,其准确率仅有85%[2]。近年来出现了多种新的检查方法。1965年,H. David Root介绍了诊断性腹腔灌洗术(DPL)[3]。DPL虽然漏诊率很低,但过于敏感。很多腹部损伤虽然有少量出血,但实际上并不需要外科治疗。

在20世纪80年代早期,出现了CT扫描。随着CT扫描技术的进步,我们认识到可以根据CT扫描结果决定诊疗措施[4,5]。只有证实患者存在腹部损伤和(或)出现休克,才需要手术治疗。

最后,导管技术是非手术治疗的一个有价值的辅助治疗手段,特别是对于实质性脏器损伤。1995年,脾动脉栓塞术首次被报道,该技术显著减少了手术治疗比例[6]。导管介入治疗可作为肝脏损伤的主要治疗措施,即使是在需要手术治疗的患者,它也可以作为有益的辅助治疗措施[7]。

手术技术和个人技巧

系统的创伤手术方法非常重要。虽然需要手术治疗的患者比例在下降,但手术仍然是无可替代的。无论外科医生在哪里接受训练,都不可能获得所有创伤治疗的经验,更不可能在较短时间内掌握严重创伤的治疗经验。直至今日,我们仍然没有很好的模拟训练模型,因此,外科医生的训练仍然主要依赖于临床实践。美国外科医师学院创伤委员会设置了多种非常有帮助的训练课程。高级创伤手术治疗(ATOM)课程为学员提供了需要手术治疗的真实场景[8]。ATOM课程需要大量动物模型,费用高昂,因此应用受到限制。高级创伤显露外科技术(ASSET)课程主要采用尸体进行培训,能让学员熟悉全身各部位的手术显露。四名学员共用一具尸体，因此 ASSET 课程教学效果很好。但是，ASSET 或 ATOM 课程中学习到的内容能被学员记忆多久仍不清楚。最后，新的技术，如复苏性主动脉球囊阻断术(REBOA)为外科医生提供了新的治疗选择，也有相应的培训课程[9,10]。早期培训课程的经验表明，外科医生若具有一些导丝和导管操作经验，则很容易掌握 REBOA 技术。

无论接受过何种训练，外科医生的手头仍需要备有一本参考书，以便在准备手术时可以随时查阅。这本参考书应该便于携带，易于理解。书中应该有大量的图示，这样查阅手术操作时比单纯文字说明更直观。理想情况是，外科医生能够在接诊不同患者的间隔时间内总结手术流程。另外，在外科医生前往手术室的路上，他能够快速阅读所需要的特定章节。

创伤中心为填补上述空白撰写了本书。我们知道，没有任何一本书能解决所有问题。我们希望本书能为全世界创伤患者的诊疗提供帮助。

Thomas M. Scalea

参考文献

1. Gohil VD, Palekar HD, Ghoghari M. Diagnostic and therapeutic laparoscopy in various blunt abdominal trauma. World J Laparoscopic Surg. 2009:2;42–7.
2. Shafton GW. Indications for operation in abdominal trauma. Am J Surg. 1960:99;657–61.
3. Root HD, Hauser CW, McKinley CR, et al. Surgery. 1965:57;633–37.
4. Peitzman A, Makaroun MS, Slasky MS, et al. Prospective study of computed tomography in initial management of blunt abdominal trauma. J Trauma. 1986:26;585–91.
5. Goldstein AS, Sclafani SJA, Kupferstein NH, et al. The diagnostic superiority of computerized tomography. J Trauma. 1985:25;938–43.
6. Sclafani SJA, Scalea TM, Herskowitz M, Hofer E, Kohl L, Henry S, Dressner L, Patterson L, Muro G. Salvage of CT-diagnosed splenic injuries: utilization of angiography for triage and embolization for hemostasis. J Trauma. 1995;39:818–27.

7. Letoublon C, Morra I, Chen Y, et al. Hepatic arterial embolization in the management of blunt hepatic trauma: indications and complications. J Trauma. 2011:70;1032–6.
8. Jacobs L, Burns K, Luk S, et al. Follow-up survey of participants attending the Advanced Trauma Operative Management (ATOM) course. J Trauma. 2005:58;1140–3.
9. Villamaria CY, Eliason JL, Napolitano LM, et al. Endovascular Skills for Trauma and Resuscitative Surgery (ESTARS) course curriculum development, content validation and program assessment. J Trauma Acute Care Surg. 2014:76;929–36.
10. Brenner M, Hoehn M, Pasley J, et al. Basic endovascular skills for trauma course: bridging the gap between endovascular techniques and the acute care surgeon. J Trauma Acute Care Surg. 2014:77;286–91.

目 录

第 1 篇

创伤探查术的指征和技术

第 1 章 颈部

Laura S. Buchanan

简介

颈部损伤可能导致大血管、气管和食管损伤。2013 年,美国国家创伤数据库记录了超过 15 000 例颈部损伤,总死亡率为 1.87%[1]。严重颈部损伤(AIS≥3)的患者较身体其他部位损伤的患者死亡率高约 20%[1]。据疾病控制中心(CDC)报道,颈部损伤常与头部损伤同时发生,两者占所有需要住院治疗的创伤患者的 17%, 占急诊室就诊患者的 20%[2]。

历史

早期对颈部损伤的处理倾向于观察和保守治疗,这导致较高的延迟诊断率和死亡率。自第二次世界大战以来,多数学者主张颈部损伤必须探查,这显著降低了颈部损伤的死亡率,但阴性探查率和外科部位并发症发生率相应升高。随着医学影像技术的发展和对颈部损伤认识的深入,目前逐步转变为选择性的探查术。

对颈部创伤患者,首先应根据损伤机制(钝性伤还是穿透伤)和损伤部位进行分类。钝性伤最多见于机动车碰撞,其次可见于颈部勒伤、暴力攻击和运动损伤。道路交通事故时,汽车安全带和仪表盘可导致脑血管或咽喉损伤。在颈部钝性伤中常需要保护颈椎和颈髓稳定性,而穿透伤中相对较少需要。在颈部钝性伤患者,需要固定颈椎,直到排除颈椎损伤。脑血管钝性伤很少需要手术治疗,而气管和食管损伤往往需要手术修复。

过去颈部穿透伤主要采用非手术治疗,直到第二次世界大战后不久，这种治疗方式才发生了改变。Fogelman 和 Steward 首次报道了颈部穿透伤的大宗病例研究，手术探查组和观察组死亡率分别为 6%和 35%。因此，他们提倡颈部穿透伤必须行手术探查，认为手术探查能显著降低死亡率[3]。颈阔肌伤曾被用来确定潜在的损害。其后，颈部Ⅱ区穿透伤应手术探查这一原则被广泛接受，但Ⅰ区和Ⅲ区损伤则被认为应区别对待，可采用选择性诊疗措施。对颈部Ⅰ区和Ⅲ区损伤的诊断方法包括：动脉造影了解有无血管损伤，喉镜和支气管镜了解有无气道损伤，食管造影和食管镜了解有无食管损伤。这些检查方法费用高昂，并发症较多。多排探测器计算机断层扫描(CT)技术的进步提供了更有效的检查方法。

Inaba 和同事报道在 3 年里治疗了 453 例患者[4]，其中 9%的颈部损伤诊断明确，需要手术探查。42%的患者未发现明确的损伤，经临床观察后出院，且无漏诊的损伤。其他 49%的患者采用多排探测器 CT 检查，其敏感性为 100%，特异性为 97%[4]，表明多排探测器 CT 是诊断颈部损伤安全而有效的方法。

2008 年东部创伤外科学会(EAST)临床治疗指南建议，对颈部损伤患者而言，选择性诊疗与强制性手术探查相比，同样安全有效，但尚缺乏前瞻性临床研究证据[5]。2013 年西部创伤学会(WTA)提出颈部穿透伤同样建议行选择性治疗方案[6]。若患者有颈部血管或气管、食管损伤的明确证据(表 1.1)，应在保持气道通畅后行手术探查。同样，患者存在有症状的颈部Ⅱ区损伤时也应早期手术探查。对Ⅰ区和Ⅲ区损伤及无症状的Ⅱ区损伤，需要进行检查评估。

手术技术

为做好颈部损伤的手术治疗计划，需要深入了解颈部特异性解剖标志。颈部可分为三个区。Ⅰ区自胸骨切迹至环状软骨，包括胸部血管出口、颈动脉近端、椎动脉、气管、食管、脊髓、胸导管和颈神经干。Ⅱ区自环状软骨延伸至下颌角，在此区域内有颈动脉、颈内静脉、迷走神经、气管上段和喉。Ⅲ区为下颌角以上。

通过标准颈部切口相对容易控制颈部Ⅱ区近端和远端血管，因此

表 1.1 西部创伤学会颈部损伤治疗路径定义的颈部损伤确定性症状[6]

颈部损伤确定性症状
气道损害
大量皮下气肿
伤口内有气泡
扩展性/搏动性血肿
活动性出血
休克
神经损伤
呕血

从外科技术角度,颈部Ⅱ区损伤相对更容易处理。Ⅰ区远端血管可通过Ⅱ区控制,但近端血管需要从胸部切口处理,可采用的切口包括胸骨切开、开胸术或经锁骨切口。Ⅲ区近端血管可通过Ⅱ区处理,但远端损伤,尤其是远端血管损伤,需要经颌面骨处理。

颈部Ⅱ区损伤患者若存在休克,最好采用诊断性探查术治疗。即便是稳定的Ⅱ区损伤患者也可采用手术探查,当然最好能做影像学检查。不稳定的颈部Ⅰ区损伤患者也应该手术探查,多数情况下可采用胸部切口。如该切口不能提供充分的显露,可加做第二个和(或)第三个切口,必要时可延长切口。由于胸部探查损伤较大,颈部Ⅰ区损伤应完善影像学检查后再决定是否手术。由于Ⅲ区血管控制较为困难,稳定的Ⅲ区损伤患者也应先完善影像学检查。虽然外科原则提倡对存在低血压的颈部Ⅲ区损伤患者行手术探查,但该区手术探查非常耗时。导管介入治疗对这些患者是更好的选择。

颈部体表解剖见图 1.1。

术前准备

手术区域包括下颌、双侧颈部和整个前胸。若术前能排除颈椎损伤,可肩下垫枕以改善颈部显露。做胸锁乳突肌前缘切口时,头稍偏向对侧。做围领切口时,头部保持正中。

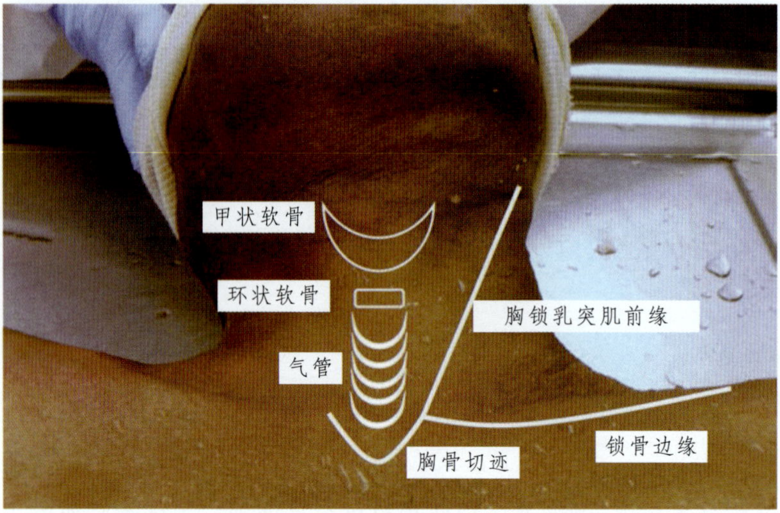

图 1.1 颈部解剖标志。

根据怀疑损伤的部位决定手术切口的选择。图 1.2 描述了典型的切口。典型的颈部探查术采用经胸锁乳突肌前缘切口。此切口可快速显露并控制血管,并可经胸骨切开术延长。若行双侧探查,可采用双侧标准前切口或围领切口。围领切口可为气管探查提供最佳显露。对颈部Ⅰ区损伤,可采用锁骨上切口,该切口可通过切除锁骨头延长,或加做胸骨开窗术以利于对纵隔的探查。

经胸锁乳突肌前缘切口颈部探查

这是一个标准手术入路,从穿透伤的边缘开始做切口,沿胸锁乳突肌前缘切开,必要时可向两侧延伸至锁骨头和下颌角区域。如果伤口上部需要延长切口,切口应向后以弧形弯向乳突,以避免损伤下颌角处的面神经下颌支。沿胸锁乳突肌前缘切开时,同样分开颈阔肌(图 1.3)。血管鞘位于胸锁乳突肌中部,将胸锁乳突肌向外侧拉开可探查血管鞘。肩胛舌骨肌和面动脉穿过颈动脉,牵开两者后可显露颈总动脉及其分叉。此技术可显露颈内静脉、迷走神经和颈动脉(图 1.4)。舌下神经在颈总动脉分叉水平与颈动脉垂直,应注意保护。舌下神经损伤可

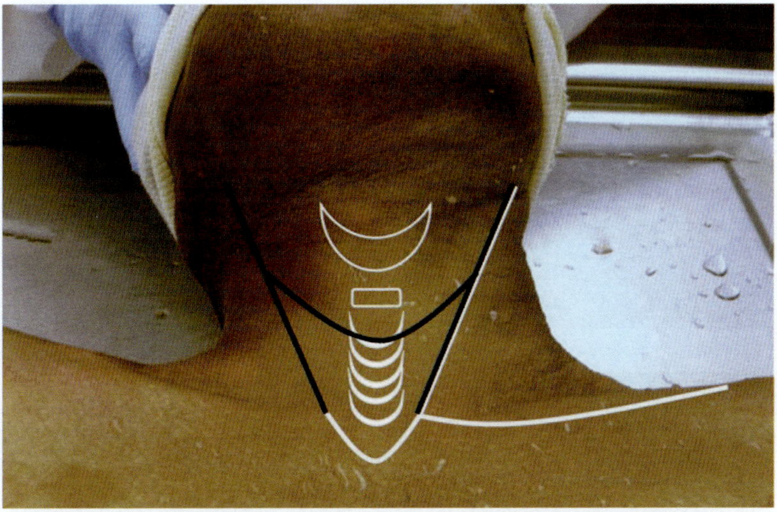

图 1.2　颈部标准手术切口(黑实线)。

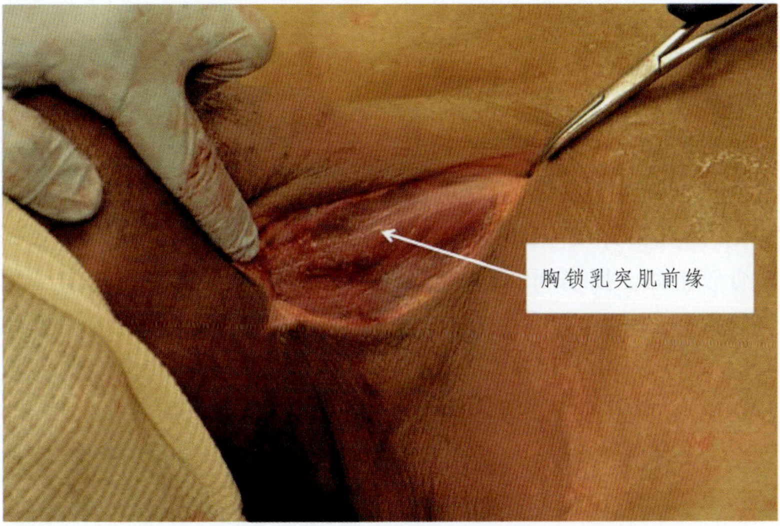

图 1.3　切开皮肤和颈阔肌后显露胸锁乳突肌。

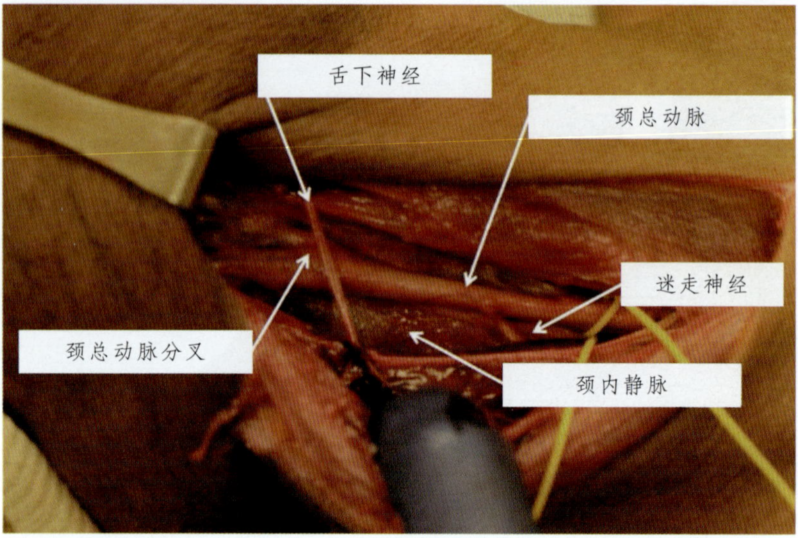

图 1.4　颈动脉鞘周围结构。

导致舌偏向同侧。单侧舌下神经损伤可无症状,也可能出现咀嚼、发音和吞咽困难。在有活动性出血的患者,显露血管较为困难,可能需要经胸部切口控制近端血管。

通过该切口也可显露食管和气管(图 1.5)。图示为右侧,通过左侧或右侧标准胸锁乳突肌前缘切口均可显露食管。食管位于颈部Ⅱ区稍偏左侧,因此最好从左侧切口显露。可将气管和甲状腺向中间牵开以显露食管上段。损伤周围血肿可使解剖结构和层次不清。术前可放置鼻胃管以协助术中辨认食管。食管的血管位于食管壁内,游离食管是安全的,术中必要时可游离食管以利于暴露和修复损伤。应从食管后壁开始游离食管,使其离开脊柱前面。当游离食管全周后,可放置乳胶导管牵拉以利于术中显露。经此切口可显露气管前壁和侧壁,但对后壁显露有限。

气管的最佳显露入路是围领切口。保持患者头部位于中立位,在胸骨切迹上 1~2cm 做切口,可向两侧延长至胸锁乳突肌中部。切开颈阔肌,将皮瓣向上下翻开(图 1.6)。仔细结扎颈前静脉,分开带状肌和甲状腺峡部后,可显露喉和气管(图 1.7)。显露气管下段需要部分切开

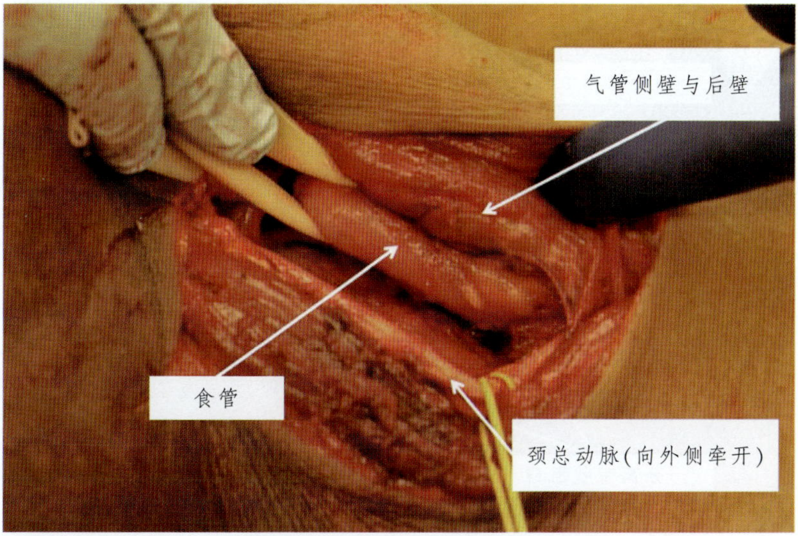

图 1.5　气管和食管的显露。

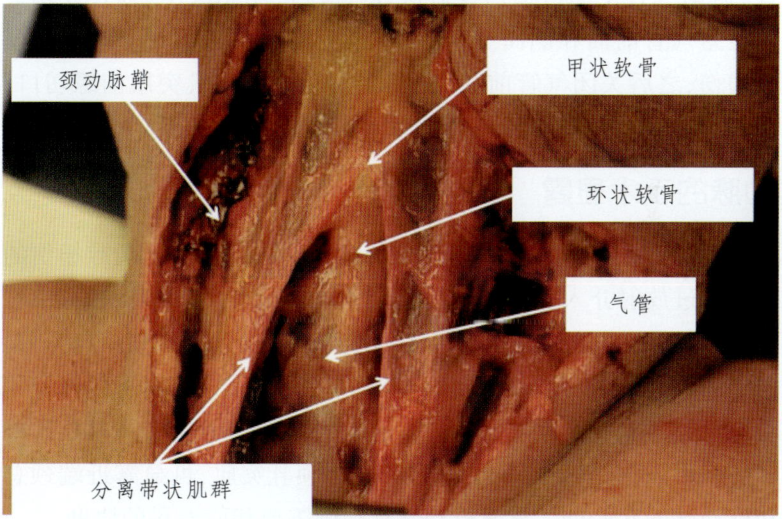

图 1.6　围领切口。

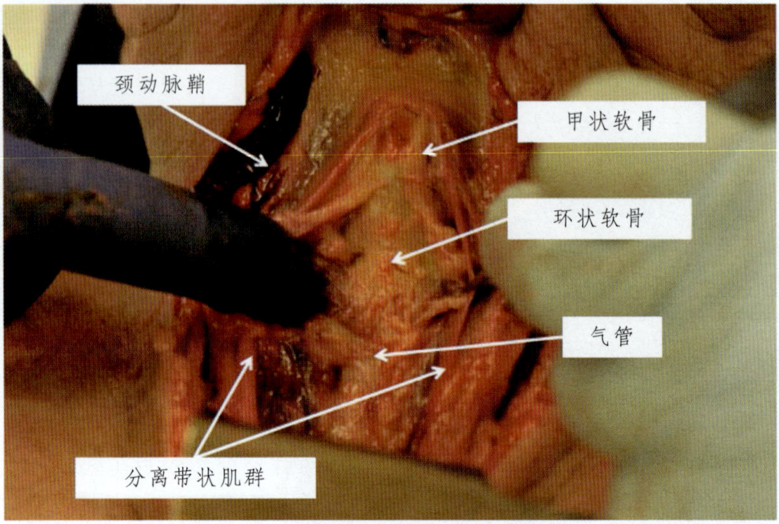

图 1.7 气管和喉的显露。

胸骨。游离气管全周可损伤其血供,因此应避免此操作。通过此切口很容易显露气管前面和侧面。可通过气管前壁伤口或做切口来修复气管后壁损伤,之后关闭气管前壁伤口。通过前述胸锁乳突肌前缘切口,也可在气管侧壁做切口来修复气管后壁损伤。

椎动脉的手术显露

椎动脉的大部分被颈椎的骨性结构所保护,因此,椎动脉损伤的处理多数通过放射介入手段进行。必要时,可通过第6颈椎的横突锁骨下动脉处显露椎动脉的起始部。采用标准胸锁乳突肌前缘切口,将颈动脉鞘向中间拉开,将斜角肌脂肪垫向外侧牵开,可显露前斜角肌和甲状腺下动脉。将甲状腺下动脉分开,并将前斜角肌向外侧牵开以显露椎动脉。另一种方法是做锁骨上切口,分开胸锁乳突肌,可显露近端颈总动脉和椎动脉的起始处。显露椎动脉远端则需要相应专科的协助。

技巧

气道管理是最为重要的,任何操作之前必须确保气道通畅。最有效的处理方法是气管插管及标准的气管切开术。极少数情况下，若经伤口很容易看到气管，可经气管的伤口插管。可能的情况下，术前至少应拍摄胸部 X 线片，观察纵隔有无增宽，以了解有无近端血管损伤和气胸。以上资料常有助于不稳定患者的术前计划。

术前计划中应做好术中可能需要显露术野近端或远端（即胸部或下颌区域）的准备。避免采用加压包扎或填塞临时控制血管出血，可采用直接手指按压或球囊阻断。应考虑介入治疗作为颈部损伤的辅助治疗手段，尤其是损伤累及颈部Ⅲ区者。若患者损伤部位显露困难，往往需要一些特殊的外科技术，如下颌关节脱位、锁骨头切除及显露椎动脉远端。这些外科方法耗时且技术要求高，对不稳定、存在活动性出血的患者并不适用。此时可考虑采用复合技术处理血管损伤，同时在介入治疗后辅以手术处理或球囊阻断技术。

治疗后的并发症包括血肿形成、气胸、感染及颈部脑神经医源性损伤。应留置引流管，直到引流量减少后拔除。一些临床研究报道，强制性探查术中有 50%~68%为阴性，因此选择性探查可减少围术期并发症。

（李占飞　白祥军　译）

参考文献

1. American College of Surgeons Committee on Trauma Leadership. National Trauma Data Bank 2013 Annual Report. https://www.facs.org/~/media/files/quality%20programs/trauma/ntdb/ntdb%20annual%20report%202013.ashx. Accessed 21 July 2014.
2. Centers for Disease Control. Injury prevention & control: data & statistics (WISQARS™). http://www.cdc.gov/injury/wisqars/index.html. Accessed 21 July 2014.
3. Fogelman M, Stewart R. Penetrating wounds of the neck. Am J Surg. 1956;91:581–96.
4. Inaba K, Branco BC, Menaker J, Scalea TM, Crane S, DuBose JJ, et al. Evaluation of multidetector computed tomography for penetrating neck injury: a prospective multicenter study. J Trauma Acute Care Surg. 2012;72(3):576–83.
5. Tisherman SA, Bokhari F, Collier B, Ebert J, Holevar M, Cumming J, et al. Eastern Association for the Surgery of Trauma. Clinical practice guidelines: penetrating neck trauma. 2008. www.east.org/content/documents/peneneck.pdf. Accessed 21 July 2014.
6. Sperry JL, Moore EE, Coimbra R, Croce M, Davis JW, Karmy-Jones R, et al. Western Trauma Association critical decisions in trauma: penetrating neck trauma. 2013. https://westerntrauma.org/documents/PublishedAlgorithms/WTACriticalDecisionsPenetratingNeckTrauma.pdf Accessed 21 July 2014.

第 2 章 胸部

Margaret H. Lauerman, Jose J. Diaz

胸部创伤治疗历史

在现代医学实践中，手术是胸部创伤的常规治疗方法。但直到第二次世界大战，手术治疗心脏创伤一直被认为是不可能的[1]，因为人们一直认为肺复张会导致出血[2]。因此，不能手术治疗胸部创伤和心脏创伤。

希波克拉底(Hippocrates)曾描述过胸部疾病治疗，在之后的很多世纪，胸部创伤的手术治疗逐步发展。在 18 世纪已开始施行气胸和血胸的引流术[2]。19 世纪后期，Daniel Hale Williams Ⅲ 手术修复心包缺损，这是心脏创伤手术治疗的开始[3]。现在广泛使用的胸腔闭式引流系统出现于 20 世纪[2,4]。在那个年代，虽然已开始施行胸部手术，但胸腔放血仍是主要治疗措施[5]。

随着微创外科技术的发展，它也应用于胸部创伤的治疗。1946 年报道了应用胸腔镜治疗胸部创伤，避免了开胸术，这是首次报道微创外科技术治疗胸部创伤[6]。胸腔镜技术最初仅仅是通过胸腔引流管对伤口施行吸引[7]和观察膈肌损伤[8]，现在已发展为电视辅助胸腔镜外科(VATS)技术[9-15]。

简介

胸部创伤较为常见，可能是致死性的。胸部创伤多种多样，从仅需要镇痛处理的肋骨骨折到严重的心脏撕裂伤、心脏压塞或致死性出血。由于胸部创伤有不同类型，且临床表现多样，因此有多种诊断和治疗措施，应根据患者具体情况选择。

所有创伤患者中,30.6%存在胸部创伤[16],其中 34%为穿透伤,其余为钝性伤。

了解胸部创伤类型有助于患者评估和治疗决策的制订。胸骨、肩胛骨和第 1 肋骨损伤可引起严重的继发损伤。胸骨骨折可能导致纵隔损伤,如心脏和大血管损伤[17]。肩胛骨骨折可并发胸腔损伤,如气胸和肺损伤[18]。第 1 肋骨骨折可并发气胸、血胸和心脏损伤[19]。

胸部创伤时,胸腔以外的其他部位也可能存在合并损伤,20%的患者仅出现胸部创伤,其他多合并其他部位损伤,最常见的是合并腹部和骨盆损伤[16]。其他部位损伤可使胸部损伤患者的评估更为复杂,尤其是在血流动力学不稳定的患者[16]。

初次评估和二次评估

胸部损伤可影响氧合、通气及循环。在初次评估中,应治疗那些威胁生命的损伤,然后再进行二次评估。早期未及时处理威胁生命的损伤,可导致患者死亡或机体失代偿。胸部损伤会引起明显的呼吸窘迫,原因包括肋骨骨折疼痛限制胸壁运动,以及气胸导致氧合和通气障碍。胸部损伤合并呼吸困难者需要紧急气管插管。

然后对胸部进行视诊和听诊。在初次评估中,血流动力学不稳定患者若出现血胸或气胸表现,应立即放置胸腔引流管。若胸部存在开放性伤口,应立即以敷料覆盖伤口,以阻止气体进入胸腔;敷料应封闭三个边。视诊和触诊可发现连枷胸,早期主要处理措施是呼吸支持。连枷胸患者因呼吸功能不全多需要紧急气管插管。视诊时应注意观察大血管近端有无伤口,以及是否有潜在的纵隔损伤。“盒子”区域是由锁骨、锁骨中线和肋缘围成的区域[20],该区域的损伤常提示纵隔损伤(图 2.1)。

评估循环时,上肢脉搏不均提示可能存在锁骨下动脉损伤。心脏听诊可了解有无心包积液及心脏损伤。Beck 三联征仅见于 10%的心脏损伤患者[21],因此心脏损伤的诊断不能过度依赖于是否有 Beck 三联征。胸壁伤口出血时,应直接压迫予以控制。

小部分胸部损伤为单发性胸部损伤[16]。二次评估对血流动力学不

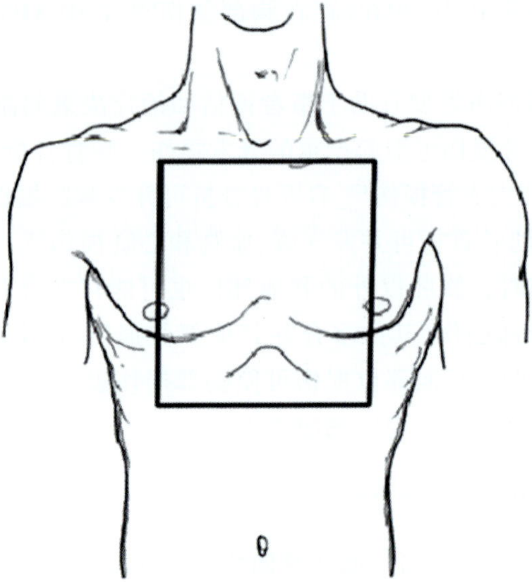

图 2.1　"盒子"区域边界为锁骨、锁骨中线和肋缘。

稳定的患者尤为重要。血流动力学不稳定的患者可能存在胸部以外损伤,需要紧急干预。

在初次评估和二次评估中,手术治疗的指征包括:需要行急诊室开胸术者、首次胸腔引流量超过1500mL者、胸腔引流管中有大量气体漏出者、怀疑气管损伤者,以及不稳定的开放性胸壁损伤者。除此以外,其他患者若血流动力学稳定,应进一步施行影像学评估。

诊断

创伤超声重点评估(FAST)和胸部X线片(CXR)是最常用的检查方法,其快捷、可在床边重复施行,有助于明确患者是否存在需要立即手术干预的损伤。所有胸部创伤患者均应施行FAST和CXR,随后可根据患者具体情况,选择其他侵入性或非侵入性检查方法,以明确是否需要手术干预。

胸部 X 线片(CXR)

CXR 可显示整个胸部的影像,包括纵隔、骨性结构、软组织和双侧胸腔。目前有很多临床研究在制订理想的胸部影像学检查流程[22,23],但所有胸部创伤患者首先应拍摄胸部 X 线片。CXR 显示气胸或血胸时,应首先放置胸腔引流管, 然后根据引流情况决定是否需要手术干预。若 X 线片显示纵隔增宽或纵隔积气,应立即施行 CT 扫描。大量气胸合并明显的皮下气肿常提示气管损伤。

超声

胸部 FAST 检查可观察心包结构。近年来,FAST 扩展为 EFAST 以观察气胸[24]。FAST 与 CXR 相结合,可有效用于多发伤和血流动力学不稳定患者的诊断,尤其是明确是否有施行剖腹或开胸探查术以控制出血的指征。早期报道 FAST 检查心脏穿透伤是否存在心包损伤的假阴性率为 0[25]。但近年报道 FAST 也有一定的假阴性率,原因可能是心包破裂后,心包积血可进入胸腔。FAST 漏诊的心脏损伤,死亡率为 40%[26]。虽然钝性伤中心脏损伤的发生率很低[27],仍应常规行 FAST 检查,因为心包积血一旦漏诊,其死亡率很高[26]。对于胸部钝性伤和穿透伤患者,EFAST 是诊断气胸的良好方法[28]。由于它比 CXR 更为快捷,在不稳定的患者,其诊断气胸的价值更大。

心包 FAST 检查阳性是手术探查的指征, 可根据患者是否稳定选择心包开窗术或开胸术。在怀疑有心脏损伤的胸部穿透伤患者,FAST 阴性不能完全排除手术的必要性,尤其是合并血胸者。血流动力学不稳定的患者,若 EFAST 阳性,应立即放置胸腔引流管。

计算机断层扫描(CT)

在胸部钝性伤和穿透伤患者,CT 可为初次影像学检查提供关键资料。总体而言,14%的患者存在 CT 可检测到但 CXR 不能发现的隐匿性血胸或气胸;62.8%需要干预[29]。CXR 容易漏诊的损伤还包括主动脉损伤[30,31]。CT 血管成像有助于评估胸部穿透伤是否合并纵隔损伤。

对于穿透纵隔的枪弹伤,传统的诊断方法包括血管造影、支气管镜和食管镜,以评估纵隔结构是否有损伤[32]。CT血管造影已取代了这些检查方法,临床研究发现其准确率非常高[33]。

必须认识到,在血流动力学不稳定的胸部穿透伤患者,应采用床边X线片和FAST进行快速评估,然后立即予以手术治疗。这些患者不可能进行额外的影像学检查。

胸部损伤治疗

术前准备

完善的术前准备可提高胸腔探查术的成功率。胸腔探查术的主要风险是出血,大多数开胸术的目的是控制出血[34]。术前应准备足量的血制品,也可备自体失血回输设备(Haemonetics Corp., Braintree, MA)作为辅助。若怀疑有胸腔内血管损伤,输液通道应建在对侧,以避免输入的液体经损伤的血管丢失。应放置动脉导管持续监测血压,动脉导管置于上肢,因为术中阻断主动脉时股动脉搏动消失。

若可能存在心脏压塞,应快速完善术前准备。心脏压塞患者前负荷下降,麻醉诱导时血管张力下降可能导致心搏骤停。需要紧急手术解除心脏压塞。

紧急情况下,可使用单腔气管导管行气管插管。若病程不那么紧急,如皮下气肿或血胸,可采用双腔气管导管行气管插管,能改善术中显露。术前和术中应使用支气管镜,以评估气管支气管损伤,同时能更好地清除气管内的血液和分泌物。

对于每一次开胸探查术,都应该准备好可能用到的特殊器械。对于所有可能做胸骨切开术的病例,都应该准备好胸骨锯。同时还应准备Lebsche刀,当胸骨锯不能工作时,可使用Lebsche刀作为替代;也可用于将前外侧切口经胸骨向对侧延长。采用前外侧切口或经胸骨切口开胸时,可使用Finochietto牵开器,但行胸骨切开时应使用专用的牵开器。术野应放置内除颤垫,并与除颤器连接。

手术指征

当 FAST 或 CT 检查提示患者有心包积液时，无论患者稳定与否，都应该行开胸探查术。放置胸腔引流管后，若初次引流量>1500mL 或连续数小时超过 150mL/h，也是开胸探查术的指征[35]。其他指征包括：初次放置胸腔引流管后，虽然引流量未达到开胸探查，但持续有血液流出；大量气体漏出，提示可能有气管损伤；已知存在气管、食管和血管损伤(表 2.1)。在稳定患者，应根据影像学检查所见决定是否手术。

心包开窗术

心包开窗术是诊断心包积血的金标准。在稳定患者，若无条件施行 FAST，或 FAST 不能明确诊断，可采用心包开窗术。患者取仰卧位，采用全身麻醉。自胸骨下缘至剑突做一个 5cm 的正中直切口(图 2.2)。切除剑突可增加显露。应通过筋膜切除剑突以避免损伤腹膜。从胸骨下结缔组织中钝性分离切除剑突，过程中可触及心脏跳动。小心止血。用两把血管钳钳夹心包，锐性切开。正常心包内流出清亮液体，可以看见心肌。若流出血性液体或无液体流出，应进一步探查。处理完毕后可关闭心包，并逐层缝合筋膜、皮下组织和皮肤。

若患者施行剖腹探查术，同时又有心包开窗术的指征，则可经腹部通过膈肌中央施行心包开窗术。首先以血管钳钳夹膈肌，锐性切开；

表 2.1 胸部创伤患者急诊开胸术指征

1. 心搏骤停，符合急诊开胸术指南
2. 放置胸腔引流管后，首次引流量>1500mL，或连续 2~4 小时超过 150mL/h[35]
3. 胸腔引流管持续有血液流出
4. 血胸患者放置胸腔引流管后，病情仍不稳定
5. 大量气体漏出，怀疑可能存在气管损伤
6. 已知食管、气管或血管损伤
7. FAST 或 CT 发现心包积液

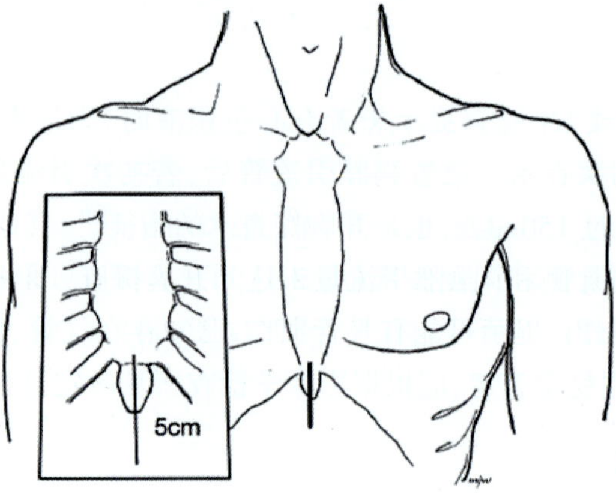

图 2.2　心包开窗术切口：自胸骨下缘至剑突。

然后钳夹心包并提起，锐性切开即可。对心脏和心包内积液的观察方法与前述相同。手术完成后，双层缝合关闭膈肌切口。有报道稳定患者采用胸腔镜施行心包开窗术[36]，但未得到广泛应用，原因可能是经剑突下心包开窗术并发症较少[37]，且 FAST 在心脏的初次评估中应用广泛。

心脏创伤中很少应用心包穿刺术，虽然它常用于其他疾病导致的心包积液。文献报道，创伤患者心包穿刺术的假阴性率约为 80%，原因是创伤时心包内常充满血凝块[38]。除非情况特殊，如无条件行心包开窗术，否则创伤患者不应施行心包穿刺术。

手术显露

胸腔手术有多种切口入路。选择切口的原则是能提供充分显露、快捷、适用于不同病情。血流动力学稳定性也会影响切口的选择。最后，切口的选择还取决于手术目的是探查还是确定性修复损伤器官。

选择手术切口时，要根据损伤机制、伤口位置、体格检查、血流动力学情况及 CXR 和 FAST 检查结果综合考虑。血流动力学不稳定的患者需要快速进入胸腔和纵隔。此时，前外侧切口较为合适，必要时还可以延长至对侧并做"蚌壳"切口，快速进入胸腔并提供良好的显露。创伤外科医生和大部分普通外科医生对此切口都较为熟悉。在不稳定患者，若熟练掌握胸骨切开术，外科医生可经此切口快速进入胸腔，但在多数急诊手术中，仍建议采用前外侧切口或蚌壳切口[39]。

创伤患者常有不止一个体腔受累，最常见的是腹腔。胸骨切开切口很容易延长到腹腔，若采用前外侧切口，则需要另外做一个腹部切口。若怀疑患者同时存在胸腹部损伤，患者可采取“举手”体位，该体位可显露胸部前外侧和同侧腹部（图 2.3）。手术切口可采用腹部正中切口联合正中胸骨切开术或胸腹联合切口（图 2.4）。

在较为稳定的急诊创伤患者，特别是诊断明确者，应根据术前影像学检查选择合适的手术切口，以便为损伤部位提供最佳显露（表 2.2）。气管损伤和右肺损伤最好采用后外侧开胸切口。类似的，左肺损伤采用左后外侧开胸切口。食管的显露取决于损伤部位。颈部损伤可经左侧颈部切口，食管中段损伤采用右后外侧开胸切口，食管远段损伤采用左后外侧开胸切口。对胸部择期手术倾向于采用后外侧开胸切口，但在不稳定患者，采用侧卧位会加重血流动力学不稳定。同时，后外

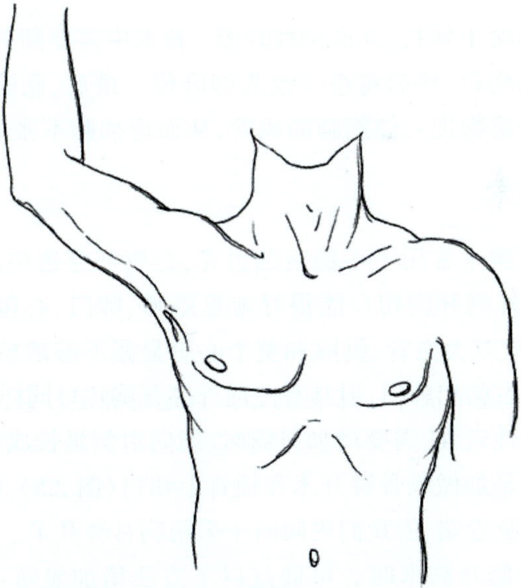

图 2.3　胸腹部损伤的“举手”体位。

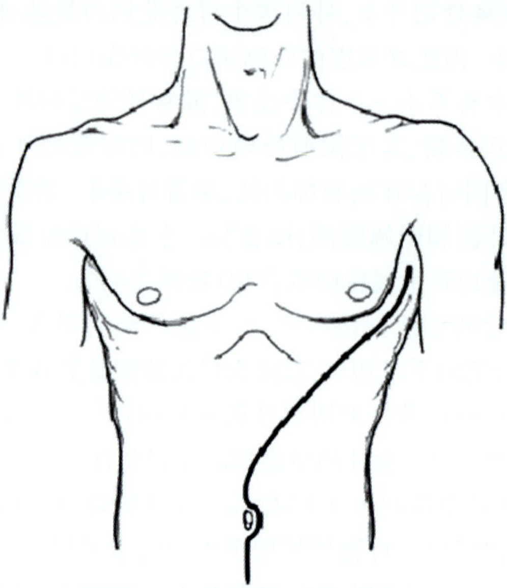

图 2.4 胸腹联合伤时可采用胸腹联合切口。

侧开胸切口不便于延长，其通用性较差。若术中需要额外显露，则必须暂时关闭胸部伤口，然后将患者改为仰卧位。最后，侧卧位时，会增加患者呼吸道分泌物进入健侧肺的风险，从而增加肺不张的可能。

前外侧开胸术

前外侧开胸术常用于不稳定的患者，是胸部穿透伤患者最常用的切口[40]。左前外侧开胸切口能很好地显露肺、肺门、心包，但对心脏显露有限。该切口对大血管、纵隔和整个心脏显露不够理想。右前外侧开胸切口能显露右肺和肺门，但具有左前外侧开胸切口同样的局限性。前外侧切口通用性较强，需要增加显露时，能向对侧延长成蚌壳切口。另一种延长方法是加做胸骨劈开术和锁骨上切口(图 2.5)，锁骨上切口能显露锁骨下动脉近端，但我们更倾向于采用胸骨劈开术。

施行前外侧开胸术时，可通过以下方法增加显露：将背部抬高20°~30°，伸展同侧上肢，以及将伤口向腋窝延长。在乳房下皱襞中沿

表 2.2　血流动力学稳定患者胸部手术切口的选择

胸骨劈开术
1.心脏损伤
2.大血管和升主动脉损伤
右后外侧开胸切口
1.奇静脉损伤
2.气管损伤
3.食管中段损伤
4.孤立的肺损伤、肺门损伤,潴留性血胸或持续气胸
左后外侧开胸切口
1.不能用介入方法处理的降主动脉损伤
2.食管远段损伤
3.孤立的肺损伤、肺门损伤,潴留性血胸或持续气胸
电视辅助胸腔镜外科(VATS)
1.评估膈肌损伤
2.引流潴留性血胸

肋骨弧线做切口(图 2.6)。切开皮下组织并分离肌肉,注意在肋骨上缘切开肋间肌以避免肋间血管出血。放置 Finochietto 牵开器,牵开器手柄朝向外侧以免阻碍术野显露。若需要额外显露,可向对侧延长,成为蚌壳切口。

若患者血流动力学不稳定,或存在严重酸中毒、低体温或凝血功能障碍,可采用损害控制外科策略[41]。胸腔可采用腹部损害控制外科策略相同的关腹策略,以负压封闭材料关闭伤口,但应放置胸腔引流管。采用标准关胸术时,应在后侧底部和顶部各放置一根胸腔引流管。间断缝合使肋骨复位,每一针缝合复位两根肋骨。可以应用肋骨复位器来减少胸壁张力。按照解剖层次缝合肌肉、筋膜、皮下组织和皮肤。

后外侧开胸术

后外侧开胸术主要用于血流动力学稳定的患者,它可以进行确定

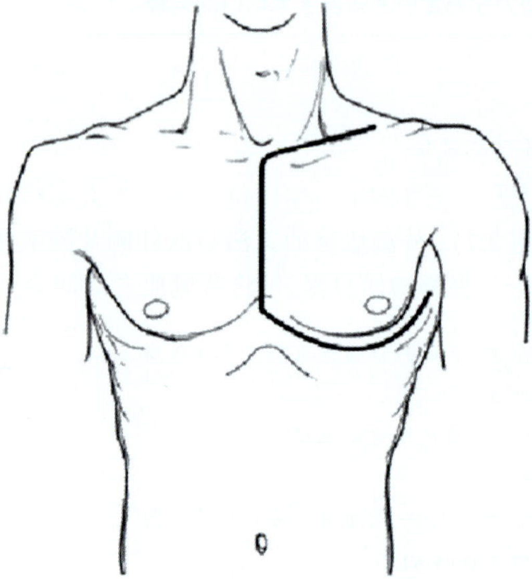

图 2.5　左侧天窗切口可显露左侧锁骨下动脉。

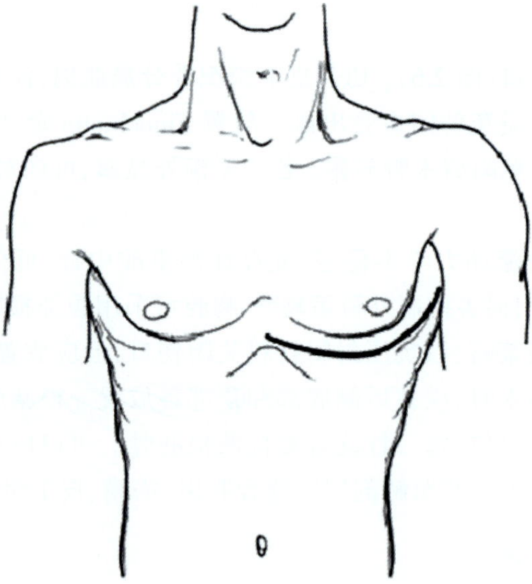

图 2.6　在不稳定患者,采用前外侧开胸切口可快速进入胸腔。

性修复,而不仅仅是探查。麻醉插管时应采用双腔气管导管,它可以施行单肺呼吸，从而改善术野显露。左后外侧开胸切口可以显露肺、肺门、食管远段和降主动脉。右后外侧开胸切口可以更好地显露气管、食管中段、肺、肺门和奇静脉。后外侧开胸切口虽然能提供良好的显露,但其通用性不强,不便于延长。切口位于肩胛骨尖部以下二横指,沿肋骨弧线走行(图 2.7)。分离肌肉的方法与前外侧开胸术相同,但应尽量减少肌肉损伤。若需要增加显露,可将背阔肌向后侧牵开或切断。进入胸腔后,可放置 Finochietto 牵开器。有时需要横行切断一根肋骨以增加显露。胸壁闭合方法与前外侧开胸术相同。

蚌壳开胸术

蚌壳开胸术可为胸腔、心脏和纵隔提供更好的显露。该入路更加快捷,尤其适用于不稳定患者。虽然它有利于外科显露,但其并发症较多,尤其是胸骨切断后,比胸骨劈开术更易于出现慢性疼痛[42]。

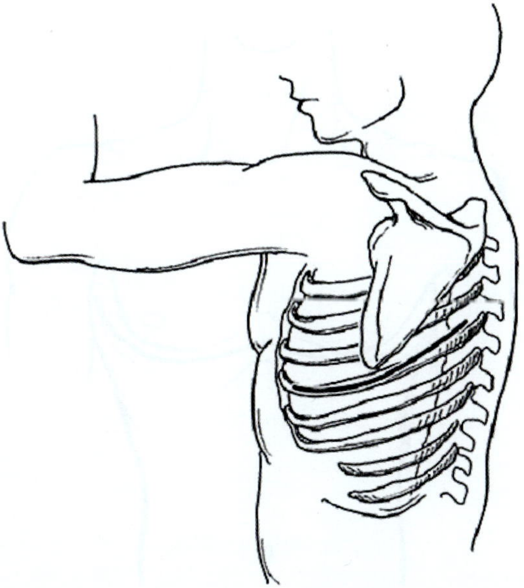

图 2.7　后外侧开胸术可为肺、肺门、气管和食管提供良好的显露。

蚌壳开胸术切口是首先做一侧前外侧开胸切口,然后经中线向对侧胸部延伸(图2.8)。应注意在胸骨中间而不是下部横断胸骨。使用Lebsche刀横断胸骨,结扎双侧乳内动脉,放置胸腔牵开器。在低血压患者,乳内动脉可能最初不会出血;但一旦血压升至正常,则开始出血。若操作正确,该切口可良好地显露心脏、大血管和双侧胸腔。蚌壳切口的关闭方法同前外侧开胸切口,可使用胸骨钢丝复位固定胸骨。

胸骨切开术

胸骨切开术是心脏手术的首选,它能为心脏和大血管提供最佳显露。熟练的外科医生可快速施行,且该切口通用性强,可良好地显露纵隔。经此切口切开胸膜,即可显露肺实质。将此切口向颈部或锁骨周围延长,可显露颈动脉或锁骨下动脉(图2.9)。向颈部延长切口时,沿胸锁乳突肌前缘切开。向锁骨延长时,沿锁骨上缘切开,必要时可切断锁骨。

施行胸骨切开术时,患者取仰卧位,上肢外展。切口自胸骨切迹至

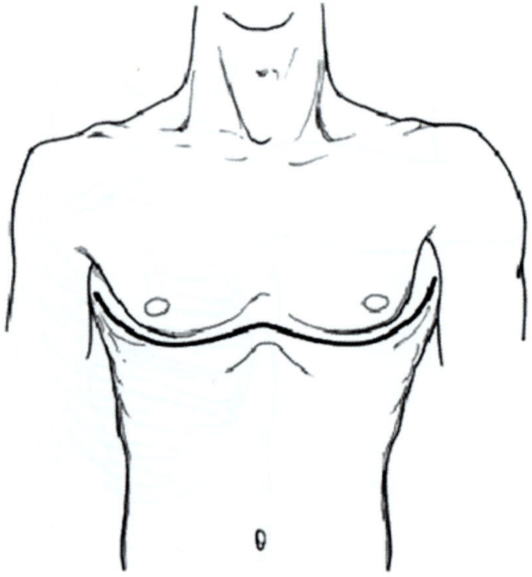

图2.8　蚌壳切口开胸术可快速显露双侧胸腔和纵隔。

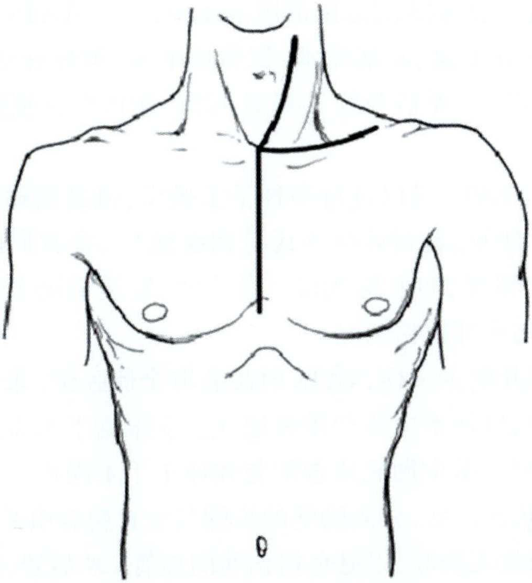

图 2.9 正中胸骨切开术可向颈部或锁骨延长以增加显露。

剑突，可切除剑突。沿胸骨上下和后侧钝性分离，游离出胸骨后间隙。用胸骨锯沿正中劈开胸骨，将胸骨向上抬起，以避免损伤胸骨后结构。然后放置胸骨牵开器。必要时可切开心包并悬吊。闭合切口时，应放置纵隔引流，心包可不关闭，以钢丝关闭胸骨。若打开胸腔，则需要放置胸腔引流管引流血胸。按照常规方法缝合关闭皮下组织和皮肤。

电视辅助胸腔镜外科

电视辅助胸腔镜外科(VATS)在胸部创伤中的应用正逐渐增加，而开胸术则逐步减少[43]。潴留性血胸患者 33.5%采用 VATS，而采用开胸术者为 22.2%[44]。在胸部创伤中，VATS 主要作为潴留性血胸患者的择期手术方法。早期经验建议，VATS 应在伤后 7 天内进行[45]；近期研究则表明，超过这个时间窗同样可行[14,43,46]。在急性创伤患者同样成功地施行了 VATS[13]。

VATS 主要应用于潴留性血胸、持续气胸和皮下气肿[12,14,47]。随着外科技术的进步,VATS 的适用范围也逐步扩大。VATS 的应用已扩展到控制肋间动脉出血、肺切除术、气管成形术、胸导管结扎术、心包开窗术、异物取出术、评估和修补膈肌损伤、评估食管损伤以及胸壁修复[13,43]。

虽然利用 VATS 可以进行多种手术操作,但是胸部疾病的具体情况常影响治疗决策:施行开胸术还是胸腔镜[44]。在我们医院,VATS 多用于非急性的情况,如血胸残留。急诊时,膈肌情况多通过腹腔镜评估,可同时评估腹部损伤情况。

与后外侧开胸术一样,VATS 时患者取全侧卧位。采用双腔气管导管行气管插管,以便术中施行单肺通气。应根据手术需要选择合适的打孔位置,以利于术中彻底检查胸腔和便于手术操作。首先选择第一个孔的位置,切开皮肤,分离胸壁的步骤与放置胸腔引流管相同。套管应自肋骨上缘放入胸腔,以避免损伤肋间血管。然后置入胸腔镜器械。首先置入影像管,其后可在直视下置入套管和器械。影像管一般放置于腋中线第 7 肋间水平。另外两个操作器械开口于腋后线靠近肩胛骨尖端位置和腋前线(图 2.10)。操作孔位置恰好位于后外侧开胸术切口上,这样在需要转为开胸术时更加方便。VATS 手术完成后,两个操作孔切口还可用于放置胸腔引流管。

预后

总体上,非手术治疗可成功地处理超过 85%的胸部创伤[16]。但是,在血流动力学不稳定的胸部创伤患者,仍需要手术治疗。相对而言,胸部穿透伤比钝性伤更需要手术治疗[34]。部分患者存在血胸、皮下气肿和空气漏(怀疑气管损伤),若放置胸腔引流管后仍未能得到有效治疗,则需要手术治疗[14]。

由于胸部创伤患者常合并多发伤,因此评估胸部创伤的总体预后较为困难。根据具体手术方式[48]和术后引流情况(<200mL/d),一般术后 3~5 天拔除胸腔引流管。总住院时间为 6~30 天[48-50],有合并伤或并发症的患者住院时间相对更长[49]。大部分患者远期功能恢复良好,其中 60%的开胸术患者和 81%的 VATS 患者 2 年后恢复正常活动[48]。

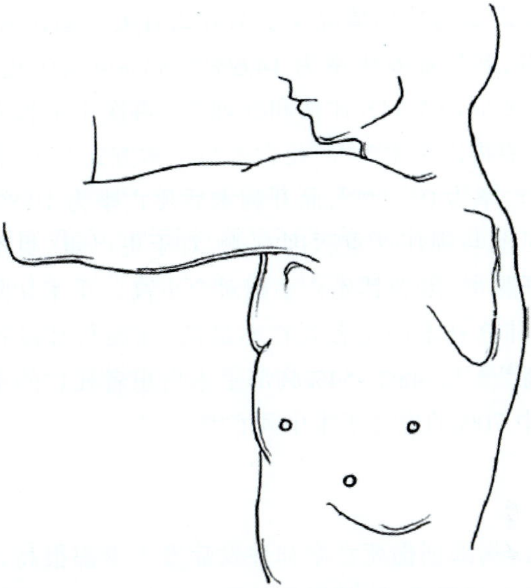

图 2.10　胸部创伤 VATS 三孔法切口选择。

VATS 能否成功很大程度上取决于损伤情况。VATS 总失败率为 3.4%~73%[14,48,50,51]。术中若 VATS 不能处理所有发现的创伤，应中转为开胸术。存在皮下气肿时也可行开胸术[14]。以下情况 VATS 成功率更高，如置入胸腔引流管之前应用抗生素、创伤发生 5 天后手术[14]以及少量潴留性血胸[44]。VATS 评估膈肌损伤效果良好，一些报道显示未发生漏诊[52]。

并发症

胸部创伤总的并发症发生率为 25.2%。最常见的并发症是肺不张，发生率为 14.6%。呼吸功能衰竭发生率为 5.5%，急性呼吸窘迫综合征（ARDS）发生率为 3.2%，支气管胸膜漏发生率为 0.3%[34]。皮下气肿是胸部创伤常见的并发症[53]。潴留性血胸患者皮下气肿发生率为 26.8%[47]。胸部创伤总的死亡率很高，为 9.3%~20%[16,34]；存在合并伤时死亡率更高[34]。

并发症的发生与损伤情况及手术方式有关。创伤后24小时内行开胸术的患者,并发症发生率为14.6%[49],33%可发生皮下气肿,其中11%的患者需要应用VATS评估和处理[51]。再次手术较为常见,2.5%~12%的患者需要再次手术[49,50]。死亡率与手术方式有关,在多项报道中VATS术后死亡率为0[12,13,48,50],而开胸术后死亡率为10.8%~29%[40,49,54]。这种区别也可能与损伤严重程度有关,对于更严重、更不稳定的患者多数会施行开胸术,因而其死亡率相对会更高。手术切除范围也影响死亡率,施行肺修补术的患者死亡率最低,而施行肺段和肺叶切除术者死亡率最高[40,49,54]。48%~54%胸部手术后患者死亡的主要原因是胸腔出血[40],其中70%的患者于术中死亡[49]。

总结

总体而言,胸部创伤死亡率和并发症发生率都很高。随着胸部损伤术前诊断能力的提高,胸部损伤的评估和诊治方法不断改进。不稳定患者应紧急进入手术室行探查手术。稳定患者可以进行更细致的术前检查,以制订更有针对性的诊疗措施。手术切口和方案的选择取决于损伤情况、患者血流动力学、是否有合并伤以及外科医生的个人经验。

(李占飞 译 白祥军 校)

参考文献

1. Weisse AB. Cardiac surgery: a century of progress. Tex Heart Inst J. 2011;38(5):486–90.
2. Wagner RB, Slivko B. Highlights of the history of nonpenetrating chest trauma. Surg Clin North Am. 1989;69(1):1–14.
3. Gordon RC. Daniel Hale Williams: pioneer Black surgeon and educator. J Invest Surg. 2005;18(3):105–6. cover.
4. Dowd C. Transactions of the New York Surgical Society: stated meeting, held October 11, 1916. Ann Surg. 1916;64(6):719–45.
5. Moynehan B. Surgical experiences in the present war. Surg Gynecol Obstet. 1917;25(6):583–612.
6. Martins Castello Branco J. Thoracoscopy as a method of exploration in penetrating injuries of the thorax. Dis Chest. 1946;12:330–5.

7. Jones JW, Kitahama A, Webb WR, McSwain N. Emergency thoracoscopy: a logical approach to chest trauma management. J Trauma Inj Infect Crit Care. 1981;21(4):280–4.
8. Jackson AM, Ferreira AA. Thoracoscopy as an aid to the diagnosis of diaphragmatic injury in penetrating wounds of the left lower chest: a preliminary report. Injury. 1976;7(3):213–7.
9. Freeman RK, Al-Dossari G, Hutcheson KA, Huber L, Jessen ME, Meyer DM, et al. Indications for using video-assisted thoracoscopic surgery to diagnose diaphragmatic injuries after penetrating chest trauma. Ann Thorac Surg. 2001;72(2):342–7.
10. Ahmed N, Chung R. Role of early thoracoscopy for management of penetrating wounds of the chest. Am Surg. 2010;76(11):1236–9.
11. Meyer DM, Jessen ME, Wait MA, Estrera AS. Early evacuation of traumatic retained hemothoraces using thoracoscopy: a prospective, randomized trial. Ann Thorac Surg. 1997;64(5):1396–400. discussion 1400–1.
12. Carrillo EH, Schmacht DC, Gable DR, Spain DA, Richardson JD. Thoracoscopy in the management of posttraumatic persistent pneumothorax. J Am Coll Surg. 1998;186(6):636–9. discussion 639–40.
13. Goodman M, Lewis J, Guitron J, Reed M, Pritts T, Starnes S. Video-assisted thoracoscopic surgery for acute thoracic trauma. J Emerg Trauma Shock. 2013;6(2):106–9.
14. Smith JW, Franklin GA, Harbrecht BG, Richardson JD. Early VATS for blunt chest trauma: a management technique underutilized by acute care surgeons. J Trauma Inj Infect Crit Care. 2011;71(1):102–5. discussion 105–7.
15. Villavicencio RT, Aucar JA, Wall Jr MJ. Analysis of thoracoscopy in trauma. Surg Endosc. 1999;13(1):3–9.
16. LoCicero 3rd J, Mattox KL. Epidemiology of chest trauma. Surg Clin North Am. 1989;69(1):15–9.
17. Oyetunji TA, Jackson HT, Obirieze AC, Moore D, Branche MJ, Greene WR, et al. Associated injuries in traumatic sternal fractures: a review of the National Trauma Data Bank. Am Surg. 2013;79(7):702–5.
18. Baldwin KD, Ohman-Strickland P, Mehta S, Hume E. Scapula fractures: a marker for concomitant injury? A retrospective review of data in the National Trauma Database. J Trauma Inj Infect Crit Care. 2008;65(2):430–5.
19. Richardson JD, McElvein RB, Trinkle JK. First rib fracture: a hallmark of severe trauma. Ann Surg. 1975;181(3):251–4.
20. Nagy KK, Lohmann C, Kim DO, Barrett J. Role of echocardiography in the diagnosis of occult penetrating cardiac injury. J Trauma Inj Infect Crit Care. 1995;38(6):859–62.
21. Demetriades D, van der Veen BW. Penetrating injuries of the heart: experience over two years in South Africa. J Trauma. 1983;23(12):1034–41.
22. Rodriguez RM, Hendey GW, Marek G, Dery RA, Bjoring A. A pilot study to derive clinical variables for selective chest radiography in blunt trauma patients. Ann Emerg Med. 2006;47(5):415–8.
23. Lopes JA, Frankel HL, Bokhari SJ, Bank M, Tandon M, Rabinovici R. The trauma bay chest radiograph in stable blunt-trauma patients: do we really need it? Am Surg. 2006;72(1):31–4.

24. Kirkpatrick AW, Sirois M, Laupland KB, Liu D, Rowan K, Ball CG, et al. Hand-held thoracic sonography for detecting post-traumatic pneumothoraces: the extended focused assessment with sonography for trauma (EFAST). J Trauma. 2004;57(2): 288–95.
25. Rozycki GS, Feliciano DV, Ochsner MG, Knudson MM, Hoyt DB, Davis F, et al. The role of ultrasound in patients with possible penetrating cardiac wounds: a prospective multicenter study. J Trauma Inj Infect Crit Care. 1999;46(4):543–51. discussion 551–2.
26. Ball CG, Williams BH, Wyrzykowski AD, Nicholas JM, Rozycki GS, Feliciano DV. A caveat to the performance of pericardial ultrasound in patients with penetrating cardiac wounds. J Trauma Inj Infect Crit Care. 2009;67(5):1123–4.
27. Press GM, Miller S. Utility of the cardiac component of FAST in blunt trauma. J Emerg Med. 2013;44(1):9–16.
28. Nandipati KC, Allamaneni S, Kakarla R, Wong A, Richards N, Satterfield J, et al. Extended focused assessment with sonography for trauma (EFAST) in the diagnosis of pneumothorax: experience at a community based level I trauma center. Injury. 2011;42(5):511–4.
29. Mollberg NM, Wise SR, De Hoyos AL, Lin FJ, Merlotti G, Massad MG. Chest computed tomography for penetrating thoracic trauma after normal screening chest roentgenogram. Ann Thorac Surg. 2012;93(6):1830–5.
30. Exadaktylos AK, Sclabas G, Schmid SW, Schaller B, Zimmermann H. Do we really need routine computed tomographic scanning in the primary evaluation of blunt chest trauma in patients with “normal” chest radiograph? J Trauma. 2001;51(6):1173–6.
31. Self ML, Blake AM, Whitley M, Nadalo L, Dunn E. The benefit of routine thoracic, abdominal, and pelvic computed tomography to evaluate trauma patients with closed head injuries. Am J Surg. 2003;186(6):609–13. discussion 613–4.
32. Shanmuganathan K, Matsumoto J. Imaging of penetrating chest trauma. Radiol Clin North Am. 2006;44(2):225–38. viii.
33. Grossman MD, May AK, Schwab CW, Reilly PM, McMahon DJ, Rotondo M, et al. Determining anatomic injury with computed tomography in selected torso gunshot wounds. J Trauma Inj Infect Crit Care. 1998;45(3):446–56.
34. Demirhan R, Onan B, Oz K, Halezeroglu S. Comprehensive analysis of 4205 patients with chest trauma: a 10-year experience. Interact Cardiovasc Thorac Surg. 2009;9(3):450–3.
35. Mowery NT, Gunter OL, Collier BR, Diaz Jr JJ, Haut E, Hildreth A, et al. Practice management guidelines for management of hemothorax and occult pneumothorax. J Trauma Inj Infect Crit Care. 2011;70(2):510–8.
36. Morales CH, Salinas CM, Henao CA, Patino PA, Munoz CM. Thoracoscopic pericardial window and penetrating cardiac trauma. J Trauma Inj Infect Crit Care. 1997;42(2):273–5.
37. Duncan AO, Scalea TM, Sclafani SJ, Phillips TF, Bryan D, Atweh NA, et al. Evaluation of occult cardiac injuries using subxiphoid pericardial window. J Trauma Inj Infect Crit Care. 1989;29(7):955–9. discussion 959–60.
38. Demetriades D. Cardiac wounds. Experience with 70 patients. Ann Surg. 1986;203(3):315–7.

39. O'Connor JV, Scalea TM. Penetrating thoracic great vessel injury: impact of admission hemodynamics and preoperative imaging. J Trauma. 2010;68(4):834–7.
40. Karmy-Jones R, Jurkovich GJ, Nathens AB, Shatz DV, Brundage S, Wall Jr MJ, et al. Timing of urgent thoracotomy for hemorrhage after trauma: a multicenter study. Arch Surg. 2001;136(5):513–8.
41. Halonen-Watras J, O'Connor J, Scalea T. Traumatic pneumonectomy: a viable option for patients in extremis. Am Surg. 2011;77(4):493–7.
42. Macchiarini P, Ladurie FL, Cerrina J, Fadel E, Chapelier A, Dartevelle P. Clamshell or sternotomy for double lung or heart-lung transplantation? Eur J Cardiothorac Surg. 1999;15(3):333–9.
43. Milanchi S, Makey I, McKenna R, Margulies DR. Video-assisted thoracoscopic surgery in the management of penetrating and blunt thoracic trauma. J Minim Access Surg. 2009;5(3):63–6.
44. DuBose J, Inaba K, Demetriades D, Scalea TM, O'Connor J, Menaker J, et al. Management of post-traumatic retained hemothorax: a prospective, observational, multicenter AAST study. J Trauma Acute Care Surg. 2012;72(1):11–22.
45. Heniford BT, Carrillo EH, Spain DA, Sosa JL, Fulton RL, Richardson JD. The role of thoracoscopy in the management of retained thoracic collections after trauma. Ann Thorac Surg. 1997;63(4):940–3.
46. Oosthuizen GV, Clarke DL, Laing GL, Bruce J, Kong VY, Van Staden N, et al. Introducing video-assisted thoracoscopy for trauma into a South African township hospital. World J Surg. 2013;37(7):1652–5.
47. DuBose J, Inaba K, Okoye O, Demetriades D, Scalea T, O'Connor J, et al. Development of posttraumatic empyema in patients with retained hemothorax: results of a prospective, observational AAST study. J Trauma Acute Care Surg. 2012;73(3):752–7.
48. Ben-Nun A, Orlovsky M, Best LA. Video-assisted thoracoscopic surgery in the treatment of chest trauma: long-term benefit. Ann Thorac Surg. 2007;83(2):383–7.
49. Onat S, Ulku R, Avci A, Ates G, Ozcelik C. Urgent thoracotomy for penetrating chest trauma: analysis of 158 patients of a single center. Injury. 2011;42(9):900–4.
50. Morrison CA, Lee TC, Wall Jr MJ, Carrick MM. Use of a trauma service clinical pathway to improve patient outcomes for retained traumatic hemothorax. World J Surg. 2009;33(9):1851–6.
51. Scherer LA, Battistella FD, Owings JT, Aguilar MM. Video assisted thoracic surgery in the treatment of posttraumatic empyema. Arch Surg. 1998;133(6):637–41. discussion 641–2.
52. Ochsner MG, Rozycki GS, Lucente F, Wherry DC, Champion HR. Prospective evaluation of thoracoscopy for diagnosing diaphragmatic injury in thoracoabdominal trauma: a preliminary report. J Trauma. 1993;34(5):704–9. discussion 709–10.
53. O'Connor JV, Chi A, Joshi M, DuBose J, Scalea TM. Post-traumatic empyema: aetiology, surgery and outcome in 125 consecutive patients. Injury. 2013;44(9):1153–8.
54. Thompson DA, Rowlands BJ, Walker WE, Kuykendall RC, Miller PW, Fischer RP. Urgent thoracotomy for pulmonary or tracheobronchial injury. J Trauma. 1988;28(3):276–80.

第3章 急诊室开胸术

Jay Menaker

简介

急诊室开胸术(EDT)可能是创伤患者中施行的最紧急的手术,因此越来越多的医生有志于掌握该手术技术。它也是最具争议的手术,其应用指征尚不明确。即使看起来最可能存活的患者,施行 EDT 的存活率仍远远低于 50%。急诊室中应该准备好 EDT 所需的全部器械和设备。为了尽可能提高 EDT 患者的存活率,需要医生能快速决策和熟练掌握手术技术。

历史

1874 年,Schiff 建议采用开胸术施行开放性心脏按压, 这是使用开胸术作为一种复苏技术的开始[1]。1882 年,Block 对实验兔行心脏损伤缝合修补[2]。此后 Rehn 开始在人类中施行开胸术[3-4],并于 1897 年首次成功地用左侧开胸术治疗了 1 例心脏损伤患者。在之后的 75 年里,EDT 得到了广泛应用。直到 1960 年,Kouwenhoven 和同事开始采用闭合性心脏按压治疗心搏骤停[6],这一方法显著减少了开放性心脏按压的需要。随后的 10 年里,Beall 和同事发表了多篇论文, 重新界定了 EDT 的作用,肯定了其在极度危重的胸部穿透伤中的作用[7-9]。

随着人们对复苏性开胸术兴趣的增加, 关于它的争议也在增加。医学界在提高施行床边救命性手术能力的同时,也应该避免其滥用以及在不恰当的患者中使用。但是,由于大部分医院都没有足够数量的需要施行 EDT 的患者,而急诊医学和外科学住院医生需要相关训练;因此,只能对一些实际上没有明显存活可能的患者施行 EDT。

手术指征

讨论 EDT 的指征前要明确两个问题。第一个问题是概念,特别是“生命迹象”(SOL)和“生命体征”。这两个名词常用于 EDT 的决策流程中。生命迹象是指心脏电活动、呼吸活动、运动系统活动和瞳孔反射,而生命体征主要是指脉搏搏动、血压和自主呼吸[10]。

第二个问题是确定 EDT 的目的,这有助于决定哪些患者应施行 EDT。一般而言,EDT 的目的是解除心包积血、直接控制胸腔内出血(肺或心脏出血)、开放性心脏按压和临时阻断降主动脉以增加脑血供和减少全身出血。其他指征包括控制腹腔内出血和控制急性支气管静脉空气栓塞。

制订 EDT 的操作流程面临诸多挑战,其中之一是大部分报道都是回顾性分析,而且进行前瞻性随机对照研究明显缺乏可行性。高级创伤生命支持(ATLS)课程认为,胸部穿透伤患者到达急诊室时脉搏消失,仍有心肌电活动者应立即施行 EDT;但胸部钝性伤患者则不应施行 EDT,因为其存活率极低[11]。

2000 年,Rhee 和同事对过去 25 年关于 EDT 的文献进行综述[12],汇总了 EDT 的 3 个推荐意见:

1. 指征:胸部穿透伤患者,在现场仍有生命迹象,但在复苏室内对液体复苏无效,生命体征消失。

2. 相对指征:腹部穿透伤患者,在现场至少有一个生命迹象。腹部钝性伤患者,在医院内或刚刚到达医院前生命迹象消失。

3. 禁忌证:无论穿透伤还是钝性伤患者,在现场无任何生命迹象[12]。

2001 年,美国外科医师学院创伤外科委员会制定了 EDT 指南[13]。该指南认为 EDT 最好的适应证是心脏穿透伤患者到达医院时仍有生命迹象。另外,他们推荐非心脏损伤的胸部损伤患者和腹部大血管损伤患者也可以施行 EDT,但这些患者即使施行 EDT,其存活率也很低。钝性伤患者若发生心搏骤停,多不应施行 EDT,因为其存活机会极低;即使存活,这些患者神经系统功能预后极差。只有那些到达医院时仍有生命体征,而后发生心搏骤停的钝性伤患者才施行EDT。

2004年,Powell和同事根据过去连续26年的资料总结了EDT的指征[14]。他们提出的EDT指征如下:有目击者发现的胸部穿透伤,院前心肺复苏(CPR)时间<15分钟;有目击者发现的胸部非穿透伤,院前CPR时间<5分钟;有目击者发现的胸部钝性伤,院前CPR时间<5分钟。EDT的指征还包括:其他原因引起的严重低血压[收缩压<60mmHg(1mmHg≈0.133kPa),如心脏压塞、胸腔内出血、空气栓塞和腹腔内活动性出血。他们还提出了EDT的禁忌证,包括:穿透伤,CPR时间>15分钟,无生命迹象;钝性伤,CPR时间>5分钟,无生命迹象或心脏停搏[14,15]。其他一些学者对Powell提出的指征中的时间界限做了修订[10,16]。例如,有学者建议,钝性伤院前复苏时间界限为10分钟[16]。其他学者修订胸部非穿透伤(特指腹部损伤)院前CPR时间<15分钟[10]。

操作技术

EDT应该是初次复苏过程的一部分。在有指征的患者,施行控制气道、建立可靠的静脉通道和容量复苏的同时,就应该启动EDT。有生命体征和(或)生命迹象的患者,应该迅速做超声心动图检查,以了解有无心包积液(心脏压塞)。若发现心包积血,应重新检查患者的生命体征。若患者血流动力学稳定,则应在气管插管前立即转送至手术室。在心脏压塞患者,麻醉诱导过程中有很大的风险出现心血管崩溃。这些患者麻醉诱导中血管张力下降,很容易导致心搏骤停。因此,更好的做法是在手术室完善术前准备后再做气管插管。但是,如果患者血流动力学处于边缘状态,而且从急诊室到手术室距离较远,则在急诊室做气管插管和EDT更好。

在准备施行EDT前,如果可能的话,临床医生应通知手术室、麻醉人员和血库,患者可能需要大量输血。另外,所有参加的工作人员都应该准备保护眼罩。建议所有的急诊室/复苏室都准备设施完善的EDT单元,并随时处于可用状态(图3.1)。手术切口首选左前外侧开胸切口(图3.2)。该切口的优点是能快速进入胸腔,可在患者仰卧位时施行,并容易延伸到右侧(蚌壳切口)或在必要时延伸为开腹切口。

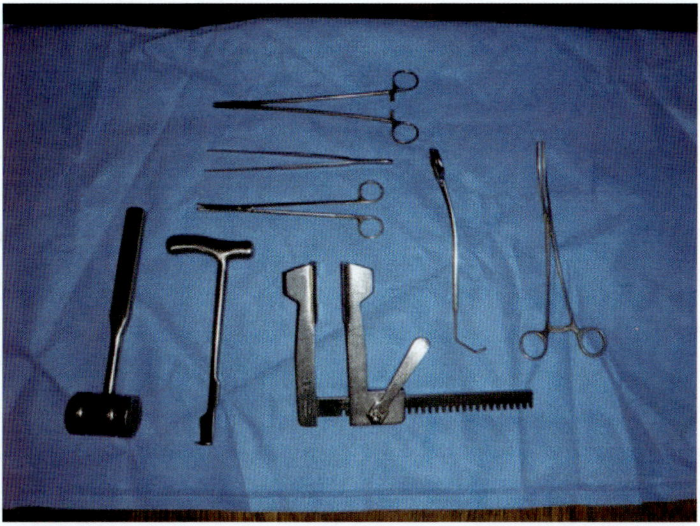

图 3.1　EDT 基本手术器械盒。底部左侧:Lebsche 手术刀和长柄锤，用于横断胸骨。底部中间:Finochietto 牵开器。底部右侧:无损伤血管钳,左侧为 Satinsky 钳,右侧为 DeBakey 主动脉阻断钳。上面中央:长镊、组织钳和 Metzenbaum 剪刀。图中未显示但必需的器械:手术刀(10 号或 20 号)和 Mayo 剪刀。

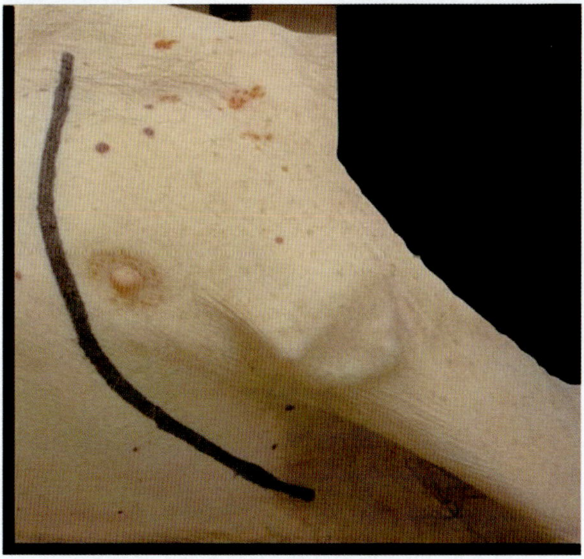

图 3.2　EDT 时采用的左前外侧开胸切口。

患者取仰卧位,左侧上肢上举过头(图3.3)。手术野消毒,从胸骨的右侧边缘开始做切口(图3.4),沿第5肋间切向左侧腋窝(图3.5)。从胸骨右缘切开,可有助于必要时横断胸骨,延长为蚌壳切口。解剖学上,第5肋间与胸大肌下缘平齐,恰好在乳头之下。对于女性患者,乳房下皱襞可以作为解剖学标志。应将乳房向上牵拉以获得更好的显露。沿肋骨边缘做弧形切口而不是横切口。一般而言,到达乳头水平后,应开始沿肋骨弧形弯向左侧腋窝(图3.6)。

快速切开皮肤、皮下组织和肌肉。可用手术刀或弯手术剪切断肋间肌肉。在肋骨上缘切开肋间肌,避免损伤肋间血管神经束。手术操作应快速,但要注意避免损伤肺和心脏。打开胸腔后,置入Finochietto牵开器,把手朝向腋窝(图3.7),撑开肋骨。为便于探查纵隔和右侧胸腔,可将切口向右延长成为蚌壳切口。可用Lebsche刀横断胸骨(图3.8),然后将切口延长,按右前外侧开胸切口切开(图3.9)。切开胸骨后,若灌注得到

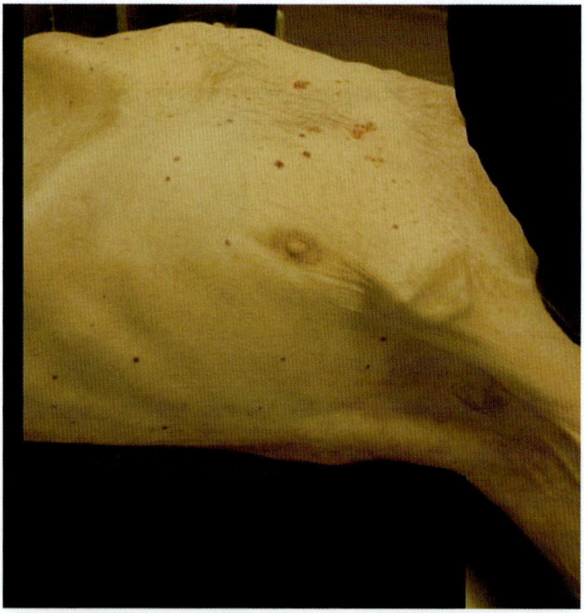

图3.3 患者取仰卧位,左侧上肢上举过头。

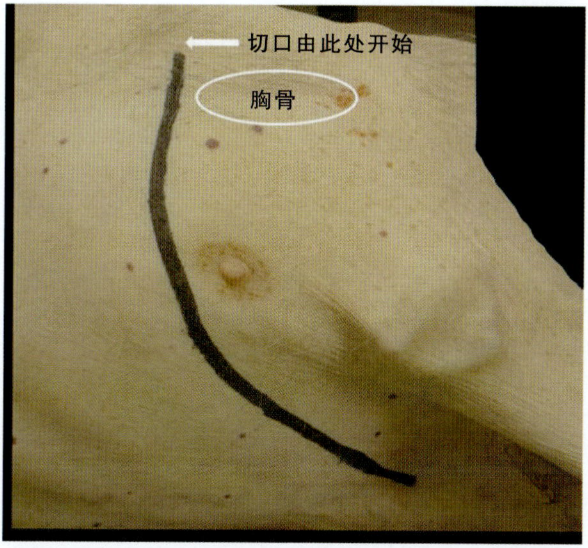

图 3.4　切口自胸骨缘开始。

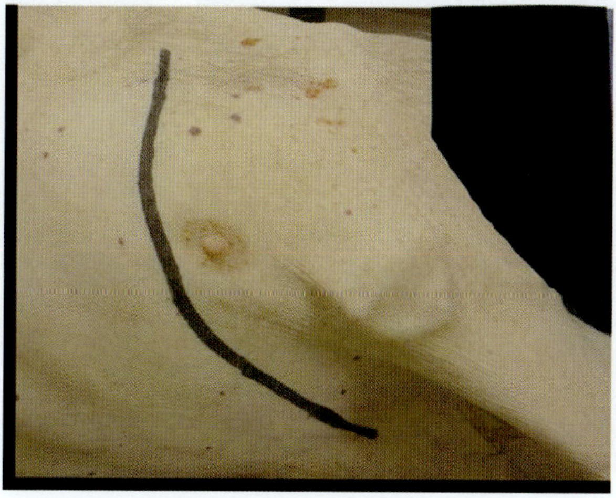

图 3.5　沿第 5 肋间向左侧腋窝弧形切开。

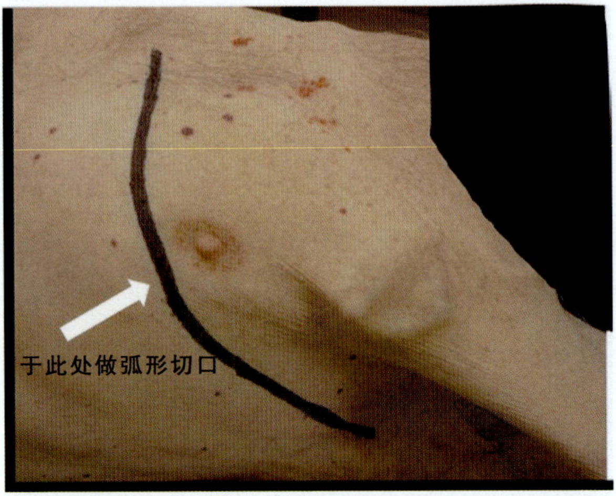

图 3.6 在乳头水平开始做弧形切开。

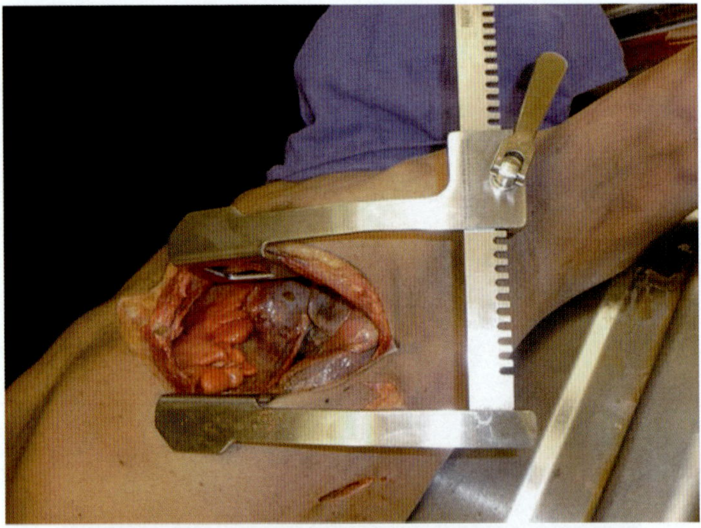

图 3.7 牵开器把手向下(远离中线)。

恢复,需要结扎双侧乳内动脉。

心包切开术

因创伤性心搏骤停实施急诊室开胸术时,应常规切开心包。肉眼无法排除心脏压塞,因此必须切开心包。若心包包膜无张力,可用有齿镊提起心包,自心尖切开直至主动脉根部。切口应位于膈神经前面,并与之平行(图 3.10)。切开心包后,应彻底清除其中的血凝块,以全面检查心肌。发现任何出血,应首先用手指压迫止血,然后快速缝合修复。曾有报道采用 Foley 导管作为临时修复心脏损伤的方法,但该方法实际上会加重损伤,应避免使用。其他修复方法包括使用与修复腹膜后血管损伤相似的连续重叠小肠 Allis 钳钳夹方法[17]。可用部分阻断的血管钳控制心房和大血管损伤。应特别注意,缝合心室时不要包括冠状动脉,以免造成心肌缺血(见第 10 章)。

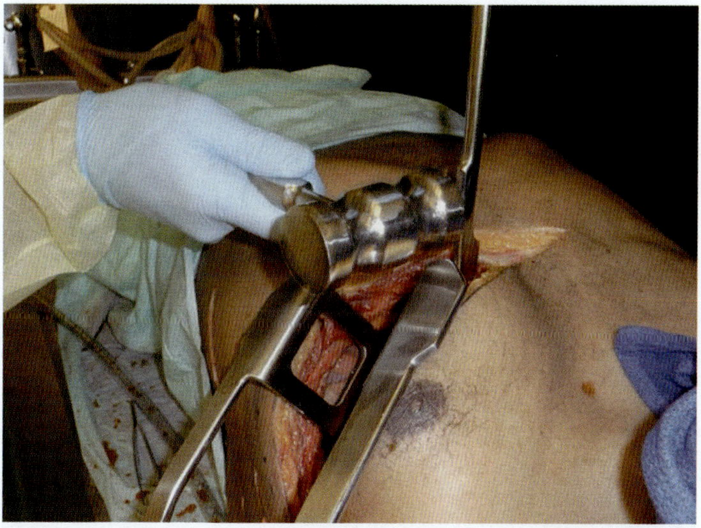

图 3.8 用 Lebsche 刀向右侧胸部延长切口。

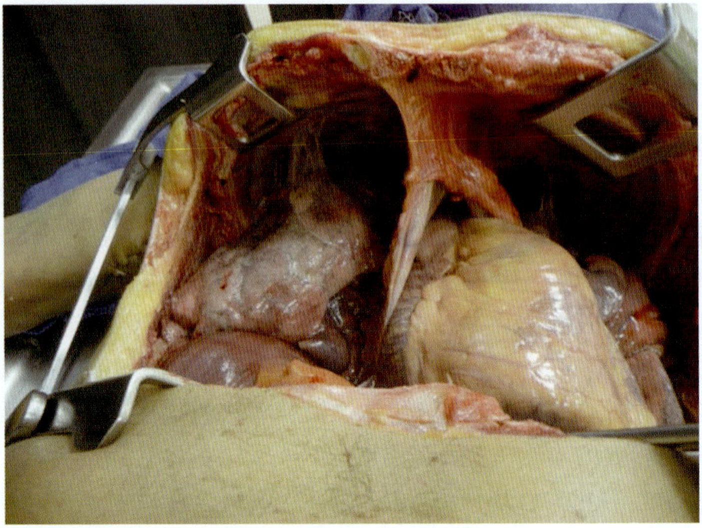

图 3.9　蚌壳切口开胸。

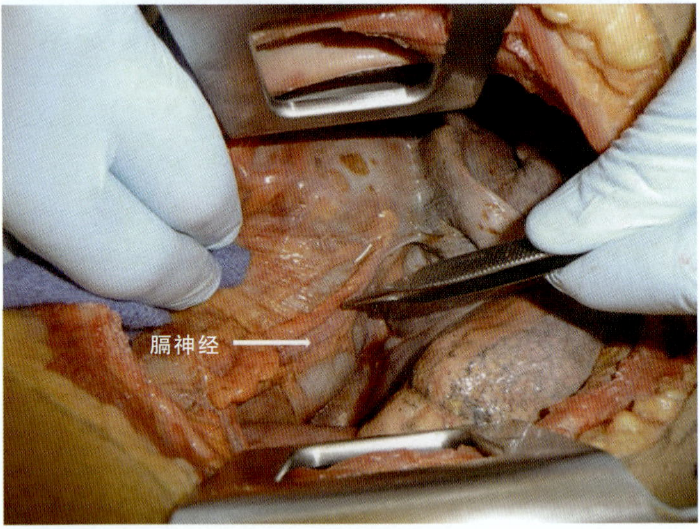

图 3.10　心包切口应与膈神经平行。

主动脉阻断

主动脉阻断常被描述为一个简单的手术操作。但实际上，有些情况下显露主动脉并不容易，尤其是在低血容量、低血压患者，主动脉常萎陷而难以显露。主动脉位于脊柱前方，通常可通过将肺向前向上牵拉而显露。此时可通过切断肺下韧带更好地显露主动脉，当然此步骤不是必需的，同时也会增加损伤肺下静脉的风险[15]。理想的情况是在直视下操作，但有时很难做到。若不能直视下切开纵隔胸膜和钝性分离主动脉及食管，也可在拇指和示指指引下分离和切开。当将主动脉和食管分开之后，术者用左手环绕主动脉，右手置入阻断钳(图 3.11)。可放置鼻胃管，以帮助鉴别食管和主动脉，并有助于放置主动脉阻断钳。若分离主动脉仍有困难，可用手指将主动脉向脊柱压迫，作为临时阻断方法。

主动脉阻断的目的是增加脑和冠状动脉血供，但完全主动脉阻断也会产生有害的结果，包括加重酸中毒和缺氧，进而引起多器官功能衰竭(MOF)[15,18]。目前尚不清楚主动脉阻断的安全时限。通过创伤性主

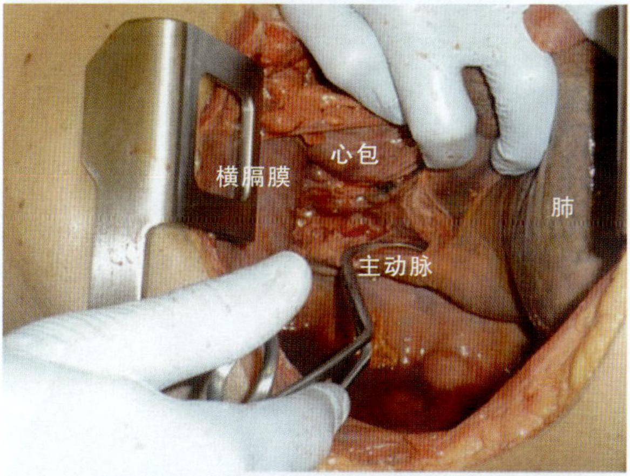

图 3.11　阻断主动脉：左前外侧开胸，切开肺下韧带后将肺牵开。分离主动脉并钳夹控制。

动脉损伤的病例资料推断，主动脉阻断超过30分钟会显著增加并发症发生率[19,20]。此外，当解除主动脉阻断后，缺血区域快速再灌注可加重酸中毒。这种“解除阻断后休克”可导致血流动力学不稳定，甚至引起心搏骤停[15,21,22]。

虽然主动脉阻断是EDT的一个关键步骤，但仍存在诸多争议，作者所在医院并不常规施行。虽然它可以增加脑和冠状动脉血供，但也显著增加了心脏后负荷，而施行EDT的患者已经存在心力衰竭。因此，很难确定它是否有助于改善患者的心脏功能和灌注。此外，阻断主动脉后，液体复苏也会导致快速心室扩张，从而加重心力衰竭。

心脏按压

若发生心搏骤停，应立即施行双手胸腔内心脏按压(图3.12)。双手心脏按压优于单手按压(图3.13)，因为双手按压不仅更有效，而且能避免单手按压可能导致的心肌损伤[10,15]。双手按压时，建议采用从手掌至手指的“铰链式拍掌”动作，按压从心尖至主动脉根部[10,15]。

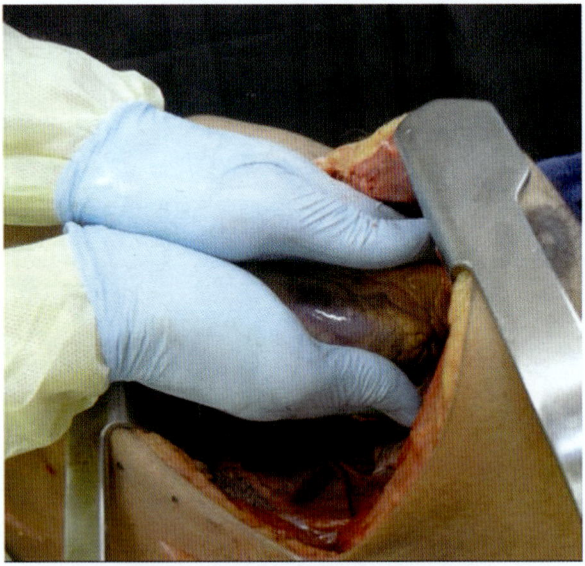

图3.12 双手胸腔内心脏按压。

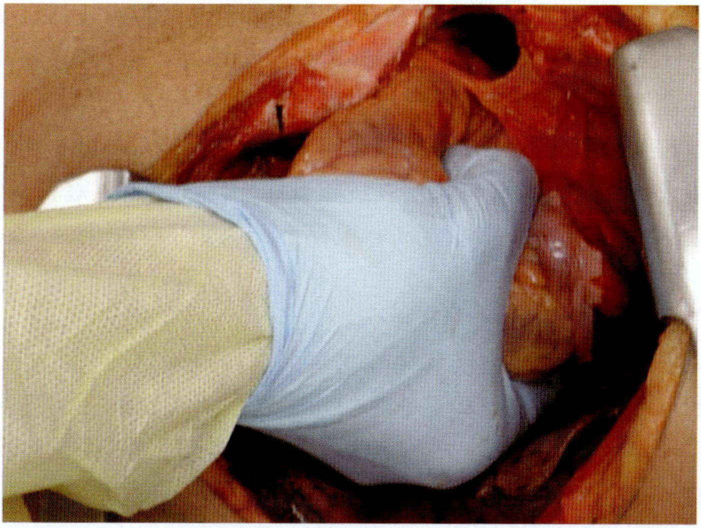

图 3.13 单手胸腔内心脏按压。

控制非心脏来源的出血

大血管、肺实质或肺中央血管损伤是其他可能的大出血来源。大血管损伤常是致命的，但患者若能及时到达急诊室并迅速施行 EDT，损伤可得到控制。首先用手指按压大血管止血，同时持续复苏，并将患者快速转运到手术室。在急诊室和复苏单元内很难完善地修复纵隔内大血管，必须在手术室进行。

肺实质损伤可通过开胸术控制，通常并不需要急诊室开胸术。若有肺实质大出血，用血管钳在出血处近端钳夹阻断即可。更广泛的分离、切除和确定性控制出血应在手术室进行。肺门损伤通常伴大出血，必须迅速控制。控制方法包括用手指按压、血管钳钳夹肺门以及将肺扭转到肺门上。

解除支气管-静脉空气栓塞

虽然支气管-静脉空气栓塞不是 EDT 的传统的适应证，但急性支气管–静脉空气栓塞患者能从 EDT 中获益。当支气管树或肺实质与血管连续性损伤后，即会发生支气管–静脉空气栓塞。临床上，胸部损伤患者气管插管和采用正压通气后会发生失代偿，导致氧合不足。此时若施行 EDT，应阻断受伤的肺门。若怀疑右肺损伤，需要做右侧开胸切口或蚌壳切口。控制肺门后，心脏按压可能促使气体进入冠状血管。此时，可用细针穿刺左心室或主动脉根部[10,15]。

预后

关于 EDT 的争论主要集中在患者的选择及预后。"生存率"不是最好的评价结果，伴有严重神经功能障碍的生存不能认为是好的结果。文献报道 EDT 的结果各不相同，主要与损伤机制、损伤类型和接受 EDT 前是否有生命迹象相关。单处刺伤比多处刺伤生存率高，刺伤比枪弹伤生存率高，枪弹伤生存率又高于钝性伤。

2000 年，Rheed 和同事总结了 25 年来 EDT 的结果[12]，目前仍然是关于 EDT 最全面、被引用最多的综述。作者仅讨论了急诊室内施行的开胸术，而排除了手术室内施行的开胸术。该研究包括了 4600 多例行 EDT 的患者，总生存率为 7.4%(范围为 1.8%~27.5%)。分析不同损伤机制的患者时，因穿透伤施行 EDT 的患者生存率为 8.8%，而钝性伤为 1.4%。对穿透伤进一步分析发现，刺伤患者生存率为 16.8%，而枪弹伤仅为 4.3%。分析不同损伤部位对生存率的影响发现，心脏损伤生存率最高，为 19.4%，而胸部非心脏损伤、腹部损伤和多处损伤分别为 10.7%、4.5%和 0.7%。到达医院时仍有生命迹象者，生存率比无生命迹象者高几乎 5 倍(11.5%对 2.6%)。在转运过程中有生命迹象者，生存率比在现场即无生命迹象者高 7 倍(8.9%对 1.2%)。最后，存活出院的患者中，92.4%神经功能正常。

2001 年，美国外科医师学院创伤外科委员会发表了关于 EDT 的实施指南[13]。他们分析了关于 EDT 结果的 42 项研究，Rhee 和同事的综述中包含的一项研究被该指南剔除。该指南结果与 Rhee 的报道基本一致。EDT 术后总生存率为 7.83%[13](Rhee 等报道为 7.4%[12])。穿透伤后，生存率为 11.16%[13]，而 Rhee 等报道为 8.8%[12]。该指南报道钝性伤施行 EDT 术后生存率为 1.6%[13]，而 Rhee 等报道为 1.4%[12]。

并发症

与任何外科手术或侵袭性操作一样，EDT 存在多种可能的并发症。首先也是最重要的，EDT 可能造成施行手术的医护人员受伤，因此所有医护人员应佩戴保护帽子、口罩和眼罩。若怀疑可能存在针刺伤、体液暴露或皮肤破损，应立即进行感染防护。

从技术角度来看，施行 EDT 时可能造成其他组织结构损伤，如肋骨、肋间血管、肺实质、膈神经，甚至心脏和冠状动脉。做蚌壳切口时，应注意在循环恢复后结扎乳内动脉。术后并发症包括感染、出血和心包切开术后综合征。

总结

急诊室开胸术是一个重要的手术操作，若能在合适的患者中快速施行，可挽救很多患者生命。EDT 指南有助于临床医生决定哪些患者应该施行 EDT，哪些患者不应施行。心脏刺伤患者施行 EDT 后生存率最高，而钝性伤者生存率最低。和所有外科手术一样，EDT 存在着各种可能的并发症，应谨慎对待和处理。

（李占飞 译）

参考文献

1. Hermreck AS. The history of cardiopulmonary resuscitation. Am J Surg. 1988;156:430.
2. Block: Verhandlungen der Deutschen Gesellschaft für Chirurgie, Elften Congress, Berlin, 1882 part 1 p. 108.
3. Jeger E. Die Chirurgie der Blutgefässe und des Herzens, 1913;295.
4. Riedinger F. Verletzungen und Chirurgische Krankheiten des thorax und seines Inhaltes. 1888;42:189.
5. Rehn L. Ueber Penetrierende Herzwunden und Herznaht. Arch Klin Chir. 1897;55:315–9.
6. Kouwenhoven WB, Jude JR, Knicekerbocker GG. Closed-chest cardiac massage. JAMA. 1960;173:1064–7.
7. Beall Jr AC, Ochsner JL, Morris Jr GC, Cooley DA, DeBakey ME. Penetrating wounds of the heart. J Trauma. 1961;1:195–207.

8. Beall Jr AC, Diethrich EB, Crawford HW, Cooley DA, De Bakey ME. Surgical management of penetrating cardiac injuries. Am J Surg. 1966;12:686–92.
9. Beall Jr AC, Diethrich EB, Cooley DA, DeBakey ME. Surgical management of penetrating cardiovascular trauma. South Med J. 1967;60:698–704.
10. Spoerke NJ, Trunkey DD. Emergency department thoracotomy. In: Cameron JL, Cameron AM, editors. Current surgical therapy. 10th ed. Philadelphia, PA: Elsevier Saunders; 2011.
11. American College of Surgeons. Thoracic trauma. In: American College of Surgeon – Committee on Trauma, editors. ATLS advanced trauma life support for doctors. 8th ed. Chicago, IL: American College of Surgeons; 2008.
12. Rhee PM, Acosta J, Bridgeman A, Wang D, Jordan M, Rich N. Survival after emergency department thoracotomy: review of published data from the past 25 years. J Am Coll Surg. 2000;190:288–98.
13. Working Group, Ad Hoc Subcommittee on Outcomes, American College of Surgeons. Committee on Trauma. Practice management guidelines for emergency department thoracotomy. J Am Coll Surg. 2001;193:303–9.
14. Powell DW, Moore EE, Cothren CC, Ciesla DJ, Burch JM, Moore JB, et al. Is emergency department resuscitative thoracotomy futile care for the critically injured patient requiring prehospital cardiopulmonary resuscitation? J Am Coll Surg. 2004;199:211–5.
15. Cothren CC, Moore EE. Emergency department thoracotomy. In: Feliciano DV, Mattox KL, Moore EE, editors. Trauma. 6th ed. New York, NY: McGraw-Hill; 2008.
16. Moore EE, Knudson MM, Burlew CC, Inaba K, Dicker RA, Biffl WL, et al. Defining the limits of resuscitative emergency department thoracotomy: a contemporary Western Trauma Association perspective. J Trauma. 2011;70:334–9.
17. Henry SM, Duncan AO, Scalea TM. Intestinal Allis clamps as temporary vascular control for major retroperitoneal venous injury. J Trauma. 2001;51:170–2.
18. Oyama M, McNamara JJ, Suehiro GT, Suehiro A, Sue-Ako K. The effects of thoracic aortic cross-clamping and declamping on visceral organ blood flow. Ann Surg. 1983;197:459–63.
19. Katz NM, Blackstone EH, Kirklin JW, Karp RB. Incremental risk factors for spinal cord injury following operation for acute traumatic aortic transection. J Thorac Cardiovasc Surg. 1981;81:669–74.
20. Fabian TC, Richardson JD, Croce MA, Smith Jr JS, Rodman Jr G, Kearney PA, et al. Prospective study of blunt aortic injury: multicenter trial of the American Association for the surgery of trauma. J Trauma. 1997;42:374–80.
21. Kralovich KA, Morris DC, Dereczyk BE, Simonetti V, Williams M, River EP, et al. Hemodynamic effects of aortic occlusion during hemorrhagic shock and cardiac arrest. J Trauma. 1997;42:1023–8.
22. Perry MO. The hemodynamics of temporary abdominal aortic occlusion. Ann Surg. 1968;168:193–200.

第 4 章 创伤剖腹探查术的指征和手术技术

Paulesh K. Shah

历史

第一次世界大战前，腹部穿透伤主要采用非手术治疗，其死亡率很高。第一次世界大战后期及以后，对腹部穿透伤常规施行剖腹探查术。随着手术技术的进步、转运时间的缩短、液体复苏的完善、输血的应用以及抗生素的使用，腹部穿透伤的死亡率显著下降。20 世纪 60 年代，对腹部穿透伤患者又开始有选择性地采用剖腹探查术。一些学者观察发现，部分腹部刺伤患者施行剖腹探查术时，并未发现腹内脏器损伤[1-4]。随后在腹部枪弹伤中也发现了类似的结果，尽管腹部枪弹伤患者需要手术修复的腹内脏器损伤的发生率显著高于刺伤[5-7]。随着影像学技术（如超声和 CT）的进步，学者们制订了腹部创伤的诊疗流程。但是，一些基本诊疗原则仍应坚持。体格检查时发现腹膜炎体征或因腹腔内出血导致血流动力学不稳定，都需要紧急行剖腹探查术。

过去 20 年来，多数学者达成共识，认为纠正创伤相关的生理紊乱比解剖结构的确定性修复更为重要，尤其是在伴随低体温、酸中毒和凝血病的严重出血性休克患者。由此出现了损害控制外科和分期处理创伤的理念[8]。损害控制外科建议早期简化手术，主要是控制出血和胃肠道污染；随后在 ICU 恢复体温、复苏和纠正代谢紊乱。在患者生理紊乱得到纠正，并且对手术耐受力增强以后，再进行确定性手术治疗。这些原则显著改变了严重创伤患者的诊治，并扩展到创伤以外的领域。当然，它也存在多种相关的问题和并发症。

技术

术前评估

对创伤患者的评估中，关键的一点是评估患者是否存在腹部损伤,以及是否需要手术治疗。主要评估方法是体格检查。在腹部钝性伤和穿透伤患者,腹膜炎是手术探查的指征。若患者出现血流动力学不稳定,且排除其他原因,也应手术探查。除体格检查外,影像学检查方法(如胸部及骨盆X线片、FAST)有助于确定出血部位以及手术决策。一般而言,血流动力学不稳定的患者,若FAST阳性,则有剖腹探查指征。对于血流动力学稳定的穿透伤患者,体格检查时,CT有助于确定是否需要手术,尤其是在枪弹伤和腰背部刺伤患者[9,10]。对于钝性伤患者,通常应行CT扫描。虽然CT对于确定实质脏器损伤和是否需要行血管造影及介入治疗非常有帮助[11,12],但它对于诊断空腔脏器损伤效果相对较差。空腔脏器损伤影像学检查最常见的表现是不明来源的游离液体,但此表现特异性很差[13,14]。若发现存在腹腔游离液体,应密切观察腹部症状和体征变化,复查实验室检查,并进一步做其他影像学检查。若患者存在中毒、严重的头部外伤和(或)需要镇静和气管插管,体格检查难以反映实际情况。决定是否手术时,还要考虑医生是否有能力获得准确的动态检查结果。

手术技术

对于严重创伤患者，应从切开前就优化整个手术治疗的各个步骤。术者在术前就应该收集整个诊疗过程中获得的各种资料,判断可能的诊断、决定手术中的操作顺序、预见各种可能发生的意外,以及指导术中复苏。手术团队和麻醉团队的交流至关重要。患者通常取仰卧位,除非考虑术中要做乙状结肠镜或其他操作,需要检查会阴或肛周。一般而言,消毒范围应包括乳头至大腿中段;若考虑做胸腹联合切口,则可向上扩大消毒范围。双侧消毒范围应达躯体与手术台接触处(图4.1)。使用空气毯并保持手术室合适温度以防止术中患者低体温同样重要。

腹腔探查

创伤患者剖腹探查术均应采用正中切口(图 4.2),该切口能充分显露大部分腹部器官,并便于延长。切口应足够长,以便于显露,但不需要切开整个腹部。有些情况下,切口下段过长会带来很大麻烦。例如,在采用损害控制外科策略时,若利用负压封闭引流材料暂时性关闭腹腔,切口下段过低将很难封闭负压材料。另外,正中切口下段切开

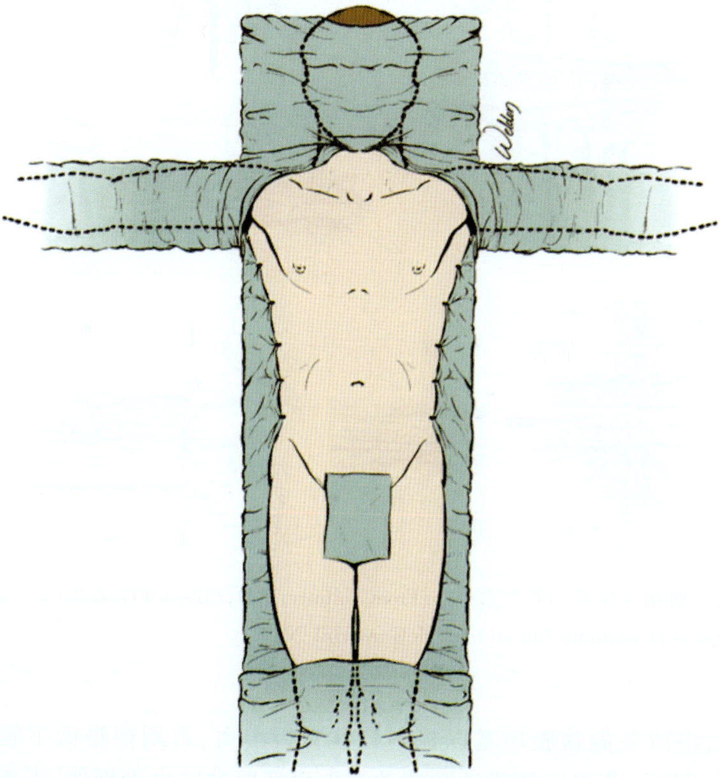

图 4.1　创伤患者剖腹探查术的体位和消毒范围。(From Hirshberg A. Trauma Laparotomy: Principles and Techniques, in Mattox KL, Moore EE, Feliciano DV eds. Trauma, 7th edition, McGraw-Hill 2013.)

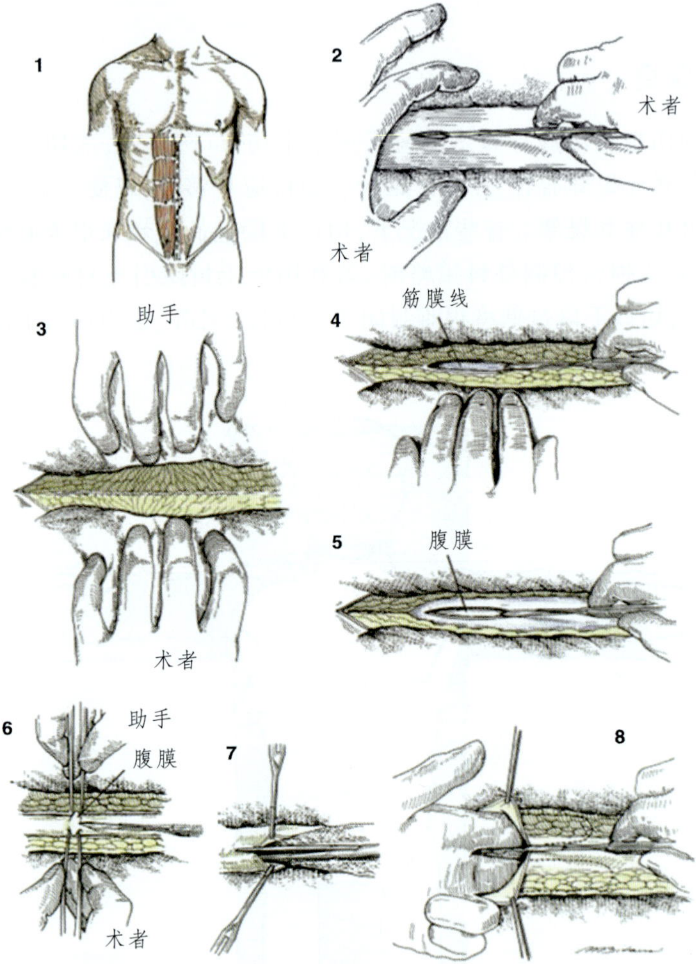

图4.2　腹部正中切口操作技术。(From Zollinger RM, Ellison EC. Zollinger's Atlas of Surgical Operations, 9th edition, McGraw-Hill 2011.)

过低，将需要做盆腔填塞以控制骨盆骨折出血，否则很难做下腹部横切口。最后，若因一侧股动脉搏动消失而怀疑盆腔血管损伤，需要做股动脉-股动脉旁路术时，更应该保留下腹部软组织完整。

进入腹腔后，首先应快速止血。应准备两个吸引器，快速清除腹腔内积血。然后切除小肠，快速填塞腹腔四个象限。若术前有影像学检查结果，也可根据影像学结果指导填塞部位。若需要填塞右上象限，作者通常花一点时间切断镰状韧带以便于探查。有效填塞有赖于对出血部位的机械压迫，仅仅将海绵放置在出血部位是不够的(图 4.3)。填塞时需要利用腹壁压迫出血部位，在肝脏大的裂伤或脾脏粉碎性损伤时，也需要用手压迫或钳夹血管。控制腹腔内出血后，即可以争取一段时间让麻醉团队进行容量复苏、输血、纠正凝血功能障碍和代谢紊乱。

应系统、全面地探查腹腔，以免遗漏损伤。最常用的方法是从损伤可能性最小的部位开始，向损伤可能性最大的部位探查。这是一个合理的方法，但不是唯一的探查方法。外科医生应建立自己的手术习惯，每次都采用同样的方法探查，以尽可能避免术中遗漏损伤。

腹腔和(或)腹膜后出血通常有以下四个来源：肝脏、脾脏、肠系膜和腹膜后血管。首先用手快速检查肝脏和脾脏以明确出血部位，然后检查肠系膜。将小肠全部游离腹腔，可以彻底检查腹膜后区域。

存在肝脏或脾脏损伤时，应充分游离，彻底检查损伤情况，以便于决定手术方式。通过切开侧面韧带可游离脾脏。应将脾脏游离至腹腔，

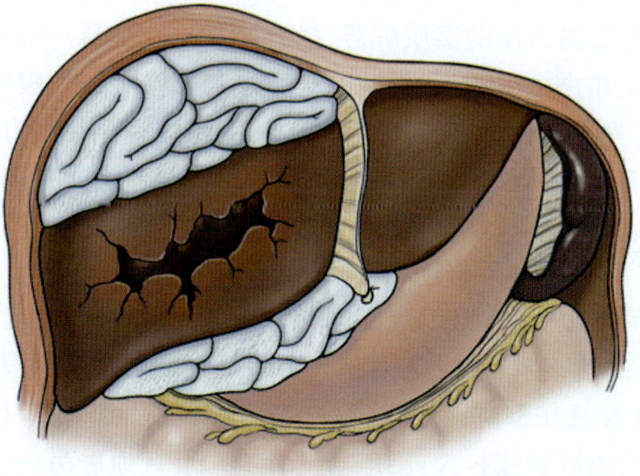

图 4.3　肝脏填塞技术。(From Mattox KL, Moore EE, Feliciano DV eds. Trauma, 7th edition, McGraw-Hill 2013.)

直视下彻底检查其损伤情况和决定手术方式。游离肝脏时，应切断镰状韧带和三角韧带，使肝脏右叶能显露到腹前壁处，此时肝脏仅靠血管悬挂固定。

仔细检查小肠、右半结肠、横结肠、左侧结肠的肠系膜。若发现存在出血，应立即止血。

通过切开小网膜进入小网膜囊，也可以检查腹主动脉。可游离肝脏左叶和食管以改善显露。在阻断腹主动脉前，应小心地游离血管全周。近年有学者报道可经股动脉放置球囊阻断腹主动脉。复苏性主动脉球囊阻断术(REBOA)是一个很好的阻断腹主动脉的方法，将在其他章节详细讨论。

完成以上止血操作后，下一步应该优先控制空腔脏器损伤导致的腹腔污染。应快速、全面地检查整个胃肠道，对于损伤风险更高的区域应特别关注。此时，应该用无损伤钳(如 Babcock 钳)暂时控制污染，而不是施行确定性修复。游离和探查时应注意检查脏器有无穿透伤，如存在胃前壁破裂，应切开小网膜检查胃后壁有无损伤。

暂时控制出血和污染后，应检查腹腔内和腹膜后有无血肿，并决定是否探查。此时，也应该决定施行确定性修复还是损害控制外科方法。若患者没有发生严重的代谢紊乱，最好施行确定性修复。首先切除和(或)修复受损出血的实质脏器，然后修复空腔脏器。所有损伤得到确定性修复和止血满意后，可冲洗腹腔。若腹膜关闭后腹腔无明显张力，可一期关闭腹腔。若肠管水肿明显，关闭腹膜存在张力，担心发生腹腔间隙综合征(ACS)，则可用负压创面治疗材料暂时关闭腹腔。

腹膜后探查

腹膜后可分为三个区域(图 4.4)。Ⅰ区为中央区，Ⅱ区为肾周区，Ⅲ区为盆腔区。传统观点认为Ⅰ区血肿都应该切开，探查其中的血管结构。Ⅱ区穿透伤都应该切开探查。若为钝性伤，可观察。但若存在搏动性出血或血肿快速扩大，则应切开探查。Ⅱ区血肿另一个切开探查的指征是已证实存在需要外科处理的肾脏或输尿管损伤。Ⅲ区穿透伤一般需要切开探查，但钝性伤通常不需要。

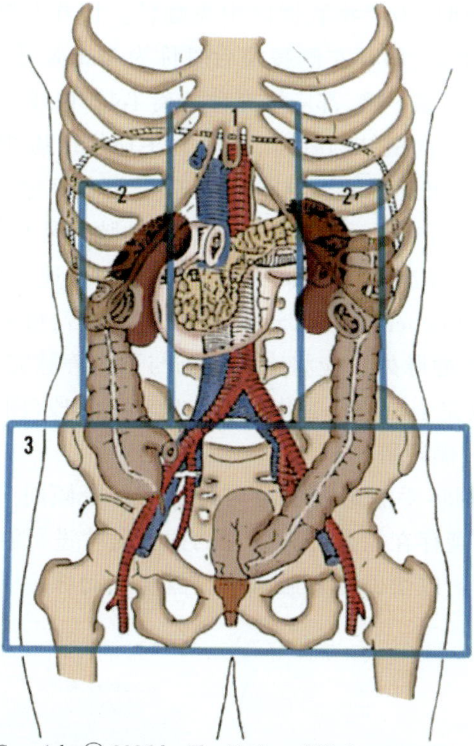

图 4.4　腹膜后分区。(From Skandalakis JE ed. Surgical Anatomy: The Embryologic and Anatomic Basis of Modern Surgery, McGraw-Hill 2004.)

以上的传统观点近年来受到一些质疑。大部分普通外科医生处理腹膜后病变经验不足,因而缺乏处理Ⅰ区损伤的经验。若怀疑存在Ⅰ区损伤,应邀请更有经验的医生会诊协助处理。对于小的血肿,进行CT检查和(或)血管造影可能比手术探查更好。

目前在稳定的患者多进行术前影像学检查,包括穿透伤患者。若Ⅱ区损伤患者术前影像学检查发现无损伤或仅轻微损伤,则不需要切开探查。在骨盆骨折患者,施行腹膜外盆腔填塞以控制出血越来越普遍。因此,钝性伤患者"永远不要打开盆腔血肿"这一观点也不再正确。

探查腹膜后时，需要将脏器向中央翻转。切开右侧后腹膜时称为 Cattell-Braasch 手法，切开左侧腹膜后时称为 Mattox 手法，两种操作方法类似。无论游离哪一侧，都应该充分分离 Toldt 白线。为充分游离，应沿结肠肝曲或脾曲向横结肠游离。用一只手抓住结肠，用一块纱布垫向肠系膜根部加压，可迅速游离结肠。在右侧，可很好地显露下腔静脉及其分支。在左侧，可在肠系膜根部显露腹主动脉。腹主动脉所有分支均自 12 点或 3 点处发出，两者之间无分支，因此可快速游离腹主动脉。

在右侧，用 Kocher 手法充分游离十二指肠后，可充分显露下腔静脉直至肝后下腔静脉处。应将十二指肠与下腔静脉完全分离开，向上可达门静脉。应完全游离十二指肠第二段和第三段(图 4.5)，这样可完全显露血管和右侧肾脏。

左侧脏器翻转手法常需要游离肾脏。作者倾向于不游离左侧肾脏，仅在高度怀疑存在需要外科处理的损伤时才进行游离(图 4.6)。可游离脾脏和胰尾，以协助在膈肌水平显露腹主动脉。

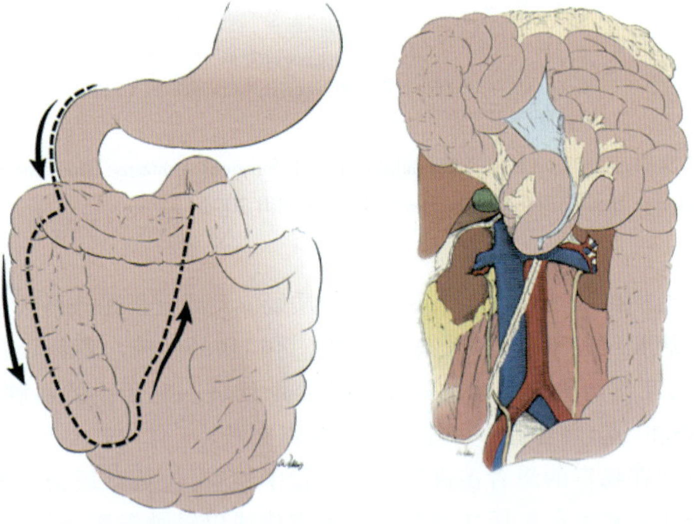

图 4.5 右侧内脏向中央翻转显露腹膜后。(From Hirshberg A. Trauma Laparotomy: Principles and Techniques, in Mattox KL, Moore EE, Feliciano DV eds. Trauma, 7th edition, McGraw-Hill 2013.)

术中发现正中腹膜后血肿时，一个重要问题是应该从左侧还是右侧切开后腹膜。我们通常采用右侧切口，将小肠系膜与腹主动脉分开，这样可以显露肾上腹主动脉和下腔静脉。从左侧探查难以获得理想的显露，尤其是在盆腔，因为乙状结肠系膜会妨碍显露。

显露肠系膜上动脉和腹腔干较为困难。事实上，没有很好的方法显露这些血管的最近端。切开胃结肠韧带，充分显露小网膜囊可显露胰体。为充分显露肠系膜上动脉，需要将左侧内脏向中央翻转，同时切开小网膜囊(图 4.7)。该方法也能获得腹腔干的良好显露(图 4.8)。

通过在膈肌水平阻断主动脉，可以完全控制腹腔和腹膜后血供。可以采用血管阻断钳或海绵垫临时阻断腹主动脉。该操作有几种不同的入路，其中最常用的入路是左侧内脏翻转。游离脾脏和胰尾；留置鼻胃管作为指引，协助将食管和腹主动脉分开。游离膈肌，以显露腹腔干

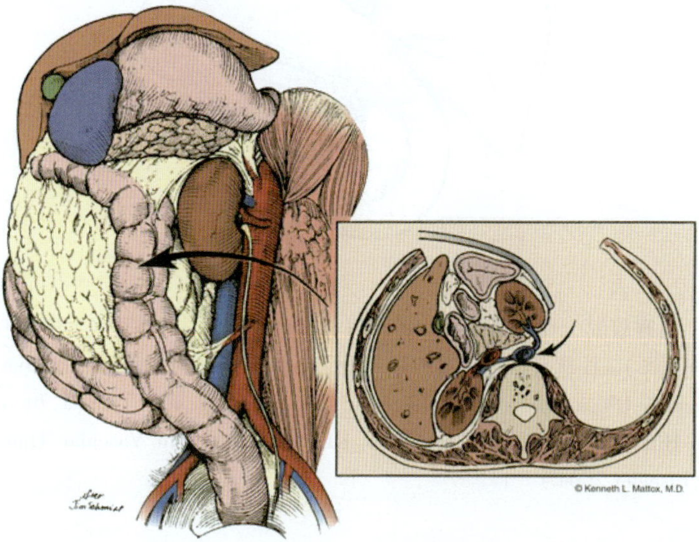

图 4.6　左侧内脏向中央翻转显露腹主动脉，特别是需要切开肾上极韧带。改良的方法可不游离肾脏。(From Hirshberg A. Trauma Laparotomy: Principles and Techniques, in Mattox KL, Moore EE, Feliciano DV eds. Trauma, 7th edition, McGraw-Hill 2013.)

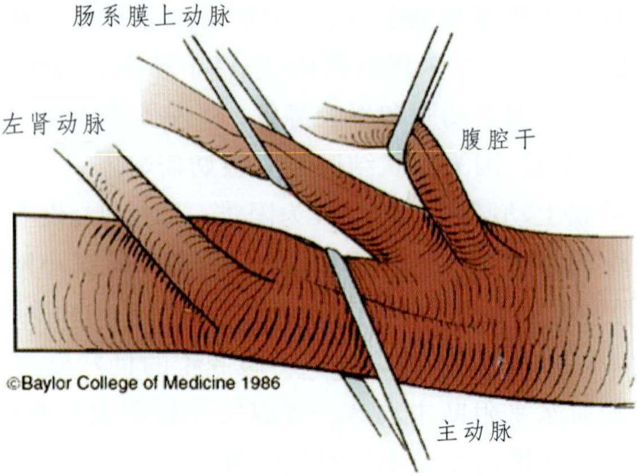

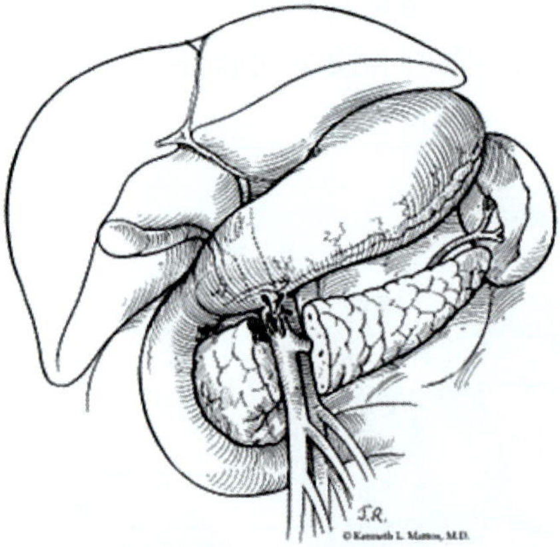

图 4.7 显露腹腔干和肠系膜上动脉需要将左侧内脏向中央翻转(上图)和进入小网膜囊(下图)。注意分离胰腺可有助于显露近端门静脉损伤。(上图:From Dente CJ,Feliciano DV,in Mattox KL,Moore EE,Feliciano DV eds. Trauma,7th edition,McGraw-Hill 2013; 下图:From Mattox KL,Hirshberg A in Vascular Trauma,2nd edition,Elsevier 2004.)

上方的腹主动脉。需要分离腹膜后组织和主动脉之间的粘连,以完全游离主动脉。作者通常从左侧用左手或示指作为指引,将后方组织钝性分离,游离主动脉全周,然后放置阻断钳。若分离不够,会导致阻断钳松脱。

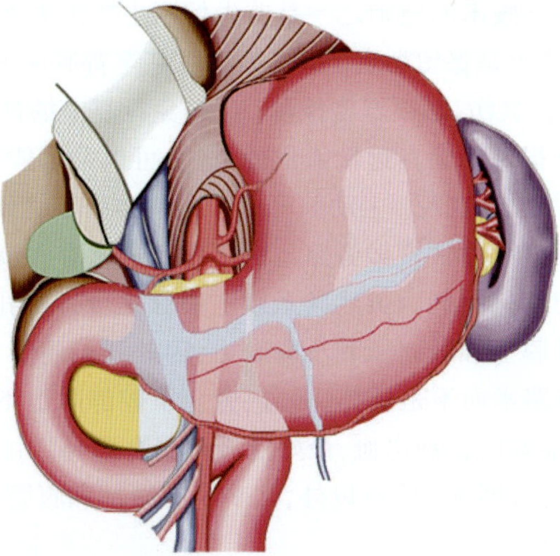

图 4.8　切开小网膜囊显露腹腔干。(From Desai TR, Gewertz Bl in Lumley JSP and Hoballah JJ eds. Vascular Surgery, Springer 2009.)

损害控制

损害控制是一种分步手术策略,早期重点关注控制损伤和手术导致的生理损害,待患者稳定之后再施行确定性修复手术。该策略依据 20 世纪 80 年代后期和 90 年代初期的临床经验。高速武器引起的穿透伤在美国更为常见,这些患者难以耐受长时间的手术,尤其是低血压患者。采用损害控制策略,在早期仅处理危及生命的损伤,暂时控制那些相对不紧急的损伤,如胃肠道损伤。待患者生理状态稳定后,再做确定性修复手术。

应注意在合适的患者、合适的时间采用损害控制手术技术。如果患者已经出现致死三联征,即低体温、凝血功能障碍及严重酸中毒,那么无论采用何种技术,患者死亡率都很高。因此,早期采用损害控制技术更为明智。但是,在实际工作中应注意严密控制所有来源的出血。填塞控制大血管出血必然失败。年轻外科医生在手术中应及时邀请高年资医生会诊。

损害控制剖腹术的原则之一是首先控制主要出血来源。在大出血时,首要考虑的不是保留器官。损伤的脾脏甚至肾脏应该切除,而不是修补。对大血管损伤,必须严密控制。应避免行复杂的修复手术。腔内旁路术是一个很好的保存远端血供的方法,可以采用能得到的任何导管,只要管径与血管匹配。主动脉可以采用胸腔引流管做旁路,肠系膜上动脉可以用静脉输液管做旁路。由于患者通常存在凝血功能障碍,因此不需要使用抗凝剂。虽然肠系膜上静脉也可以结扎,但通常会导致严重的肠系膜上静脉高压和小肠缺血,因此我们建议对肠系膜上静脉损伤采用旁路术而不是结扎。另外,肾上下腔静脉也不能结扎。若出现损伤,至少要临时控制出血,最好能直接缝合修补。由于其解剖部位特殊,难以施行旁路术。除此以外,几乎所有腹部和腹膜后静脉都可以结扎。

应该认识到,有一些大血管损伤难以直接手术处理,如盆腔深部的腹膜后血管或肝右叶深部的大血管损伤。对这些患者,可先临时填塞,然后采用血管介入技术,可获得满意疗效。过去,多需要将患者送到血管造影室。建立复合手术室对于抢救这种患者效果非常好,可以同时进行血管介入和外科手术治疗。

对于危重创伤患者, 还应该考虑使用 REBOA 临时控制血流。REBOA 可为血管介入治疗赢得时间, 我们采用此技术成功救治了严重肝脏损伤和骨盆骨折导致的致死性腹部出血患者。

并发症

并发症取决于损伤的类型和具体手术方式。一般而言,可将并发症分为早期、中期和晚期三类。早期并发症(术后 4~5 天)包括术后出血、腹腔间隙综合征、伤口裂开以及各种部位的漏,通常需要非计划性再次手术处理。中期并发症(术后 7~14 天)包括伤口感染、伤口裂开和瘘管形成。此时,腹腔炎症和粘连较严重,手术探查风险非常高。在这个阶段,控制上述并发症的方法通常是外科清创、处理伤口和瘘管的外引流,待数月后腹腔粘连逐渐消退再考虑进一步处理。晚期并发症和常规剖腹术的并发症类似,包括腹壁疝和肠梗阻。

损害控制外科技术的一个不良后果是不能关闭腹膜。在急性期，腹部脏器持续水肿和(或)腹膜后血肿导致腹腔关闭困难。应早期确定是否能关闭腹腔，并尽可能用软组织覆盖腹内器官，以减少消化道瘘形成的风险[15]。手术中通常能用皮肤覆盖小肠，而筋膜需要在数月后二期手术关闭。有些情况下，皮肤和筋膜都无法关闭。作者的经验是，采用双层 Vicryl 编织网覆盖小肠，然后将其与筋膜层缝合。若筋膜层质量极差，或与其下的组织粘连严重，则将其与皮肤缝合固定。用负压创面治疗材料覆盖伤口，该材料可在床边更换。当有充分的肉芽组织形成后，可行中厚皮片植皮覆盖创面。腹壁重建则需要待数月后腹腔内粘连消退之后再进行。

(李占飞　译)

参考文献

1. Shaftan GW. Indications for operation in abdominal trauma. Am J Surg. 1960;99:657.
2. Nance FC, Wennar MH, et al. Surgical judgment in the management of penetrating wounds of the abdomen: experience in 2212 patients. Ann Surg. 1974;179:639.
3. Demetriades D, Rabinowitz B. Indications for operation in abdominal stab wounds. Ann Surg. 1987;123:1141.
4. Shorr RM, Gottlieb MM, et al. Selective management of abdominal stab wounds. Arch Surg. 1988;123:1141.
5. Velmahos GC, Demetriades D, et al. A selective approach to the management of gunshot wounds of the back. Am J Surg. 1997;174:342.
6. Demetriades D, Velmahos GC, et al. Selective nonoperative management of gunshot wounds of the anterior abdomen. Arch Surg. 1997;132:178.
7. Velmahos GC, Demetriades D, et al. Selective non-operative management in 1856 patients with abdominal gunshot wounds: should routine laparotomy still be the standard of care? Ann Surg. 2001;234:395.
8. Rotondo MF, Schwab CW, et al. "Damage control": an approach for improved survival in exsanguinating penetrating abdominal injury. J Trauma. 2003;55:1095.
9. Demetriades D, Gomez H, et al. Gunshot injuries to the liver: the role of selective nonoperative management. J Am Coll Surg. 1999;188:343.
10. Himmelman RG, Martin M, et al. Triple-contrast CT scans in penetrating back and flank trauma. J Trauma. 1991;31:852.
11. Shanmuganathan K, Mirvis SE, et al. Nonsurgical management of blunt splenic injury: use of CT criteria to select patients for splenic arteriography and potential endovascular therapy. Radiology. 2000;217:75.

12. Poletti PA, Mirvis SE, et al. CT criteria for management of blunt liver trauma: correlation with angiographic and surgical findings. Radiology. 2000;216:418.
13. Fakhry S, Watts D, et al. Diagnosing blunt small bowel injury (SBI): an analysis of the clinical utility of computerized tomography (CT) scan from a large multi-institutional trial. J Trauma. 2001;51:1232.
14. Livingston DH, Lavery RF, et al. Free fluid on abdominal computed tomography without solid organ injury after blunt abdominal injury does not mandate celiotomy. Am J Surg. 2001;182:6.
15. Bradley MJ, Dubose JJ, Scalea TM, et al. Independent predictors of enteric fistula and abdominal sepsis after damage control laparotomy: results from the prospective AAST open abdomen registry. JAMA Surg. 2013;148:947.

第 5 章 血管探查的指征和技术

Jason David Pasley

历史

所有出血性休克患者都应考虑血管损伤可能，直到排除血管损伤。所有患者都应该遵照 ATLS 流程救治。对于明显的外出血，应立即用直接压迫、止血带或血管钳控制。

创伤出血部位包括胸腔、腹腔、骨盆、长骨和伤口外出血。强烈提示血管损伤的症状和体征包括：活动性/搏动性出血、其他损伤无法解释的休克、扩展性或搏动性血肿、周围动脉搏动消失、可闻及血管杂音、可触及震颤或缺血表现（疼痛、苍白、感觉异常、麻痹、无脉）。一般而言，以上表现往往强烈提示血管损伤，需要急诊手术修复。另外，一些表现提示可能存在血管损伤，但不足以建立诊断。这些表现包括：轻度休克、稳定的血肿、缓慢出血、大神经血管走行的近端损伤、周围神经损伤以及搏动消失。具有以上表现的患者或伴随可能存在血管损伤的骨创伤患者，应进一步检查明确有无血管损伤。图 5.1 是西部创伤学会（WTA）关于周围血管损伤的诊治流程。

在肢体损伤患者，应测量损伤肢体指数。采用多普勒超声测量损伤肢体的动脉压，然后除以健侧肢体动脉压（手工血压计测量），即为损伤肢体指数。该指数大于 0.9 基本可排除血管损伤；若小于 0.9，则应进一步检查（如 CTA 或血管造影），或手术探查[2,3]。

在休克患者或低体温患者，检查远端动脉搏动较为困难，此时患者应常规复苏，病情改善后应立即采用无创方法评估血管情况[1]。

除 X 线血管造影、CT 血管造影（CTA）之外，磁共振血管造影（MRI）和超声多普勒等多种方法都可用于血管损伤的评估。这些方法的效果

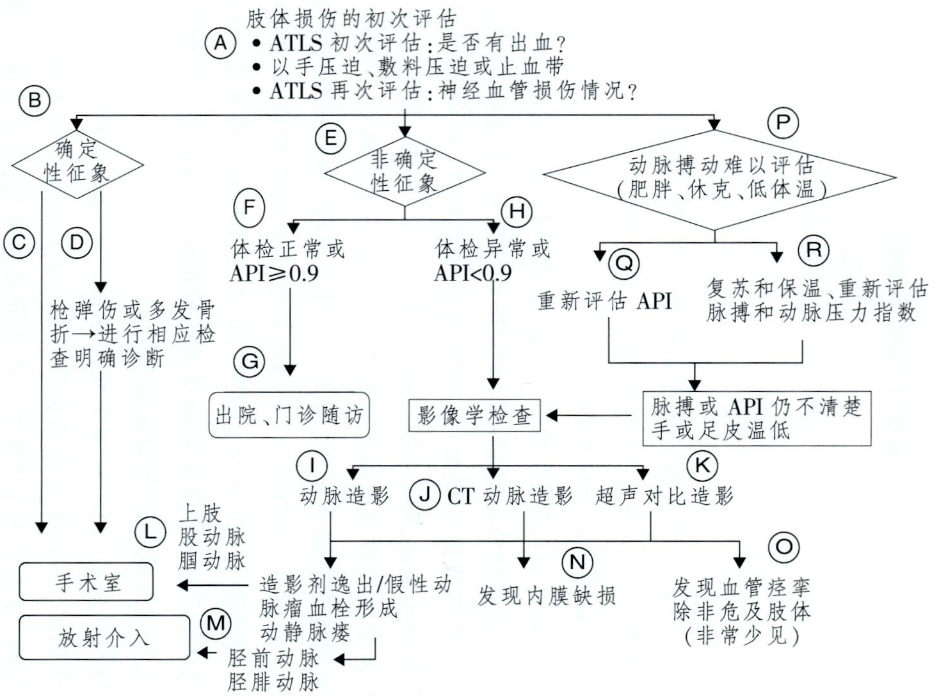

图 5.1 西部创伤学会(WTA)周围血管损伤的诊疗流程。

很多与检查者的个人经验相关。应根据每个医疗机构的具体情况选择不同检查方法。目前美国创伤外科协会正在进行血管损伤检查方法的多中心、前瞻性临床研究(PROOVIT),为临床实践提供指导。

在长骨骨折合并血管损伤的患者,应立即由创伤骨科医生和创伤医生参与治疗。为尽可能保留肢体,应使血管损伤到恢复肢体血液灌注的时间间隔减小到 6 小时以内。恢复血供应优先于骨折的处理。若骨折不稳定,可采用旁路术来恢复血供。若骨折稳定,可尽早采用确定性血管修复技术。若采用旁路术,固定骨折后或待患者生理状况稳定后,可进行血管的确定性修复。合并动脉损伤和骨折时,发生骨筋膜室综合征的风险非常高,因此必要时应考虑行筋膜切开减压术[4]。对于病情不稳定、不能进行检查以排除颅脑损伤,或因其他原因行气管插管的患者,因为难以通过观察患者的主观症状来判断是否出现骨筋膜室综合征,作者建议均应行筋膜切开减压术。筋膜室压力监测非常耗时,而且容易漏诊骨筋膜室综合征,因此临床价值有限。

探查动脉损伤时发现存在静脉损伤, 如果患者血流动力学稳定,则可修复静脉损伤,而且该手术不会推迟其他相关损伤的处理。如果患者血流动力学不稳定,则可选择结扎静脉。肝上下腔静脉、肠系膜上静脉和门静脉损伤都应该修复,结扎这些静脉会导致致命性后果。横向静脉缝合术不会导致修复的静脉管腔明显狭窄,修复后血管通畅率最高。在复杂的血管损伤,端端吻合是最好的选择。人造血管或桥接技术修复的通畅率最低。不论采用何种方法修复静脉损伤,术后远端肢体水肿和血栓形成发生率均很高[4]。下肢动静脉损伤时,尤其是结扎静脉后,都应该行筋膜室切开术。

筋膜切开术和筋膜室压力

创伤患者伤后早期发生筋膜室综合征的高危因素包括:伤后在现场即出现低血压,尤其是伤肢无动脉血供达 4~6 小时;在复苏及手术过程中持续低血压;挤压伤合并动静脉损伤,尤其是腘动静脉;需要行动脉或静脉结扎或早期形成血栓,或需要同时修复动静脉[5]。可以在术中测量筋膜室压力;若未行筋膜切开术,则应在术后测量筋膜室压力。

测量筋膜室压力可采用 Stryker 筋膜室压力监测系统（Stryker Instruments, Kalamazoo, WI）或者动脉导管测压。判断是否行筋膜切开减压术的指标包括筋膜室压和 ΔP[筋膜室灌注压(CPP)=平均动脉压-筋膜室压]。采用哪项指标更好一直存在争议。一般认为，筋膜室压达到 30~35mmHg 或 ΔP<30mmHg 时应该行筋膜室切开减压术[5]。

手术技术和个人技巧

在急诊室，颈部或上胸部无法压迫止血时，可以采用 Foley 导管球囊压迫暂时止血，同时迅速将患者转运到手术室。利用生理盐水扩张 Foley 导管的球囊，同时用血管钳钳夹导管远端，使血液不会持续流出。在手术室，应使用能进行血管造影的手术床，以便于术中行血管造影辨别损伤的血管。

术野应广泛消毒，以利于术中显露。消毒区域应包括可能损伤的血管近端区域，以便于术中需要控制血管近端血流时操作。颈部或上肢血管损伤患者，术中有可能需要行胸骨劈开术、开胸术或锁骨切断术以控制损伤血管的近端，因此消毒范围应包括胸部。在下肢血管损伤患者，术中有可能需要显露髂外动脉，因此消毒范围应包括腹部。若需要用手压迫止血，那么消毒时应连同压迫的手一起消毒，直到能用其他方法控制出血再将压迫的手撤出。因为术中常需要取健侧大隐静脉作为血管桥接材料，消毒范围应包括下肢、腹股沟和大腿。

控制损伤血管的远近端是血管外科的基本原则。肢体血管损伤若在腹股沟或腋窝远端，可使用无菌充气止血带控制近端血流，直到解剖出损伤血管。找到损伤血管后，可采用血管钳、哈巴狗钳或血管环控制，并拆除充气止血带。上肢血管损伤时，根据损伤部位，可通过控制肱动脉、腋动脉、锁骨下动脉或开胸来控制损伤动脉近端血流。下肢血管损伤时，根据损伤部位不同，需要控制股浅动脉、股总动脉或髂外动脉。显露髂外动脉的入路包括经腹切口，或者腹膜前间隙的下腹部斜切口（正如肾移植术切口）。应该在血肿或出血部位以外控制远端血流。若存在困难，可利用 Fogarty 导管球囊或三通阀在血肿内控制血流。无论损伤部位在何处，可采用的手术方法之一是先在远近端离出血较远的部位采用血管钳,然后逐渐向出血部位移近,以达到最佳效果。

分离显露出血管远近端后,可采用血管环控制远近端血流。应仔细评估损伤情况,决定手术修复方式。同时要考虑患者是否合并其他损伤和血流动力学状况。若损伤情况复杂和(或)患者全身情况不稳定,应考虑损害控制手术策略,采用血管旁路术或结扎血管(见血管旁路部分)。

修复血管时,应彻底清创,清理损伤血管边缘的不健康组织。应检查有无活动性出血,尤其是流入方向和背面。可利用 Fogarty 导管清除血管远近端血栓。清理远端血栓时,应插入 Fogarty 导管,直至连续两次无血栓。髂总动脉和髂外动脉可使用 6 号 Fogarty 导管,股总动脉可使用 4 号或 5 号 Fogarty 导管,股浅动脉使用 4 号 Fogarty 导管,腘动脉使用 3 号或 4 号 Fogarty 导管,下肢的其他动脉使用 3 号 Fogarty 导管。球囊导管取栓可加重静脉损伤,因此不要应用于静脉损伤[6]。

对孤立的肢体/血管损伤,若患者全身情况稳定,应考虑全身肝素化。可静脉注射 5000U(50~75U/kg 体重)肝素。躯干或头部创伤患者应避免全身使用肝素。这类患者可在损伤局部远近端各注射 20~25mL(50U/mL)肝素盐水,以预防局部血栓形成。

若血管损伤组织丢失较少,可根据血管腔直径大小直接修复。缝合的最后一针或两针暂时不要打结,放开血流控制,使血流流过修复部位,观察血流是否通畅,然后再打结。应注意最后一个或两个结不要打得太紧,以避免修复处扭曲。对于较小血管的损伤(如肱动脉、股浅动脉和腘动脉),可采用补片修补,以避免管腔狭窄。

若血管完全横断,应对损伤处彻底清创,两端都达到健康组织。根据损伤部位不同,可以游离血管周围组织和结扎一些分支血管,以松解损伤血管。通过这样的操作,损伤处可增加 3cm 长度。若损伤处缺损超过 3cm,或有重要分支血管不能结扎,则需要用替代材料桥接[6]。替代材料的选择应根据损伤血管直径匹配情况和部位决定。健侧大隐静脉是下肢血管损伤替代材料的首选。由于动脉损伤后血管通常会发生收缩,因此选择替代材料时应使用比肉眼所见稍大的血管。

吻合血管时,缝合血管壁操作技术中最重要的是针要垂直进入血管壁。虽然血管外科技术训练中强调应外翻缝合,以避免血管腔内膜内翻,但由于大部分血管损伤发生于健康的年轻人,这种情况并不会有很大问题。吻合时,一般先缝合远端吻合口,尤其是远端后壁显露较困难时。图 5.2 为西部创伤学会(WTA)关于血管损伤手术决策的流程。

隐静脉

肢体血管损伤理想的替代材料是健侧隐静脉。隐静脉可以作为血管桥接的替代材料,也可以用作补片,还可以用于环绕更大血管。吻合前需要修剪隐静脉,因此取材时要比损伤血管的缺损长度略大。切取隐静脉时,用 2–0 或 3–0 丝线结扎小分支。切取后,应将其倒转,并将一个橄榄头导管置入远端,用丝线固定。将血管一端封闭,注入肝素盐水,使血管扩张,检查是否存在漏水。若存在漏水,可结扎或用 Prolene 线缝合关闭。在无菌条件下标记隐静脉的远近端,以避免吻合时方向错误。隐静脉处理完毕后,放置于肝素盐水中备用。若大隐静脉缺如、存在基础疾病或直径过小, 或肢体损伤的大隐静脉为唯一的回流静脉,可考虑其他选择,包括小隐静脉、头静脉或肱静脉[6]。

PTFE(人工血管)

根据损伤血管直径,PTFE 仅能用于腋窝和(或)膝关节近端的血管损伤。若损伤位于腋窝或膝关节以远,应使用静脉替代材料,因为损伤血管直径越小,PTFE 越容易发生堵塞。PTFE 用于血管损伤取得良好效果(短期 7%~9%),即使在污染伤口感染率也很低[7,8]。腘动脉以上的血管损伤,应用 PTFE 与静脉血管相当。在血管损伤中不应使用直径小于 6mm 的 PTFE,能使用的最小直径为 8mm。PTFE 和静脉替代物均应以软组织覆盖,否则桥接的静脉或吻合口容易发生出血[9]。使用 PTFE 的患者,术后应常规使用阿司匹林(ASA)162~325mg/d,总共 3 个月[10]。ASA 推荐的依据主要来自冠状动脉旁路移植术(CABG)中关于冠状动脉–隐静脉旁路技术的数据,以及应用血管旁路技术治疗周围血管疾病的数据。

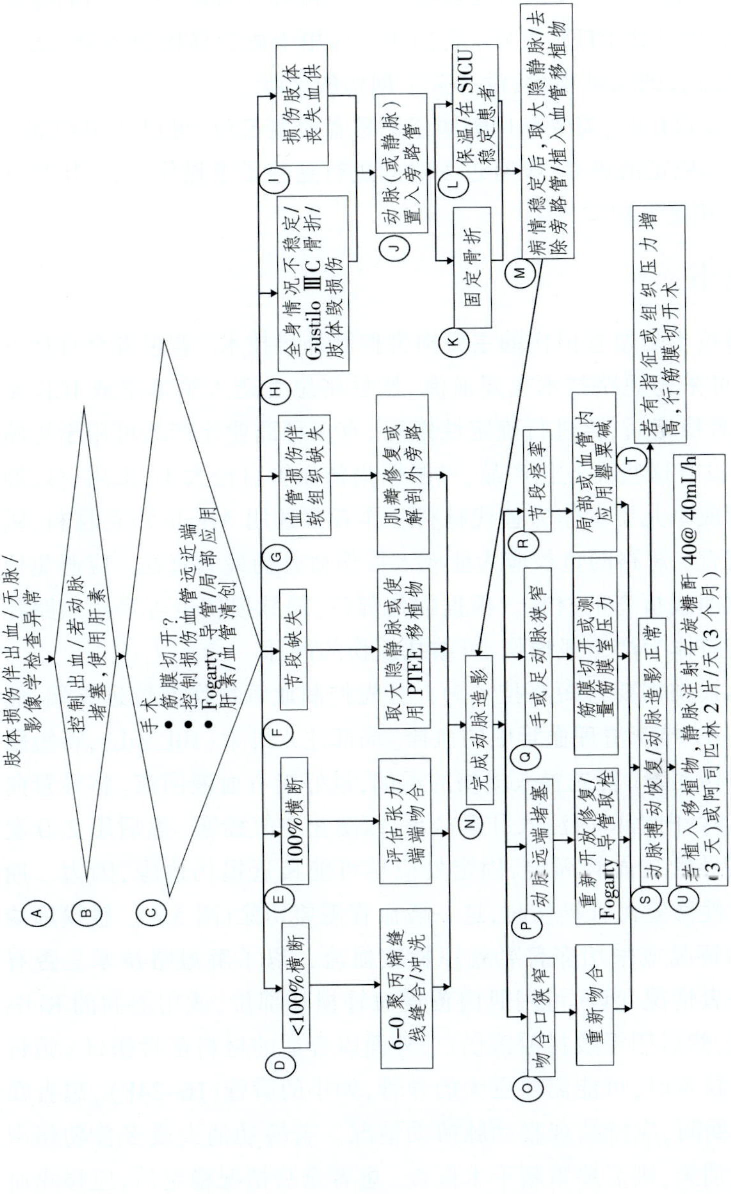

图 5.2　西部创伤学会(WTA)周围血管损伤的手术决策流程。

其他替代物

血管损伤修复的替代物还包括牛心包和CryoVein。这些材料是组织替代物，因此比PTFE更好。它们还可以用于血管移植物感染。关于这些技术发表的文献很少，没有关于创伤的文献。

使用PTFE时，需要利用健康组织覆盖修复部位，可以使用局部肌肉瓣。在不稳定的患者，没有过多时间进行这些手术操作，可以用猪异体移植或其他生物替代[6]。

短路技术

短路技术是血管损伤的主要损害控制外科技术。若患者全身情况不稳定，可采用短路技术重建血流，然后将患者送入手术室或ICU复苏。待患者稳定后，再进行确定性修复。有多种商业化产品可用于短路技术。若没有这些商业化产品，可根据损伤血管直径大小，采用一段静脉输液管或小儿胃管作为替代材料。作者多选用Argyle短路材料，因为它比较直。短路的直径应为能放入损伤血管的最大直径。应避免使用容易扭曲或折弯的材料。根据损伤部位，静脉损伤也可采用短路技术。但若肢体为严重毁损伤，可结扎损伤的静脉。

动脉损伤需要行短路技术时，首先控制血管损伤部位远近端，然后以Fogarty导管清理血管中的血栓。局部注入肝素(10U/mL)，将短路管置入损伤血管。首先置入损伤的远端，最好能有血液回流。将导管向近端放入时，向伤口内注入肝素盐水，以防止空气栓塞。然后用2-0丝线将旁路导管与血管固定，固定处应尽可能接近损伤边缘，因为二期手术确定性修复血管损伤时，这一段血管需要切除(图5.3)。触摸远端动脉搏动情况或采用多普勒超声检查血流，以了解短路技术是否有效。若患者情况允许，可用肌肉覆盖血管损伤部位，或用湿润的Kelix敷料覆盖，然后用干敷料覆盖伤口，外面以合适的材料密封伤口。施行静脉短路技术时，可能需要更大的导管，如小的胸管(16~24F)。患者在ICU复苏期间，应持续观察动脉搏动情况。若搏动消失或多普勒超声显示血流消失，则需要重新手术探查。患者全身情况稳定后，应移除血

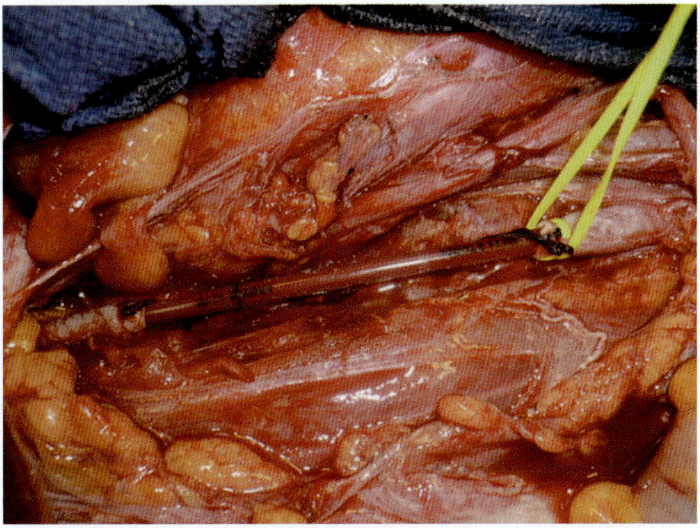

图 5.3　血管短路技术。

管短路材料，进行确定性修复。

血管造影

血管吻合完成后，理想的结果应该是恢复远端动脉搏动，或血管造影证实血流恢复。如果无法触及动脉搏动，应行血管造影，确认远端血流良好，且无需要外科处理的问题。血管造影需要应用 18~20G 蝴蝶针穿刺，两个注射器和一个三通导管。一个注射器抽满肝素盐水，另一个准备好造影剂。蝴蝶针穿刺在损伤动脉或吻合口近端，然后注入造影剂进行造影摄片。

吻合口狭窄必须得到纠正。若手术时使用连续缝合，可考虑改为间断缝合或部分间断缝合。若远端吻合口堵塞，则需要切除远端吻合口近端 1cm 动脉，重新吻合。可尝试施行 Fogarty 导管取栓术。如果下肢的一支动脉闭塞但足背动脉脉搏可触及，那么此结果也是可以接受的[6]。

若血管造影显示串珠样改变，其原因可能是筋膜室综合征或血管痉挛。怀疑存在筋膜室综合征时，应施行筋膜切开减压术。若诊断不明确，应检测筋膜室压力[6]。

下肢筋膜切开术

最可靠的技术是做两个切口,切开4个筋膜室。侧方切口会对前方和侧方筋膜室减压,内侧切口则对后部深及浅筋膜室减压。两个切口都应有足够长度,近端从胫骨平台以下3~6cm开始,远端到达踝尖以上3~6cm。

侧方切口位于腓骨前缘一横指(1~2cm),切开皮肤和皮下组织,显露筋膜。辨认肌间隔。若难以辨认时,可沿穿支血管进入筋膜处识别。用手术刀横向切开,显露前方和侧方筋膜室以及隔膜,然后用剪刀向头、尾两侧打开上述筋膜室。以剪刀切开筋膜室,剪刀尖应远离肌间隔方向。识别肌间隔和腓深神经有助于确保筋膜室的充分减压。

中间切口在胫骨内缘内侧一横指(2~3cm),切开达筋膜层,小心勿损伤隐静脉。切开筋膜,将后方筋膜室浅层减压。钝性和锐性分离相结合,将比目鱼肌纤维自胫骨边缘剥离,可减压后方筋膜室深层。辨认神经血管束,即证实进入深层筋膜室。

特殊手术入路和修复方法

腋动脉的显露

锁骨下动脉穿过第1肋骨后移行为腋动脉。胸小肌将腋动脉分为三个部分。它穿过大圆肌下缘后即成为肱动脉。

显露腋动脉的切口从锁骨中点下缘开始,沿三角肌胸大肌间沟走行(图5.4)。置入自动拉钩,若患者血流动力学稳定,将胸大肌拉开或沿肌纤维分开。若患者血流动力学不稳定,于胸大肌进入肱骨头处切开2cm。然后,调整自动拉钩位置,将皮肤拉钩置入胸小肌下面,电灼切开(图5.5)。这样即可显露腋动脉第二部分。臂神经丛位于动脉下方,腋静脉在内侧与腋动脉伴行(图5.6)[11]。

腋动脉损伤的处理方法包括短路技术、结扎和筋膜切除术。由于肩部有丰富的侧支循环,在极度危重的患者,结扎腋动脉是可以接受的一种选择。当然,在稳定的患者,最好能利用移植物或替代物进行血管重建。

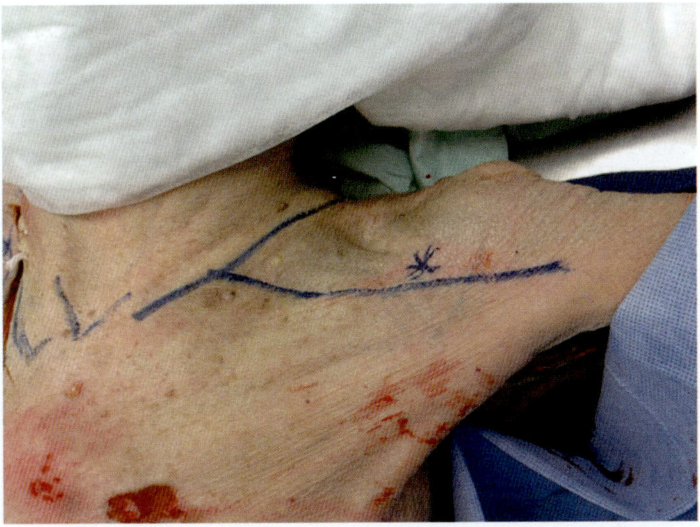

图 5.4　腋窝手术显露的皮肤标记。应标记出胸骨切迹和锁骨。在锁骨近端约 1/3 处,沿三角肌胸大肌间沟做外侧切口。若损伤累及腋动脉远端,切口应向肱二头肌和肱三头肌汇合起始处延长,以显露肱动脉近端。

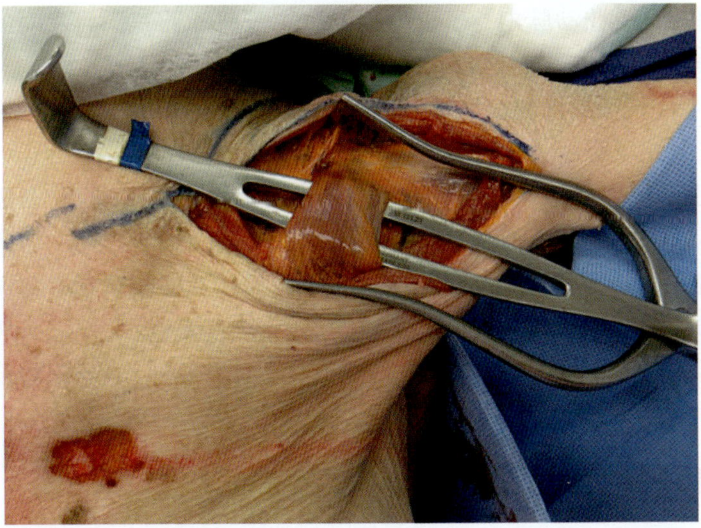

图 5.5　分离前切断胸小肌。

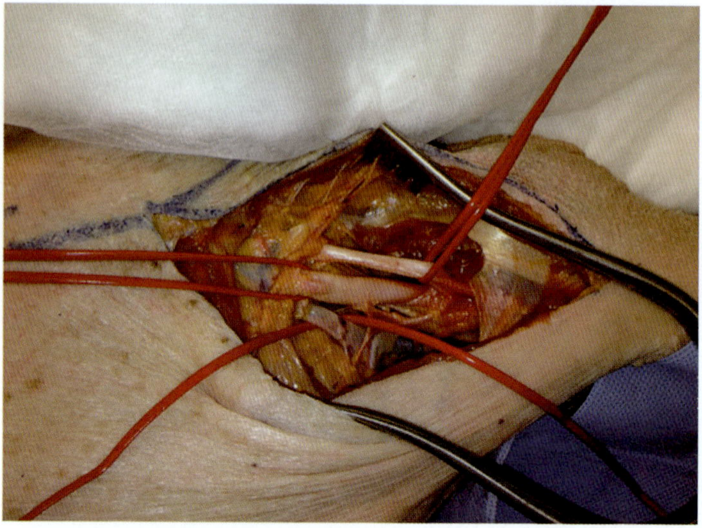

图 5.6 腋动脉(中间)、腋静脉(下方)和伴行神经(上方)。

肱动脉

在上臂,肱动脉走行于上臂内侧肱二头肌和肱三头肌之间的肌间沟的皮下组织中。它在肘窝侧面走行,围绕肘部发出分支,两侧有两条静脉伴行。正中神经在肱动脉前方,而尺神经在其后方。在上肢的中段,正中神经跨过肱动脉,走行于肱动脉的后内侧(图 5.7)。

手术切口位于肱二头肌腹和肱三头肌腹之间的肌间沟。若需要显露肱动脉的分叉,可跨过肘前窝斜行延长。放置自动牵开器,肱静脉或贵要静脉可用作修复肱动脉的替代材料,因此术中应注意避免损伤上述静脉。若需要显露肱动脉分叉,则应分离肱二头肌腱。肱二头肌键位于肘正中静脉下方[1]。肱动脉损伤的修复方法包括单纯修补、静脉补片修补或桥接修复。

主动脉和下腔静脉(IVC)近端

控制主动脉血流的方法包括血管内球囊阻断或开放手术阻断。

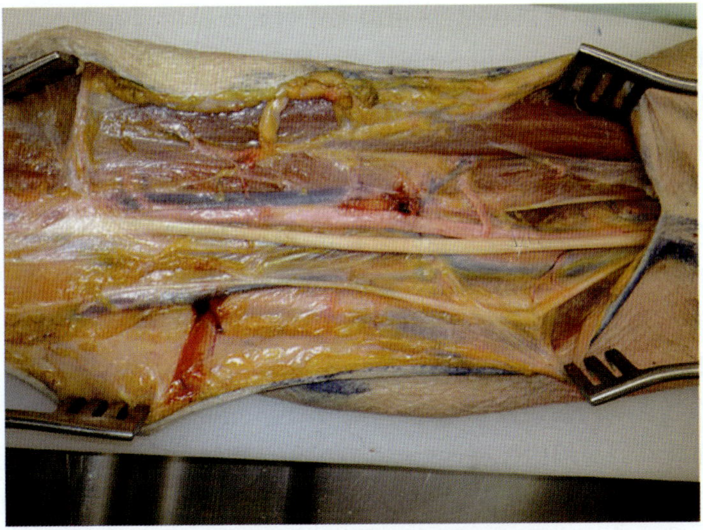

图 5.7　肱动脉的显露。正中神经在肱动脉的前内侧，腋动脉在正中神经的后侧。

当Ⅰ区上部有出血或血肿形成，应考虑可能存在主动脉、腹腔干、肠系膜上动脉损伤，需要控制主动脉血流。需要垂直切开小网膜囊，在远端食管和肝脏之间形成一个间隙。分离肝膈韧带，以手指钝性分离主动脉周围的疏松组织。可采用海绵钳、血管钳或其他阻断装置控制主动脉血流。采用其他更为特异和精准的方法控制出血后，应及时松开主动脉。血管钳的尖端应接触脊柱和脊柱旁肌肉，以确保主动脉阻断可靠、有效。使用血管钳钳夹阻断主动脉时，可用一个布带系住钳柄，翻转血管钳，使血管钳柄朝向胸腔方向。另外，也可以采用腔内球囊阻断主动脉血流。

右侧腹膜后Ⅰ/Ⅱ区损伤时，可采用中央内脏旋转手法(Cattell-Brasch 手法)显露损伤部位。通过此手法，可显露和控制下腔静脉及肾血管损伤。自盲肠基底部向结肠肝曲，沿 Toldt 白线用电刀或剪刀切开壁腹膜。向中央和上方游离结肠，以棉垫将结肠推开，显露髂血管、下腔静脉和肾血管。若需要显露更近端血管，可采用标准 Kocher 手法游离十二指肠。

存在下腔静脉损伤时,应用海绵钳可充分控制远近端血流。若发现前臂单纯撕裂,可采用 Satinsky 钳钳夹损伤的一侧,快速修补损伤。修补时,可用 Allis 钳钳夹损伤边缘,使其靠拢。根据损伤机制,应考虑存在下腔静脉后壁损伤的可能(图 5.8 至图 5.11)[11]。小心地选择下腔静脉,检查后壁是否存在损伤。如有必要,后壁损伤可经由前壁损伤固定。若发现损伤,均应予以修补。若存在较大损伤,应尽可能采用端端吻合修复。若不能采用端端吻合修复,可考虑应用补片修补或结扎下腔静脉。若需要结扎肾下下腔静脉,建议在紧靠肾静脉处结扎,以减少肾下下腔静脉形成血凝块。

作者喜欢用肠钳控制下腔静脉。术中首先用手指压迫控制出血,然后在血管环或海绵钳控制远近端。首先用一把海绵钳完全控制出血,然后在邻近损伤处钳夹, 以便更好地显露损伤部位。完全控制损伤部位后,稍稍抬起和调整钳夹处,以增加静脉回流。快速修补损伤,然后依次松开。也可以用 Satinsky 钳控制下腔静脉,用同样的方式修补损伤。

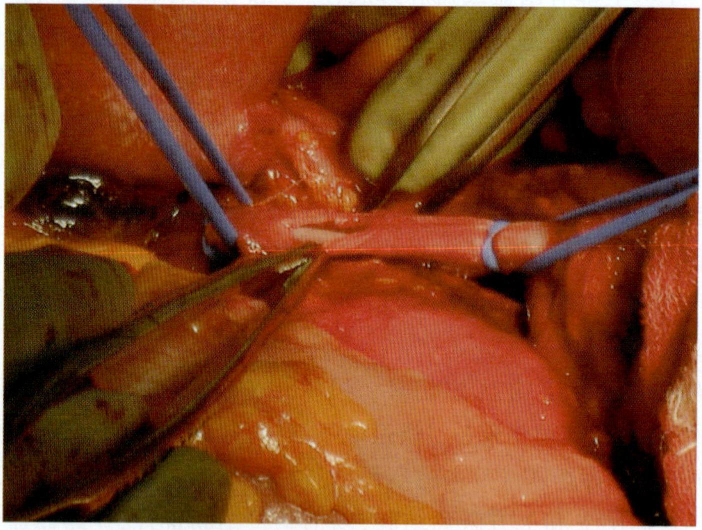

图 5.8 下腔静脉前壁损伤。

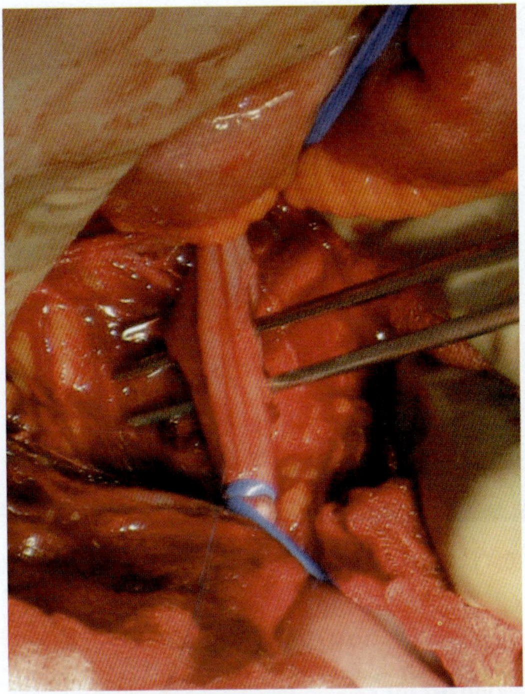

图5.9 下腔静脉穿透伤(镊子所示为损伤处)。

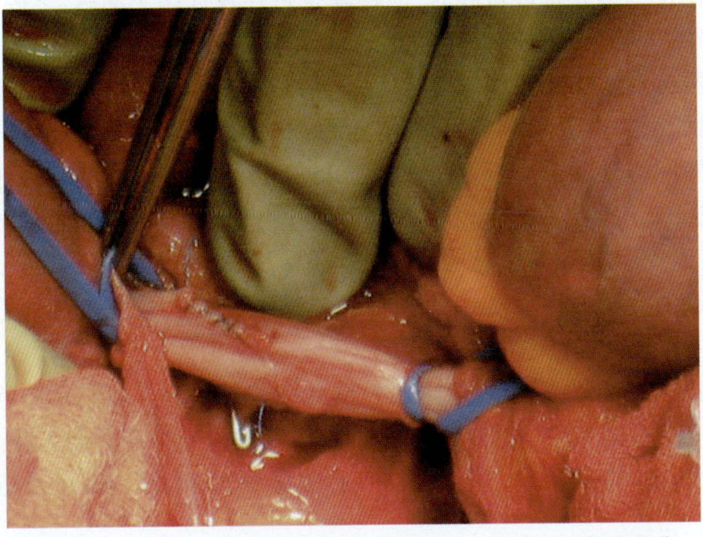

图5.10 用血管环控制下腔静脉远近端血流,修复下腔静脉损伤。

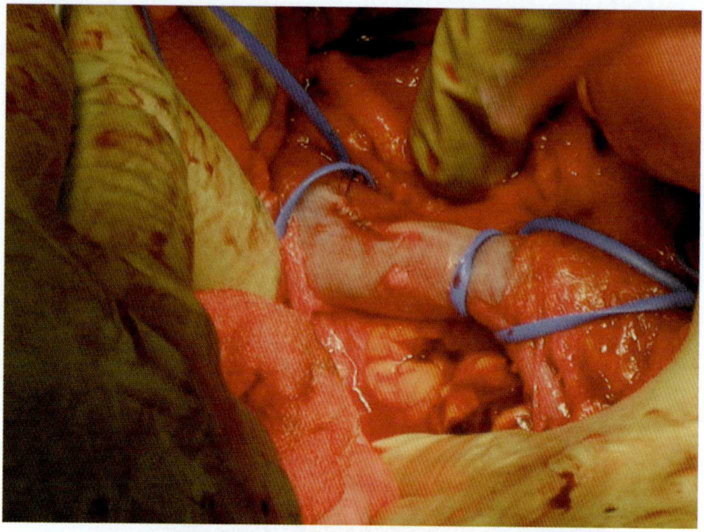

图 5.11 修补完成后，松开血管环，评估下腔静脉血流。

主动脉远端和髂血管

存在腹膜后Ⅲ区血肿时，应排除是否存在远端主动脉、下腔静脉、髂总/髂内/髂外动静脉损伤，同时还要评估是否存在输尿管损伤。将腹内脏器向中线推开即可显露该区域。髂总静脉与髂总动脉后壁紧密粘连，因此分离髂总动脉和髂总静脉时应非常小心。右侧髂总动脉跨过下腔静脉的远端分叉及髂静脉汇入处，因此，显露此区域时应仔细解剖，充分显露相关结构。对于远端主动脉损伤，应控制近端主动脉和髂动脉，以控制损伤部位近端及远端血流。紧急情况下，可采用海绵钳、棉垫或手指压迫临时控制上述血管。情况允许时，最好采用血管环控制上述血管。

显露主动脉中段时，可采用左侧内脏旋转手法。显露下腔静脉则最好采用右侧入路。损伤情况不明时，作者倾向于采用右侧入路。将小肠系膜自腹膜后抬起，即可显露下腔静脉和肾下主动脉，以及近端髂血管。

怀疑髂动脉损伤时,可在邻近主动脉分叉的髂总动脉处和邻近腹股沟韧带处的髂外动脉远端分别放置血管环,控制远近端血流后即可分辨血管损伤处。提起这两个血管环,即可帮助显露髂内动脉。

髂内静脉损伤相对较难显露。它在髂内动脉后方,行程很短,很快分为多个小血管。分离髂内动脉有助于显露髂内静脉。

髂动脉损伤修复方式的选择取决于血管损伤情况、污染程度以及患者全身损伤严重程度。若患者全身情况极其危重,可采用短路技术。极度危重时,可考虑结扎髂动脉。应考虑行筋膜切开术减压。若患者存活,应考虑行股-股动脉旁路术。若污染不严重,严重血管损伤可考虑采用血管移植物插入缺损处吻合。但若污染严重,应考虑其他旁路手术方式。

髂外动脉

虽然经腹膜入路也可以显露髂外动脉,但腹股沟韧带上方腹膜后入路能更方便、快捷地显露髂外动脉,因此该入路成为显露髂外动脉的标准入路。在腹股沟韧带上方,自髂嵴沿腹股沟做弧形切口。分离腹外斜肌和腹内斜肌,进入腹膜后间隙。放置自动牵开器,以棉垫将腹膜向中间推开,显露腰肌和血管(图 5.12)。若需要显露股动脉,可分离腹股沟韧带。输尿管走行在髂总动脉分叉,分离时应注意避免损伤[11]。

股总动脉

股总动脉位于腹股沟韧带远端,然后分为股浅动脉和股深动脉。它位于髂前上棘和耻骨结节之间,一般在耻骨结节旁二横指。切口始于腹股沟韧带上方,沿缝匠肌内缘纵向走行。放置自动牵开器,应沿外侧切开,因为静脉和淋巴管位于内侧。打开股血管鞘,偶尔可见桥静脉,可结扎之。可分离至显露分叉处[11]。若存在出血,难以显露近端动脉,可分离腹股沟韧带,或者采用腹膜外入路显露髂外动脉。

股浅动脉近端和股深动脉

股深动脉一般位于腹股沟韧带下方 4~6cm,在后侧方走行。如上

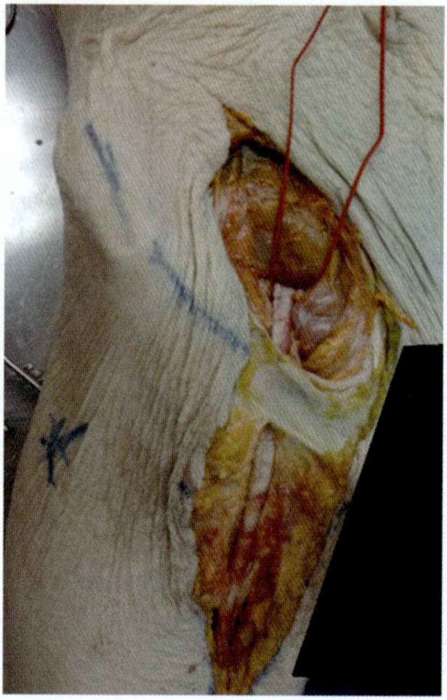

图 5.12　在腹股沟韧带上方控制髂外动脉。在腹股沟韧带上方围绕髂外动脉放置血管环。

所述，显露股总动脉后，观察其直径减少处即为股深动脉起始部。放置血管环，将股总动脉和股浅动脉向上牵拉，即可发现股深动脉的起始处。控制股深动脉血流时，可在股总动脉和股浅动脉放置血管环，以避免损伤旋股外侧静脉[11]。

股浅动脉远端

股浅动脉是股总动脉在大腿前部的延续，在缝匠肌下走行，进入 Hunter 管。Hunter 管即股内收肌间隙，是大腿中部位于股肌内侧和股内收肌外侧之间的筋膜间隙。此裂隙的远端即为膝上腘动脉。显露股浅动脉最方便的入路是平行于缝匠肌外缘做切口，将缝匠肌向内侧牵开，暴露内收肌间隙，即可显露血管。

存在大血肿时，解剖关系可能被扭曲，因此需要控制近端血管。修复血管后，可用缝匠肌覆盖。动脉损伤时常伴有静脉损伤，因此应充分显露静脉，并修复或结扎任何发现的损伤[11]。可游离缝匠肌瓣，覆盖和保护修复的血管。

腘动脉

腘动脉在内收肌间隙和腘肌下缘之间。半腱肌和股薄肌汇合处，以及缝匠肌和半膜肌覆盖腘窝和腘血管。静脉多与动脉伴行。胫神经在腘窝内与血管鞘疏松粘连。腘动脉的远端位于比目鱼肌起始部的间隙内。

手术时可垫枕，使膝关节屈曲 30°并外旋。皮肤切口应位于股内侧肌和缝匠肌之间，应将隐静脉包含在内，使之位于后侧皮瓣内。切口应位于膝关节远端，从胫骨上 1cm 处开始。为达到充分显露，常需要分离半膜肌、半腱肌、股薄肌和缝匠肌附着处 2~3cm，并分别标记，以便于识别和重建。如显露腘动脉远端，则应分离腓肠肌内侧头[11]。

预后

并发症

术后应密切监测血管搏动和神经功能。血管修复后最先出现的并发症是血栓形成。若出现血管搏动改变和远端缺血，即应怀疑。处理的关键是早期发现，并再次手术探查和处理，以尽可能挽救肢体。若未出现缺血症状，可行血管造影进一步评估[12]。若血管搏动发生改变，或血管多普勒超声检查发现异常，则应进一步行影像学检查或手术探查[13]。

血管修复术后并不都需要抗凝治疗，除非患者之前存在高凝状态、曾放置心脏机械瓣膜等[12]。膝关节以下血管损伤以及既往有血管疾病史者，可考虑行抗血小板治疗。

术后可能发生再灌注损伤，引起高钾血症、缺氧和酸中毒；一旦出现，应积极纠正。脉搏或多普勒信号的任何变化都应进行影像学或手术探查[13]。

手术时若未行筋膜切开减压术，术后应严密监测是否发生骨筋膜室综合征。若已行筋膜切开减压术，仍应密切监测生命体征、疼痛症状、实验室检查及肾功能，以避免因术中筋膜室减压不够充分而导致横纹肌坏死或横纹肌溶解。若术后酸中毒加重、CPK持续增高或存在肌红蛋白尿，或肾功能恶化，则需要再次手术探查以确保所有的筋膜室都得到充分减压。

血管修复部位感染可导致血栓形成、假性动脉瘤以及吻合口破裂出血。应密切监测伤口情况，若怀疑发生感染，应合理应用抗生素，伤口内放置合适的引流。如果吻合口发生感染，应结扎血管，并通过清洁区域行血管旁路术[12]。

出院后应鼓励患者每天下床活动，以改善肢体血供。应停止吸烟。术后3个月应每天应用阿司匹林162mg。由于创伤患者随访较为困难，目前关于血管修复后患者病情演变的报道较少，尚未建立标准化的术后监测措施和时间表。目前作者正在前瞻性地收集关于PROOVIT的临床资料，在术后1、3、6、12个月监测患者超声多普勒。

（李占飞 译）

参考文献

1. Feliciano DV, Moore FA, Moore EE, West MA, Davis JW, Cocanour CS, et al. Evaluation and management of peripheral vascular injury: part 1. Western Trauma Association/critical decisions in trauma. J Trauma. 2011;70:1551–6.
2. Fox N, Rajani RR, Bokhari F, Chiu WC, Eastern Association for the Surgery of Trauma, et al. Evaluation and management of penetrating lower extremity arterial trauma: an Eastern Association for the Surgery of Trauma practice management guideline. J Trauma Acute Care Surg. 2012;73(5 Suppl 4):S315–20.
3. Johansen K, Lynch K, Paun M, Copass M. Non-invasive vascular tests reliably exclude occult arterial trauma in injured extremities. J Trauma. 1991;31(4):515–9. discussion 519–22.
4. Arrillaga A, Bynoe R, Frykberg E, Nagy K. Practice management guidelines for penetrating trauma to the lower extremity: practice parameter for evaluation and management of combined arterial and skeletal extremity injury from penetrating trauma. EAST Guidelines 2002.
5. Dente CJ, Wyrzykowski AD, Feliciano DV. Fasciotomy. Curr Probl Surg. 2009;46(10):779–839.
6. Feliciano DV, Moore EE, West MA, Moore FA, Davis JW, Cocanour CS, et al. Western Trauma Association critical decisions in trauma: evaluation and management of peripheral vascular injury, part II. J Trauma Acute Care Surg. 2013;75(3):391–7.

7. Feliciano DV, Mattox KL, Graham JM, et al. Five-year experience with PTFE grafts in vascular wounds. J Trauma. 1985;25:71–82.
8. Martin LC, McKenney MG, Sosa JL, et al. Management of lower extremity arterial trauma. J Trauma. 1994;37:591–8.
9. Lau JM, Mattox KL, Beall Jr AC, et al. Use of substitute conduits in traumatic vascular injury. J Trauma. 1977;17:541–6.
10. Feliciano DV. Management of peripheral arterial injury. Curr Opin Crit Care. 2010;16(6):602–8.
11. American College of Surgeons COT: ASSET—advanced surgical skills for exposure in trauma. 2010.
12. Feliciano D, Mattox K, Moore E. Trauma. 6th ed. New York: McGraw-Hill; 2008. p. 941–70.
13. Starnes BW, Beekley AC, Sebesta JA, Andersen CA, Rush Jr RM. Extremity vascular injuries on the battlefield: tips for surgeons deploying to war. J Trauma. 2006;60(2):432–42.

第2篇

诊断与复苏技术

第 6 章 气管插管、环甲膜切开术、胸腔引流术、诊断性腹腔灌洗和局部伤口清创探查

Kim Boswell, Kevin Jones, Jeffrey Rea

气管插管

简介

对于创伤患者，首要关注点是气道是否通畅。美国东部创伤外科学会(EAST)认定创伤患者气管内插管(ETI)的指征包括气道梗阻、严重低氧血症、通气不足、GCS 评分≤8 分、严重失血性休克以及心搏骤停。EAST 还强调以下情况也应该考虑进行气管内插管：伴有气道梗阻的吸入性损伤患者、重度烧伤(>40%体表面积)、中到重度面部烧伤以及经内镜确诊的气道损伤[1]。其他需要气管内插管的情况包括面颈部损伤、因脑外伤引起的持续烦躁，以及颈椎损伤伴呼吸功能障碍。

技术

快速诱导气管插管(RSI)适用于严重创伤患者。快速诱导气管插管指同时应用麻醉诱导剂和肌松剂，以便实施气管内插管。快速诱导前，需要手法开放气道、储氧袋面罩预给氧以使患者血氧饱和度达到100%。应注意避免过度通气。正确实施快速诱导后，气管插管成功率高达 98%，并能有效避免呕吐、误吸等并发症的发生[2]。

创伤患者最常用的插管技术是直接喉镜插管法，操作时应注意保护患者的颈椎。喉镜置入患者口腔并将舌推向口腔左侧，喉镜尖端置于咽后，此时可见声带及杓状软骨。如遇会厌遮挡咽部，应将喉镜尖端置于会厌谷以显露声带。显露声带后经口插入气管导管，使之直接通

过声门,插管深度一般为距上颌中切牙21~24cm。插管成功后将球囊充气并固定气管导管。气管插管上应连接彩色二氧化碳监测仪。通过监测连续6次呼吸中的色彩变化(指示二氧化碳浓度变化),确认气管插管位置正确。使用二氧化碳检测装置确认经气管导管有二氧化碳呼出。之后使用血氧饱和度监测仪器对患者进行持续监测。如有条件,还应持续监测呼气末二氧化碳浓度。插管后应常规听诊患者双肺呼吸音,并观察胸廓随呼吸运动起伏情况。胸片可以正确显示气管导管在气管内的深度[3]。

对怀疑或明确有不稳定颈椎骨折的患者,应由麻醉师或经验丰富的医生实施纤维支气管镜引导的气管插管,以免造成颈椎骨折移位和(或)加重脊髓损伤。

预后

由经验丰富的医生实施气管插管是一种方便、高效的抢救方法。

并发症

呕吐和误吸是气管插管前最常见的并发症,正确诱导可以显著降低呕吐、误吸、气道损伤以及死亡的发生率[4]。

困难气道的情况下需要使用特殊辅助设备,如使用弹性管芯或喉罩。喉罩并不是高级气道,但可以为患者提供氧供和通气,以便建立高级气道。

困难气道插管失败需要紧急改用外科技术建立高级气道以挽救困难气道患者的生命,比如环甲膜穿刺喷射通气、环甲膜切开等。但这些技术只有经验丰富、技术高超的医生方能胜任。气管插管失败时,环甲膜切开术是首选方案[5]。

环甲膜切开术

简介

环甲膜切开术是建立高级气道时最常用的外科技术。当经口气管插管失败而其他替代方案无法维持患者通气需求时，应立即实施环甲膜切开术。有研究表明，0.3%的急诊患者需要选用外科技术建立高级气道[6]。

实施环甲膜切开时，很容易触及成年人的体表标志，并可在操作全程作为定位标记指导操作。由于甲状软骨的保护，术中损伤食管的风险很低。由于环甲膜两侧附着于甲状软骨，术中损伤血管束以及喉返神经的风险也很低。环甲膜位置较高，距离甲状腺以及甲状腺上动脉/静脉均较远，术中不易损伤上述结构。

临床上有多种经皮环甲膜切开工具包可供选择。这些环甲膜切开工具包均使用 Seldinger 技术，即首先经穿刺针将导丝由环甲间隙置入气管，然后在导丝引导下扩张形成通道，最后经导丝置入环甲膜气管导管。经模拟操作显示，开放手术方式行环甲膜切开的效果要优于经皮环甲膜切开[7]。

技术

如患者病情允许，颈部手术区域皮肤应常规消毒、铺巾。用左手拇指及中指固定患者喉部。操作全程都应保持患者喉部位于正中线。触诊甲状软骨与环状软骨并定位环甲膜。沿甲状软骨至环状软骨中线做纵向切口。切口长度根据患者体型决定，应能够充分暴露相关解剖结构以便术中操作。刀锋于环状韧带之间切破环甲膜，深入 2~3mm，随后将环甲膜自甲状软骨两边完全切开(图 6.1)。用手指或刀柄将环甲间隙扩开(图 6.2)。插入气管导管(图 6.3)。

图例中使用的是 6.0 的气管内导管，也可使用其他直径 6.0 的类似导管(如 Shiley)替代。一旦气管导管插入成功，即去除气管拉钩。开始通气并监测呼气末二氧化碳浓度以确认导管正确插入气管内。

并发症

环甲膜切开术最严重的并发症是因假道形成导致的气管导管置入失败。切开术后立刻检测呼气末二氧化碳浓度可以及时发现气管导管置入错误。

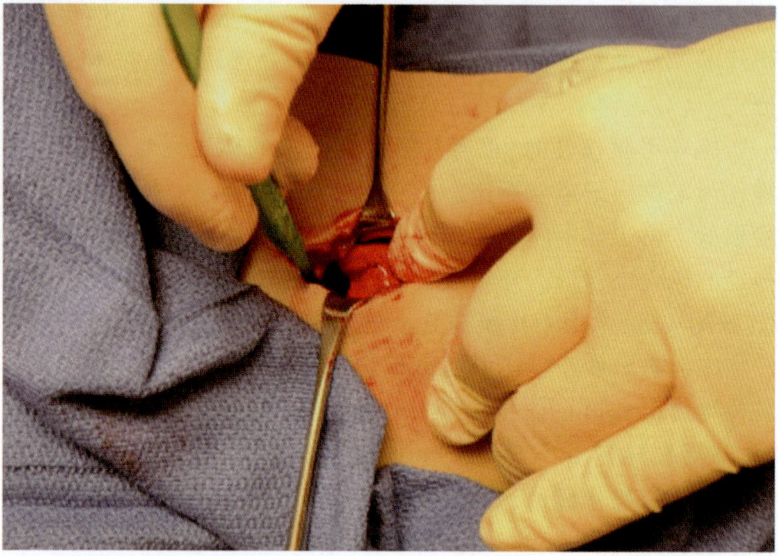

图 6.1 将环甲膜自甲状软骨两边横向完全切开，然后用手指或刀柄扩开环甲间隙。

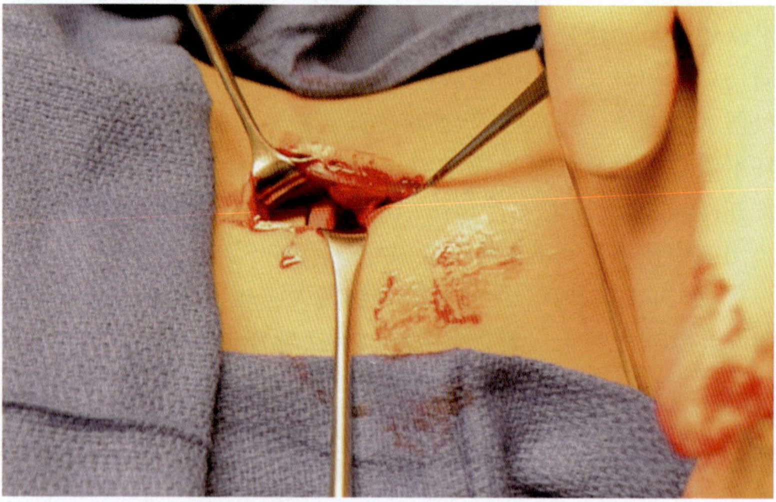

图 6.2 用气管拉钩将甲状软骨向前上方牵开。

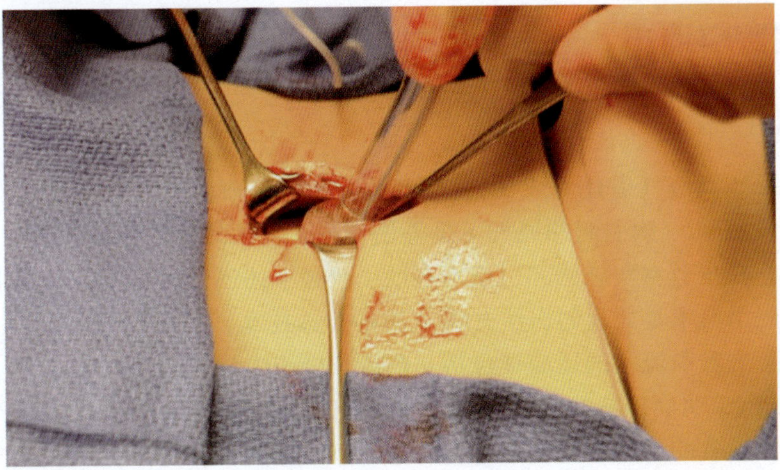

图 6.3 插入气管导管。

出血是环甲膜切开术难以避免的并发症。只要在术中全程用手触及甲状软骨和环甲膜并使其始终保持在中线位置,大量出血是可以避免的。

由于环状软骨完全包绕气道,长期使用环甲膜切开气道会导致局部瘢痕形成和气管硬化。环甲膜切开通气应严格掌握适应证,通气时间最多不能超过 3 天。

要点提示

- 一旦指征明确,应果断实施环甲膜切开术。环甲膜切开术最大的风险就是犹豫不决。
- 在术中全程用手触及甲状软骨和环甲膜并使其始终保持在中线位置。
- 环甲膜切开后,应用手指、刀柄或气管拉钩等将其扩开并维持。
- 应反复演练并熟练掌握该技术,需要时毫不犹豫地施行。
- 操作全程应在触诊引导下完成,因为最小的皮肤切口出血都会干扰手术视野。

胸腔引流术

简介

当高级气道建立成功,就应开始着手纠正血流动力学不稳、缺氧以及血胸/气胸引起的通气不足等创伤患者常见的可逆性病理生理改变。在抢救室实施胸腔引流术有助于改善上述创伤后病理生理变化。胸腔引流术是处理创伤性血胸/气胸的首选技术。

胸腔引流术的适应证包括:临床怀疑张力性气胸或大量血胸、胸片或CT明确诊断的血胸[8]和(或)气胸。EAST指南中有如下阐述:伤后胸片正常的患者在正压通气时可能出现隐匿性气胸(证据等级3)[8]。急性创伤患者在抢救室治疗时实施胸腔引流术是没有绝对禁忌的。对于病情稳定的患者,胸膜疾病和凝血病是相对禁忌证。

历史

胸腔引流术最早的历史可以追溯到伽林和塞尔苏斯时期的罗马[9]。现代最早报道的胸腔引流术由F. Cresswell Hewett发表于1876年[10]。普法战争期间(1870—1871),胸腔引流术大大降低了胸部创伤患者脓胸的发生率[11]。由于美国的经验,在第一次世界大战以后,该技术成为治疗胸部创伤患者的基本原则[9]。胸腔引流术在第二次世界大战期间得到了极大推广及改进,胸腔引流术后引流管连接负压水封瓶成为治疗单纯血肿/气胸患者的标准术式。

技术

患者准备及体位

如病情允许,患者取侧卧位,患侧胸腔在上,同侧上肢外展过头。如病情不允许,患侧上肢应尽量外展以利于患侧胸壁手术区域及解剖标记显露。除非患者病情极度凶险,手术区域应常规消毒、铺巾。

确认所有器械准备完善,包括:两把长弯血管钳,一把用于夹闭胸管尾端,另一把用于将胸管送入胸腔;一对 Kelly 钳,用于钝性分离肋间隙及壁胸膜;用于固定胸管的缝线;水封瓶或吸引装置。

在创伤抢救室常用芬太尼或其他阿片类镇痛药麻醉,但常规镇痛剂量并不能达到充分麻醉的效果,在这种情况下实施胸腔引流术对患者是十分残酷的操作,所以实施胸腔引流术时局部浸润麻醉是非常必要的。麻醉效果越好,操作时的难度也越低。

胸管的选择

胸腔引流术常规使用大口径胸管,唯有如此胸管被血凝块堵塞的可能性最低。没有证据表明超大口径胸管(36~40F)比常规大口径胸管(28~32F)更具优势[12]。不推荐使用 28F 以下口径的胸管。

切开及分离

创伤患者胸管常规置于第 5 与第 6 肋间隙(图 6.4),大概与乳房皱襞平齐或略高。将同侧上肢向头部外展,可显露胸大肌后缘与背阔肌前缘之间,位于第 5 或第 6 肋间的矩形手术区域,可沿腋中线延伸。

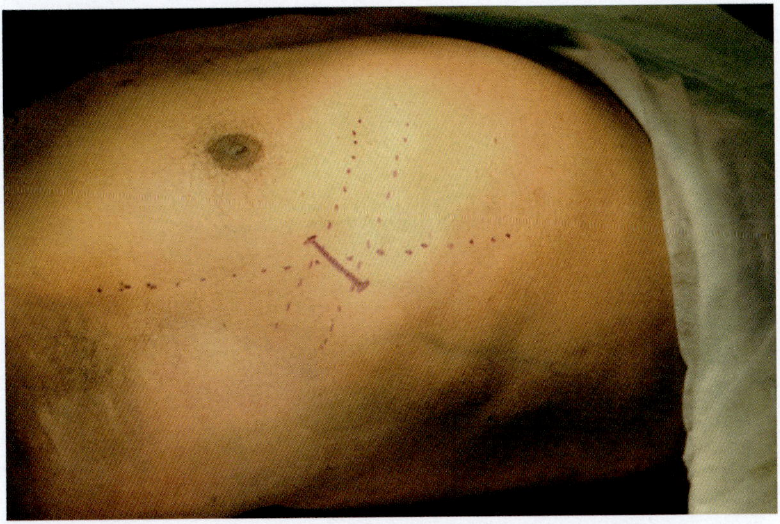

图 6.4 体表标志。虚线表示腋前线和第 6 肋上下缘。实线表示手术切口。

切口位于第5肋上缘，钝性分离皮下组织及肋间肌肉，用弯Kelly钳将皮下软组织沿肋间隙推向两边(图6.5)，形成在切口下略偏头侧及后方的皮下通道，这一通道将会引导胸管置入胸腔后沿相同方向走行。

沿切口及皮下通道将Kelly钳插入使其尖端顶住第5肋，在距皮肤约2cm处用手握住Kelly钳，防止戳破胸膜时钳尖端过度插入胸腔，沿第5肋上缘用力将Kelly钳尖端插入胸腔（图6.6)，“突破感”表明Kelly钳尖端成功插入胸腔。使用Kelly钳扩张肋间隙，直至形成可使手指通过的孔洞。

将手指伸入胸腔，弯曲指间关节贴壁胸膜旋转1周，分离肺与胸膜之间的粘连。如果肺与胸膜粘连严重，应重新选点放置胸管[11]。

插入胸管

用血管钳夹闭胸管尾端，保持手指置于胸腔内，胸管沿手指掌侧送入胸腔(图6.7)。胸管应送入胸腔后、上方，胸管的所有侧孔都应送入胸腔内。置管成功后将胸管尾端连接水封瓶。

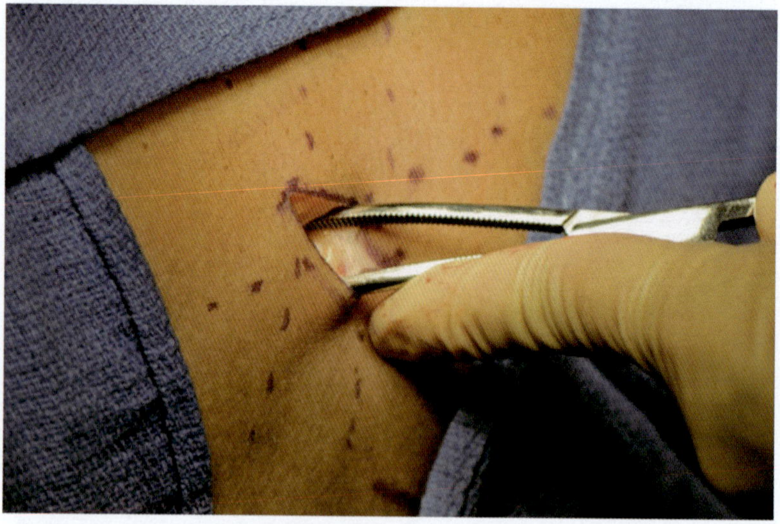

图6.5 钝性分离皮下组织。

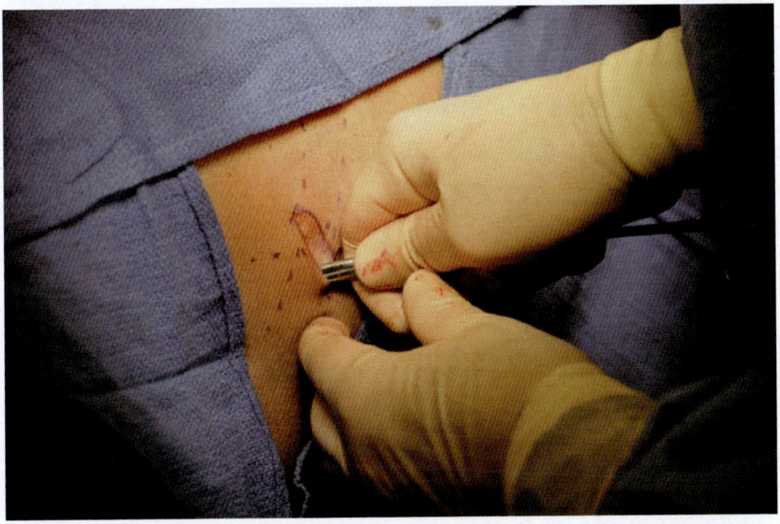

图 6.6 插入胸膜。在距皮肤 1~2cm 处握住 Kelly 钳，防止过度插入胸腔。

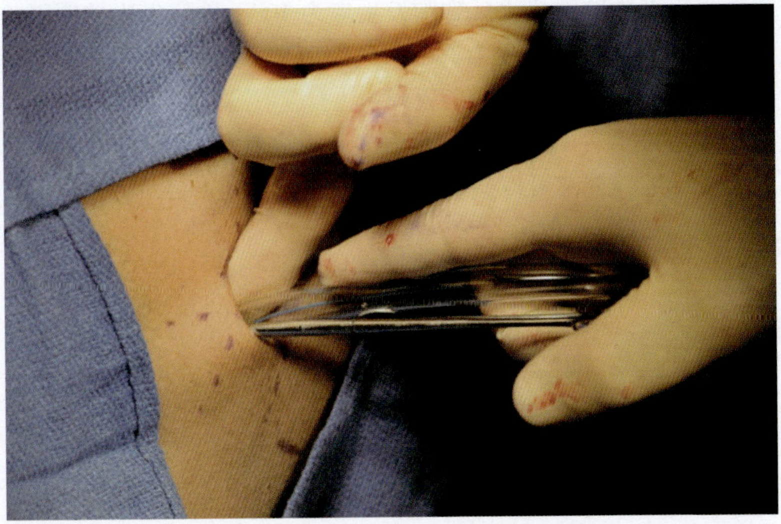

图 6.7 插入胸管。保持手指置于胸腔内，胸管沿手指掌侧送入胸腔，然后手指沿胸管探入胸腔确认置管成功。

沿胸管做荷包缝合,使皮肤紧密贴附胸管,打结后缝线留下长的线尾。将缝线的两端从相反的方向围绕胸管缠绕2~3圈后拉紧。缝线应拉得足够紧，使得胸管稍微变形，以防止胸管滑动。我们通常用Xeroform纱布(类似于凡士林纱布)缠绕置入胸管伤口,并用普通纱布覆盖包扎。

并发症

据报道,胸腔引流术并发症发生率约为25%。最常见的并发症为胸管在胸腔内位置欠佳[13],据报道其发生率高达20%[14]。胸管位置欠佳可能导致引流不通畅或损伤胸腔内器官。

由于肺损伤,胸管可能直接被置入肺实质内,紧贴胸壁插入胸管可以避免此种置管错误。置管位置太靠内可能将胸管置入肺间裂隙。置管过深时胸管尖端因触及胸腔顶或纵隔而发生扭曲或折弯。置管过浅应在手术结束前及时发现并调整,如术后发现置管过浅则不能将胸腔外的胸管再插入胸腔内。

创伤患者胸腔引流术后脓胸发生率为10%。脓胸发生的原因几乎全部是因为操作时将表皮菌群带入胸腔所致,避免这一并发症的最好方法就是操作中严格遵循无菌原则。

胸腔引流术后出血的主要原因是肋间血管损伤,操作中沿肋间隙下一肋上缘钝性分离可以避免这一并发症的发生。

诊断性腹腔灌洗

简介

由于超声以及CT检查的普及，诊断性腹腔灌洗在临床实践中的地位日益降低,但超声检查对空腔脏器穿孔的诊断效能很低,诊断性腹腔灌洗仍不失为一种重要的诊断方法。

历史

诊断性腹腔灌洗用于诊断隐匿性腹腔出血最早由H. David Root

于19世纪60年代中期报道。Root应用该技术诊断了28例隐匿性腹腔内出血，诊断准确率达100%[15]。Root在文中还指出了操作中的注意要点以提高该方法的诊断效能，包括：减少皮肤切口出血，避免切口出血污染影响灌洗诊断的准确度；灌洗前先抽吸以便及时发现较多的腹腔积血；灌洗后让患者左右翻身以便腹腔内积液与灌洗液充分混合；灌洗液应尽可能完全抽吸干净。时至今日，诊断性腹腔灌洗仍是诊断腹腔内出血的可靠方法。

过去10年内，床旁超声检查的迅猛发展使其在创伤急诊室中逐渐替代了诊断性腹腔灌洗用于诊断隐匿性腹腔内出血。经验丰富的医生可以用创伤超声重点评估(FAST)发现低至100mL的腹腔内积液[16]。

技术

最初应用于血流动力学不稳定的腹部钝性伤患者时，诊断性腹腔灌洗是一种直接简单的方法。常用的手术入路有两种：经皮穿刺灌洗和切开灌洗。脐下入路可应用于除骨盆骨折和妊娠以外的所有患者，合并妊娠的患者使用脐上入路可以避开增大的子宫。无论采用哪种入路，术前均应放置Foley管和胃管以避免损伤充盈的膀胱和充气扩张的胃。操作前，术中所需物品应在床边备齐。

经皮腹腔灌洗：手术区域常规消毒、铺巾。穿刺针经腹壁中线朝向尾侧刺入腹腔(图6.8)，随后经穿刺针置入导丝(图6.9)。导丝置入腹腔后，拔出穿刺针，在皮肤做小切口。沿导丝置入导管，然后拔除导丝(图6.10)。导管连接10mL注射器并抽吸(图6.11)。如抽出10mL以上血性液体，则表明结果阳性。如抽出血性液体少于10mL或未抽出液体，则经导管将1L乳酸林格液或生理盐水注入腹腔。为了提高诊断敏感性，可晃动患者腹壁或让患者适当活动，使灌洗液在腹腔内均匀分布。之后将导管接引流袋并将引流袋置于地面，在虹吸作用下，腹腔内灌洗液被回收。回收的灌洗液送实验室检验。

切开腹腔灌洗：手术区域常规消毒、铺巾和局部麻醉。在腹壁正中，沿脐与耻骨联合连线做皮肤切口，长度约为上述连线长度的1/3，深度达壁腹膜。随后切开壁腹膜将导管置入腹腔。之后的操作步骤同

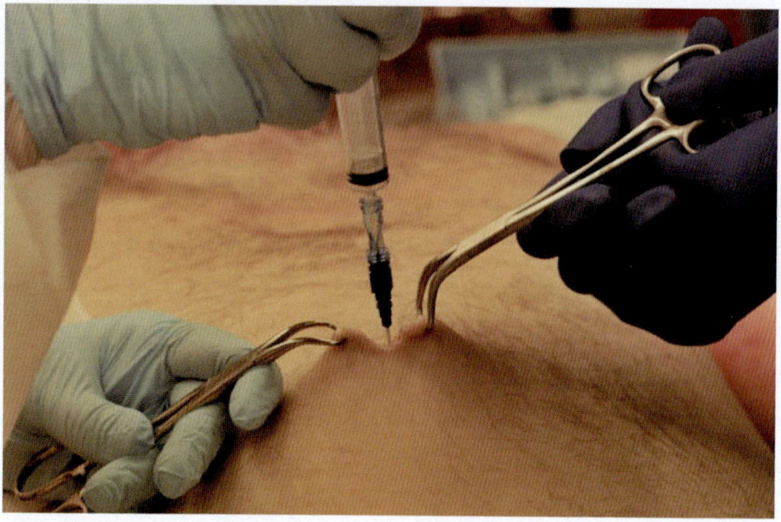

图 6.8 穿刺针经腹壁刺入腹腔。

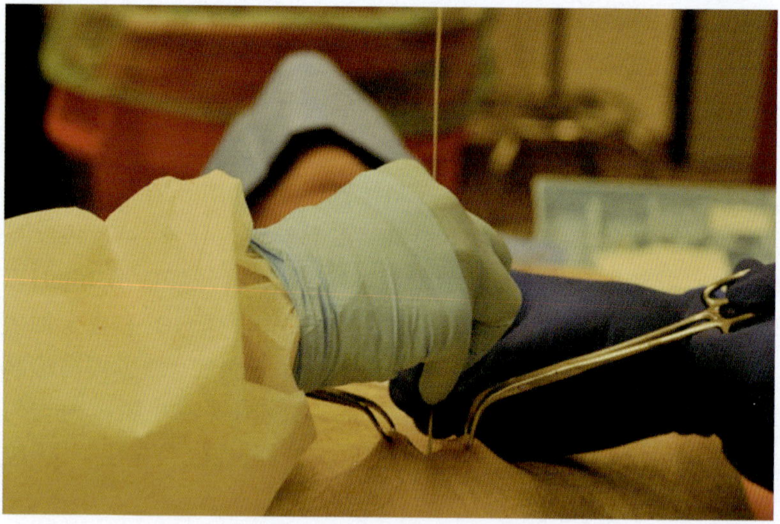

图 6.9 经穿刺针置入导丝。

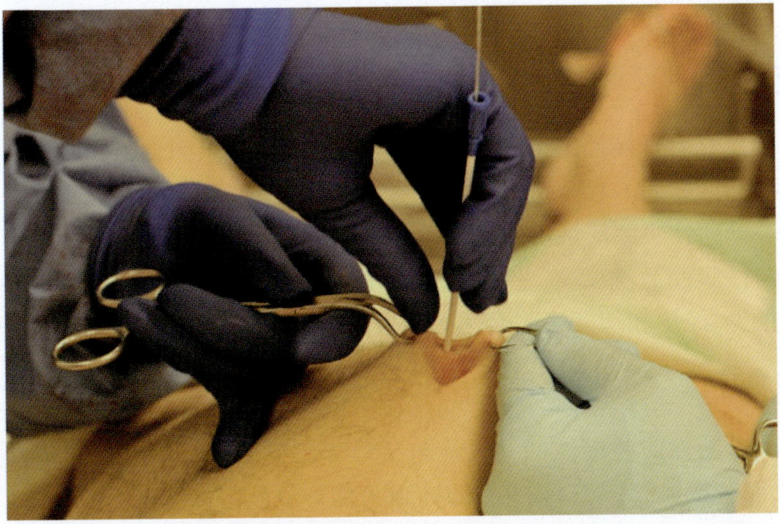

图 6.10　沿导丝置入导管，然后拔除导丝。

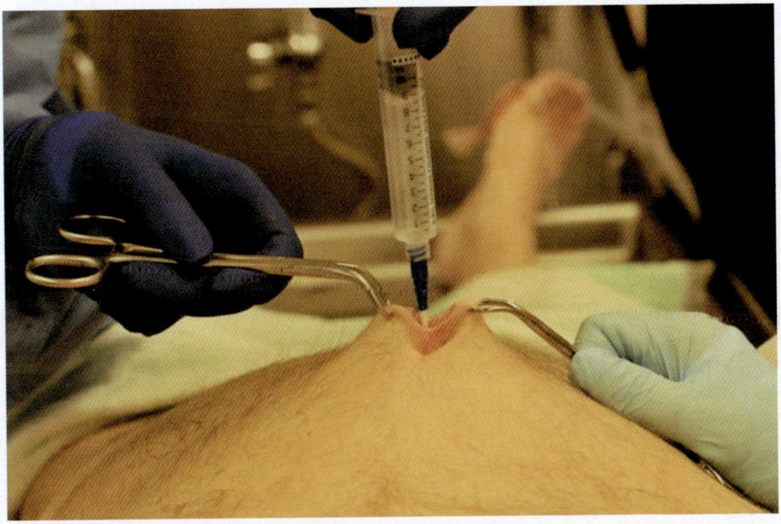

图 6.11　导管连接 10mL 注射器并抽吸。

经皮腹腔灌洗。

预后

置管后直接抽出10mL不凝血即判定灌洗结果阳性，实验室结果判定标准如表6.1所示。

诊断性腹腔灌洗不适用于已经有明确剖腹探查指征的患者。由于诊断性腹腔灌洗安全、患者耐受性好且并发症发生率低，其相对禁忌证很少。经皮和切开腹腔灌洗的结果以及并发症的发生率并无差异[17]。

并发症

诊断性腹腔灌洗的并发症包括局部感染、切口裂开以及损伤膀胱、肠管或血管。切口或穿刺点出血可能导致假阳性结果。该操作的并发症发生率小于1%[18]。

局部伤口清创探查

简介

腹部穿透伤的严重程度很难被准确评估。特别是对于血流动力学稳定的腹部锐器伤患者，是剖腹探查还是先行CT检查是一个两难的选择。床边局部伤口探查有助于了解腹部穿透伤的深度并指导后续诊

表6.1 诊断性腹腔灌洗——红细胞计数标准

	阳性	不确定
切割伤		
前腹部	100 000	20 000~100 000
侧腹部	100 000	20 000~100 000
后腹部	100 000	20 000~100 000
膈下	5000~10 000	1000~5000
钝性伤	100 000	20 000~100 000
枪击伤	5000~10 000	1000~5000

断和治疗方案的选择。

历史

1977 年,Erwin Thal 首次描述局部伤口探查与诊断性腹腔灌洗联合应用在前腹部及下胸部穿透伤诊断中的价值。Erwin Thal 分析了 123 例病例,体格检查、诊断性腹腔灌洗和局部伤口探查联合应用可以降低剖腹探查手术率(69.9%的患者免于剖腹探查手术)[19]。

技术

伤口探查的目的是确认腹部穿透伤的伤口深度,确认壁腹膜是否被穿透。局部浸润麻醉时,在局麻药中加入肾上腺素有利于减少伤口出血,以便清晰显示手术野。伤口的每一层都应全面探查,必要时应扩大伤口以利于显露,如使用牵开器或将伤口切开。探查伤口后确认壁腹膜完整,如无其他入院指征,患者可回家观察。如壁腹膜被穿透,则需要后续入院检查和治疗(图 6.12)。对于稳定的患者,三期增强 CT 检

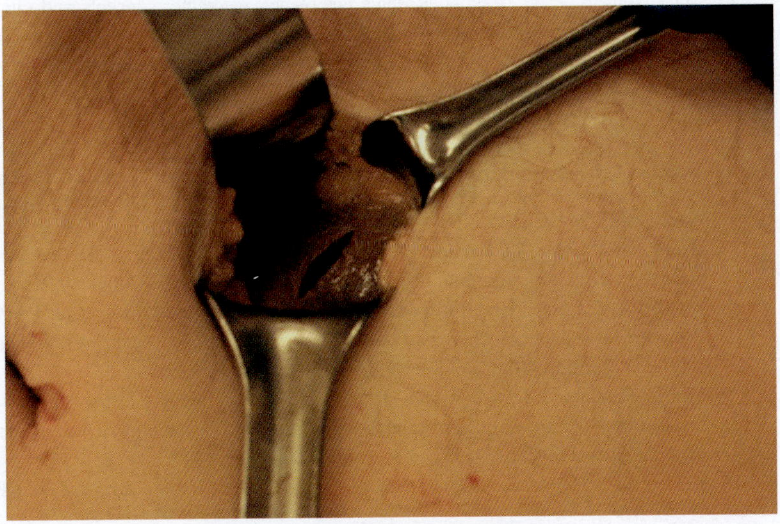

图 6.12　伤口探查可见壁腹膜破裂。

查可以提高诊断敏感性，必要时应多次复查 CT。

预后

对于血流动力学稳定的腹部开放性损伤患者，经伤口探查壁腹膜未被穿透，只需要观察病情变化即可。对于不能充分探查伤口的患者，比如伤口深度、走行或出血影响伤口探查，应结合诊断性腹腔灌洗和 CT 检查对患者进行诊断，直至排除伤口侵入腹腔。

对于腹部穿透伤患者，血流动力学不稳定是局部伤口探查的禁忌证。

（王翔 译 李占飞 校）

参考文献

1. Mayglothling J, Duane TM, Gibbs M. Emergency tracheal intubation immediately following traumatic injury. J Trauma. 2012;73(5):S333–40.
2. Reynolds SF, Heffner J. Airway management of the critically ill patient: rapid sequence intubation. Chest. 2005;127:1397.
3. Marx, John A, et al., editors. Rosen's emergency medicine: concepts and clinical practice. Vol. 1. Mosby Incorporated, 2006.
4. Li J, Murphy-Lavoie H, Bugas C, et al. Complications of emergency intubation with and without paralysis. Am J Emerg Med. 1999;17(2):141–3.
5. Salvino CK, Dries D, Gamelli R, et al. Emergency cricothyroidotomy in trauma victims. J Trauma. 1993;34(4):503–5.
6. Stephens CT, Kahntroff S, Dutton RP. The success of emergency endotracheal intubation in trauma patients: a 10-year experience at a major adult trauma referral center. Anesthesia and Analgesia. 2009;109(3):866–72.
7. Heard AMB, Green RJ, Eakins P. The formulation and introduction of a "can't intubate, can't ventilate" algorithm into clinical practice. Anesthesia. 2009;64:601–8.
8. Mowery NT, Gunter OL, Collier DO, Diaz JJ, Haut E, Hildreth A, et al. Practice management guidelines for management of hemothorax and occult pneumothorax. J Trauma Inj Infect Crit Care. 2011;70(2):510–8.
9. Molnar TF, Hasse J, Jeyasingham K, Reneki S. Changing dogmas: history of development in treatment modalities of traumatic pneumothorax, hemothorax, and posttraumatic empyema thoracis. Ann Thorac Surg. 2004;77(1):372–8.
10. Hewett FC. Thoracentesis: the plan of continuous aspiration. Br Med J. 1876; 1(793):317.
11. Fitzgerald M, Mackenzie CF, Marasco S, Hoyle R, Kossman T. Pleural decompression and drainage during trauma reception and resuscitation. Injury. 2008;39(1):9–20.

12. Inaba K, Lustenberger T, Recinos G, Georgio C, Velmahos GC, Brown C, et al. Does size matter? A prospective analysis of 28-32 versus 36-40 French chest tube size in trauma. J Trauma Acute Care Surg. 2012;72(2):422–7.
13. Kesieme EB, Dongo A, Ezemba N, Irekpita E, Jebbin N, Kesieme C. Tube thoracostomy: complications and its management. Pulm Med. Epub 2011 Oct 16. PubMed PMID: 22028963.
14. Huber-Wagner S, Korner M, Ehrt A, Key MV, Pfeifer KJ, Mutschler W, et al. Emergency chest tube placement in trauma care – which approach is better? Resuscitation. 2007;72(2):226–33.
15. Root HD, Hauser CW, McKinley CR, et al. Diagnostic peritoneal lavage. Surgery. 1965;57:633–7.
16. Dolich MO, McKenney MG, Varel JE, et al. 2,576 Ultrasounds for blunt abdominal trauma. J Trauma. 2001;50(1):108–12.
17. Hodgson NF, Stewart TC, Girotti MJ, et al. Open or closed diagnostic peritoneal lavage for abdominal trauma? A meta-analysis. J Trauma. 2000;48:1091.
18. Fabian TC, Mangiante EC, White TJ, et al. A prospective study of 91 patients undergoing both computed tomography and peritoneal lavage following blunt abdominal trauma. J Trauma. 1986;26:602.
19. Thal ER. Evaluation of peritoneal lavage and local exploration in lower chest and abdominal stab wounds. J Trauma. 1977;17:642–8.

第7章 床边超声：检查技术及技巧

Jacob J. Glaser, Sarah B. Murthi

简介

超声在临床使用非常频繁，即使在偏远和不发达地区同样如此。关于超声的应用，已进行了大量研究，甚至在国际空间站也进行了相关研究[1]。在创伤救治中，掌握有关超声的基础知识是非常必要的。

创伤超声重点评估(FAST)是超声应用中一个重要的创新，它并不是技术进步，而是重新定义了谁来做超声以及什么时候做[2,3]。FAST技术明确了在创伤救治中实时进行超声诊断的安全性和可行性，从而建立了床边超声(POC)的概念。目前床边超声包括超声诊断(如FAST)和超声引导下的操作，如中心静脉导管置入和经皮穿刺引流。超声多普勒诊断能力的进步使得超声的作用和生理参数的监测一样重要。很多超声心动图检查应用于ICU内创伤患者复苏的监测[4-7]。超声已具有移动听诊器、移动CT和肺动脉导管三者合一的功能。

历史

自从20世纪40年代起，超声开始应用于医学领域，但人们对超声的认识远早于此。在18世纪，意大利物理学家Lazzaro Spallanzani首次发现蝙蝠应用回声定位。随着对超声物理特性认识的加深，以及压电效应的发现(机械力和电力的耦联，使得超声波的解释成为可能)，人们开始利用超声进行疾病诊断。1942年，奥地利神经科学家Karl Dussik用"超声器械"诊断脑肿瘤。1948年，美国海军官员George Ludwig首次利用超声诊断胆囊结石。1958年，苏格兰医生Ian Donald首先将超声应用于产科。在20世纪50年代，超声技术有了显著的进步,从最初需要将患者浸泡在液体中的巨大机器,到较小的机器,再发展到现代可以手持的超声仪[8]。随着超声的应用越来越普及,以及费用的下降,它在医学各个专业领域都得到了广泛应用。随着远程超声和虚拟引导的超声成像的出现,它的应用范围将日益扩大[9]。

创伤超声重点评估(FAST)

创伤后体格检查可靠性较低,20%~40%的腹腔内出血患者体格检查正常[10,11]。在应用FAST之前,诊断性腹腔灌洗(DPL)或外科探查是腹腔内出血的主要评估手段。在多数医疗机构,FAST已替代了DPL[12]。目前,第九版高级生命支持(ATLS)培训中,DPL已成为一个非强制学习的技术[13],而超声被认为是初次评估的附属部分。早期研究者们发现,超声容易识别液体,FAST能快速、非侵入性地检测心包和腹腔出血[14-16]。

FAST有四个像:剑突下(SX)、右上象限(RUQ)、左上象限(LUQ)和盆腔(P)。EFAST增加了前部肺窗评估气胸(PNX)[17]。一些医院增加了FAST对心脏和下腔静脉(IVC)的评估[18,19]。FAST是一个可靠、可重复的检查,而且易于学习。经过一段不太长的学习之后,操作者即可掌握足以满足临床需要的技能;当然,经验的积累可提高准确性[20,21]。

在合并低血压的腹部钝性伤患者,FAST诊断的敏感性和特异性为100%。在心前区损伤患者,FAST诊断的特异性为100%,敏感性为99.3%[14,22]。在有低血压的钝性伤患者,FAST发现游离液体是手术探查的指征。若未发现液体,腹腔内、胸腔或心包出血不大可能是低血压的原因。在腹部穿透伤患者,FAST诊断的敏感性仅为25%~56%[23]。在稳定的钝性伤患者,FAST会漏诊高达30%的损伤,因为它会漏诊无明显出血的脏器损伤[24-26]。这些患者应接受进一步评估,通常是CT扫描或其他检查。

2004年,Kirkpatrick提出扩展创伤超声重点评估(EFAST)这个名词。他发现EFAST诊断气胸的特异性与X线检查相似,但敏感性优于X线检查(48.8%对20.9%)。其他研究证实超声诊断气胸的效果优于X线检查,但一些小的气胸则难以发现[27,28]。

在严重创伤中心，作者几乎对所有患者施行 FAST，因为在稳定的患者，FAST 阳性结果将加快患者的救治速度和更好地分诊。作者也认为，为了保持受训医生的超声诊断技术水平，检查大量患者是必要的。

学习超声的技巧

无论进行何种检查，都推荐以下技巧：

1. 认识你的超声仪：这是安全可靠地使用超声最重要的因素。

2. 清洁传感器和键盘：控制感染和患者安全是关键，但常被忽视，它们对患者安全非常重要。

3. 打开机器：所有机器都有一个开关或电源键。在检查中和检查之间应该插上电源。否则会消耗机器的电池，而且启动会花费更长时间。

4. 输入患者资料：学习如何输入患者资料并保存。

5. 选择传感器：应选择合适的传感器。

6. 选择检测类型(预设置)：通常机器会默认选择最后一次检查的类型。多数机器能设置为从某个特定检查类型开始。再次强调，了解你的机器非常重要！

7. 发现图像获取和深度控制：调整图像获取深度以优化图像。

8. 寻求患者的配合：要耐心！即使是施行 FAST 检查，缓慢而稳定地从不同平面扫描非常重要。

FAST 和 EFAST 的病理学

腹腔内出血的诊断：液体显示为黑色，聚集在腹部不同部位。一般认为创伤患者体腔内“液体”即为血液，但它也可能是腹腔积液、膀胱破裂后游离物，或小肠内容物(图 7.1)。另外，凝血块会产生回声，而与实质器官相似。

气胸的诊断：诊断气胸的学习曲线陡峭且短。对侧正常肺的影像可用于帮助诊断。超声不能穿透气体，因此气胸时，图像显示为体壁和内脏之间区域信号丢失。正常情况下，胸壁和胸腔之间的界面可滑动，产生闪动效应，称为“滑动”。也可发现彗星尾(也称为 b 线)。这些高密度线起源于胸腔界面，会从胸腔线间断闪动，就像一个小的闪光灯。彗

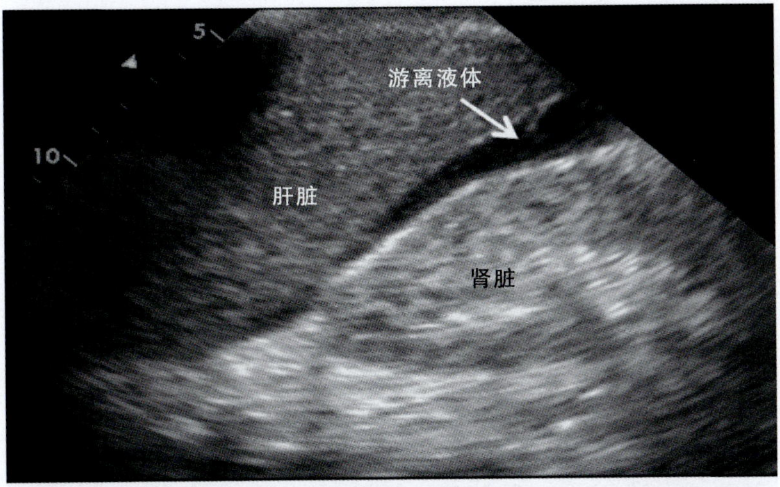

图 7.1　右上象限 FAST 发现肝肾间隙(Morrison 间隙)游离液体。

星尾(图 7.2)是超声波反射的结果，可能是从堵塞的肺血管与胸腔界面接触发出的，可作为肺水肿的征象。若胸腔表面完整，可在左侧看到传导的心脏搏动。存在气胸时，滑动、彗星尾和搏动消失。若能清晰地看到滑动到无滑动的转变，可出现肺点，这种征象诊断气胸的特异性为 100%[29]。仅肺滑动消失，可能是肺炎、肺大疱或其他疾病引起。

M-模式有助于证实气胸的诊断，对初学者非常有帮助。其诊断完全依赖于 2D 图像。M-模式下，正常胸壁/内脏界面显示胸膜有亮线，伴肺实质向探头的信号弥散，称为“海滨征”。若气胸时胸腔内存在气体，该征象消失，出现一系列水平线，称为条形码征或“平流征”(图 7.3)。

FAST 总结(图 7.4)

经典 FAST 检查窗

1. 剑突下：传感器放置于剑突下，自右侧指向左肩，从剑突下方观察心脏。

主要影像学表现：在右心室和肝脏之间的间隙，血液显示为心包的亮白色条带下方的黑色条带(图 7.5)。

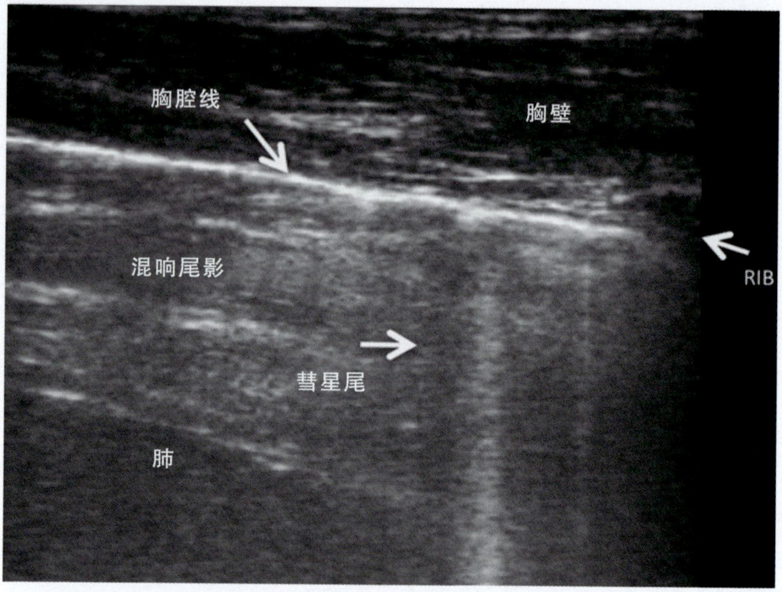

图 7.2　彗星尾表明肺部充满液体。

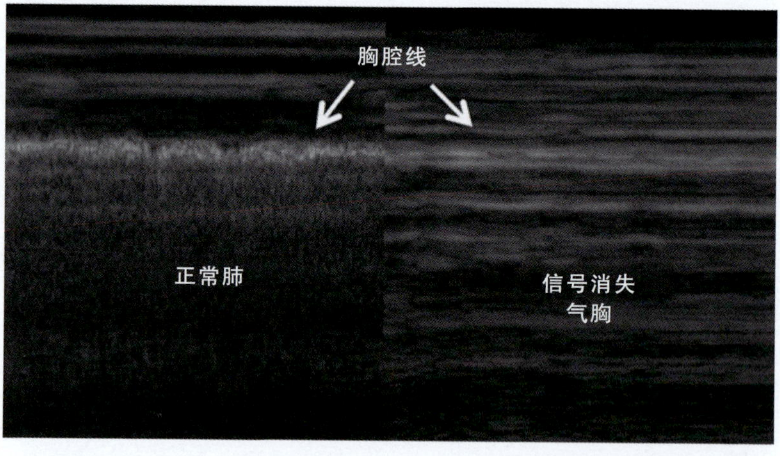

图 7.3　气胸的特征性表现:平流征(右侧)提示胸腔滑动征象消失。

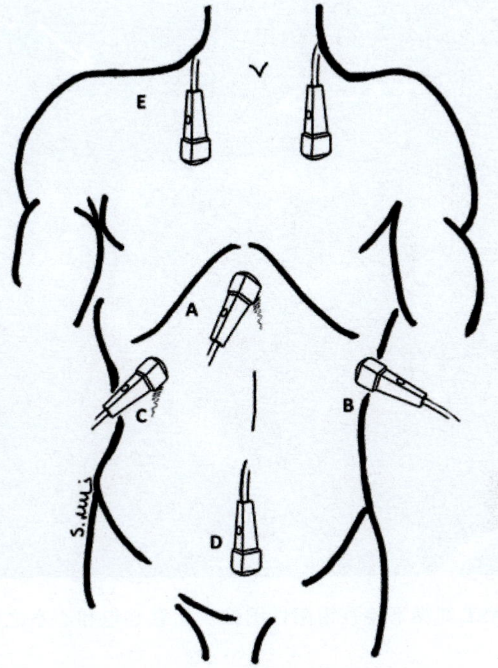

图 7.4　FAST 的四个检查窗及 EFAST 中关于肺的两个检查窗。

易出现的问题：在心脏穿透伤，血液可能被挤压进入胸腔，使得心包窗检查结果为阴性。此时，胸腔超声(或 X 线)检查显示为血胸。但仍应高度怀疑心脏损伤。

2. 左上象限：传感器放置于左侧肋缘下腋前线处。由于图像位置靠后，检查时应将检查者的手指关节朝床的方向推，使探头向前。从肋膈角开始，向尾部移动，直到显示肾脏图像。探头应扫描整个肾脏。应仔细检查脾脏和膈肌之间的间隙，以避免遗漏游离液体。向头部方向扫描可以观察肺野，但需要移动探头，以便充分观察肝脏以上区域。观察 1~2 个呼吸周期，即可评估胸腔有无积液。

主要影像学表现：液体显示为肾脏以上的一条黑色条带，将肾脏与脾脏分隔开(图 7.6)。膈肌上方游离液体，超声影像显示为黑色聚集。

3. 右上象限：探头在右侧腋前线沿肋骨垂直放置。右侧肾脏相比

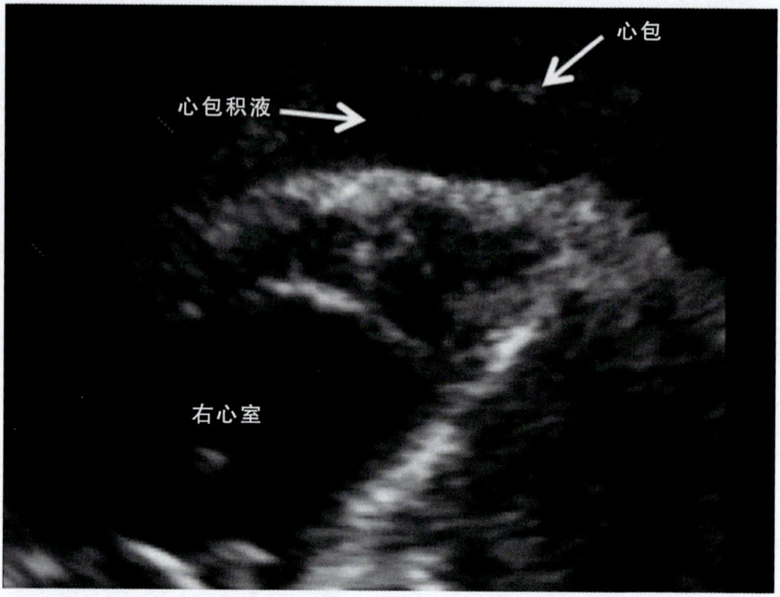

图 7.5　FAST 剑突下检查窗阳性图像。注意心包和心室之间的液体。

左侧更靠前方。肝脏显示为均质的灰色影像,Glisson 鞘的筋膜显示为增亮的白线。发现肾脏后,扫描整个区域,可见游离液体。从肝脏顶部观察可增加检查的敏感性。和左上象限一样,移动探头至肝上和膈肌,可观察胸腔积液。

主要影像学表现:肝脏和肾脏之间的间隙,以及膈肌以上的区域,可见胸腔积液(图 7.7)。

注意:右上象限是观察大量腹腔积液最好的检查窗。FAST 检查阳性的患者中,75%右上象限检查窗有阳性发现。肾周脂肪如同心脏周围脂肪,可能与积液相混淆;但它不是真正的黑色,而是灰色影像。

4. 盆腔窗:探头放置于腹部中线、耻骨联合上方,指向足。发现膀胱后,横向移动探头。然后纵向移动探头扫描,以增加检查的敏感性。目的是评估男性直肠膀胱陷窝(盆底与膀胱之间)及女性 Douglas 腔有无积液。

注意:盆腔窗是观察少量腹腔积液最好的检查窗,因为平卧位时,

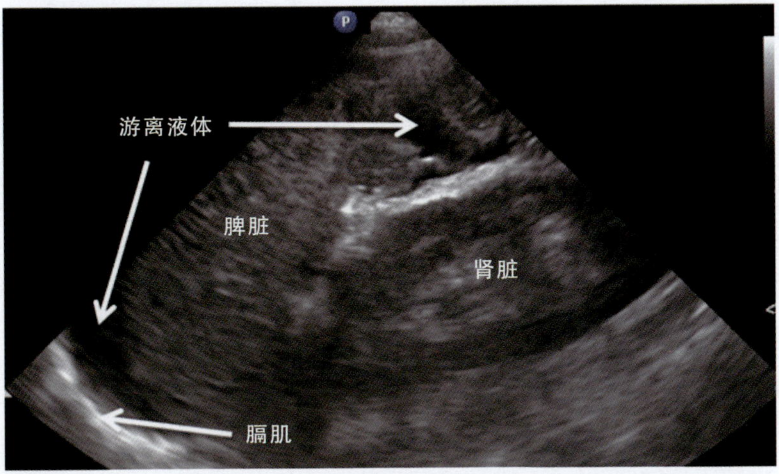

图 7.6　FAST 左上象限阳性影像。膈肌的白色亮线和脾脏之间的间隙内可见游离液体。

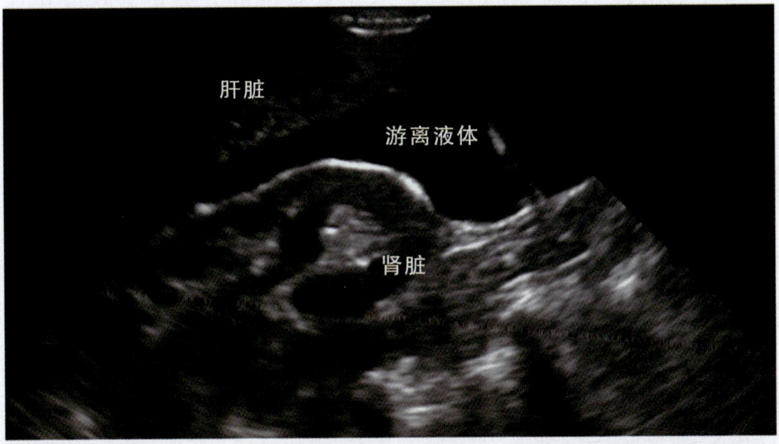

图 7.7　FAST 右上象限阳性影像。肝脏和肾脏之间液体聚集(考虑为血液)。

直肠膀胱陷窝是腹腔最低处,这一点在儿童患者尤为重要。在女性患者,盆腔少量积液可能是生理性的。膀胱充盈时检查效果最好,空虚的膀胱易与游离液体影像混淆。

主要影像学表现：膀胱上方的间隙内，液体显示为该区域最低处黑色聚集（图 7.8）。

EFAST（**评估气胸**）

右侧和左侧前胸部：探头放置于左右侧胸部最高处。在平卧位患者，通常放置于第 2 或第 3 肋骨的锁骨中线处。可使用高频探头，但并非必需。探头横行扫描肋骨。肋骨显示为声学阴影。在肋骨下方，有一条亮线，代表胸壁和胸腔器官之间的界面。可用 M-模式证实 2D 图像。

主要影像学表现：双侧胸腔最前方的胸腔线（图 7.2 和图 7.3）。

FAST 下腔静脉（IVC）和超声心动图

在剑突下窗，通过扫描肝脏和寻找下腔静脉/右心房交汇处，即可观察到下腔静脉。旋转探头，使下腔静脉位于长轴方向。下腔静脉直径（<1cm、1~2cm、>2cm 或呈扁平或饱满）以及它随呼吸运动的变化，均可反映循环容量。M-模式可用于更好地定量测量上述参数。这些参数的监测并不困难，对最初的容量复苏非常有帮助。若患者接受正压通气，上述参数的可靠性下降。

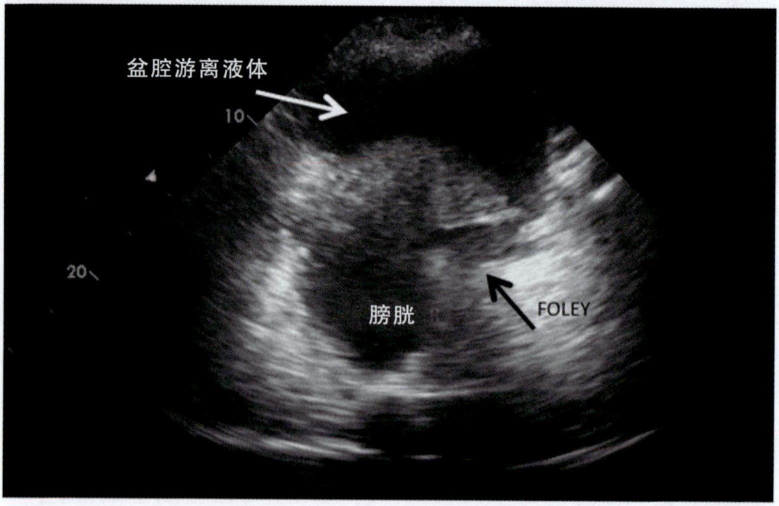

图 7.8　FAST 盆腔阳性影像。游离液体和受压的膀胱，常可见 Foley 球囊。

在约 85%的患者,心脏也可从剑突下窗观察(图 7.9D)。有时观察胸骨旁影像(图 7.9A,B),以获得更好的影像结果,或进一步证实剑突下窗获得的影像。一般可将左心室功能分为“下降”“正常”或“高动力”。右心室偶尔可被描述为“充满”或“空虚”[6,30]。

FAST 技术的优点和不足

- 应在 3~4 分钟内完成。
- 低频探头(3~5MHz),曲线探头(C)或相控阵探头(PA)。
- EFAST 检查可使用高频探头(可选,也可使用低频探头检查)。
- 在不稳定患者,初次评估时施行;在稳定患者,再次评估时施行。永远不要干扰复苏。患者比 FAST 更重要。

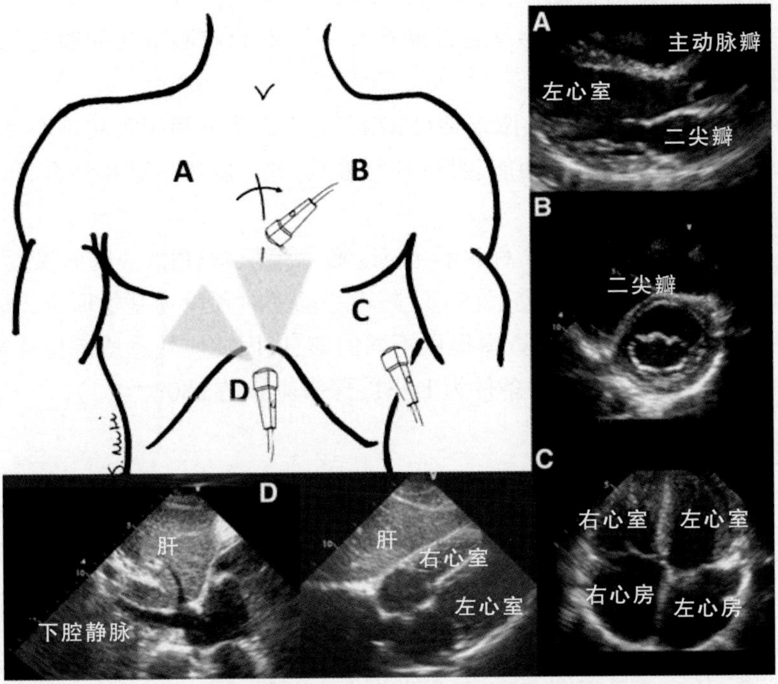

图 7.9 床边超声心动图检查影像。(A)胸骨旁长轴影像。(B)胸骨旁短轴影像。(C)顶部四腔影像。(D)剑突下和下腔静脉影像。

• FAST 未发现积液并不能除外损伤，不能诊断肠系膜、小肠、腹膜后、膈肌损伤和实质器官损伤。

• 对小于 400mL 的积液，FAST 准确率显著降低。

• EFAST 诊断气胸比 X 线检查(CXR)更为敏感和特异。

• 重复进行 FAST 检查可增加敏感性。若临床情况发生变化，应重复进行。

超声心动图

背景

评估患者的容量状况、对液体的反应性以及心功能非常困难，在施行了气管插管的患者尤其如此。心脏重点超声检查(FOCUS)通常由患者的主管医生施行，以了解特定情况。通过一天的课程和次数有限的考试，受训者能够具备诊断严重左心室和右心室功能障碍的能力[6,31]。

快速重点超声心动图评估(FREE)是正式超声和床边超声心动图的结合。FREE 测量心功能、容量状况参数，并与临床信息相结合，可反映血流动力学状况[5]。

超声心动图有四个标准检查窗：胸骨旁长轴(PLA)、胸骨旁短轴(PSA)、心尖(AP)和剑突下(SX)。超声心动图时预设为基于回声，其图像与腹部相反。不同检查窗提供不同的信息，因此应熟悉所有检查窗。若施行腹部检查或预设条件为 FAST，探头应旋转 180°。

技术(见图 7.9)

1. PLA：自主呼吸患者，探头放置于胸骨旁左侧第 2~4 肋间；机械通气患者，探头放置于胸骨旁左侧第 4~6 肋间。探头沟指向右侧锁骨中线，并在胸骨下轻轻转动，左心室可通过长轴影像观察(图 7.9A)。(注：探头沟是探头上的标志，部分型号的探头上是一个指示灯。)

2. SLA：探头旋转 90°，探头沟指向左侧锁骨中线，可观察左心室和右心室。探头向上抬可观察主动脉瓣，向下按可观察左心室、二尖瓣、乳头肌和心尖。在左心室右上方可观察右心室(见图 7.9B)。

3. AP:探头移到心尖部,通常探头置于左侧胸壁第 6~8 肋间。在拔除气管插管的患者,探头偏向外侧(在腋前线处);在行气管插管的患者,探头位置偏向中间一些。探头沟指向左侧。将患者身体右侧稍抬起,可更好地观察。此检查窗可观察左心室和右心室。将探头向上抬,可观察主动脉瓣。该检查窗是比较左右心室最好的检查窗(见图 7.9C)。

4. SX:探头移到剑突下 2~4cm,探头沟指向左侧。探头在剑突下向上抬,可观察右心室和左心室。该检查窗中,心室透视影像常缩短,显示为球状。可观察到心包积液位于右心室上方。然后将探头沟向上抬,探头指向肝脏,此时可观察下腔静脉长轴。可测量下腔静脉直径和塌陷程度(见图 7.9D)。

未来发展方向

未来超声将很快获得新的应用,包括实质性器官损伤的床边评估(尤其是用于静脉造影)、颅脑损伤的初次评估(视神经鞘直径可预测颅内压)、骨盆骨折的诊断、气胸的诊断和治疗、证实气管插管的位置,以及长骨骨折的评估。已有研究在分析超声应用于大规模灾难的分拣、作为院前分拣工具,以及在战场和人道主义救助时作为便携式诊断工具。超声是国际空间站内唯一的诊断工具。由于其费用、便利性和无电离放射等特性,超声正在改变影像学诊断的发展。

(李占飞 译)

参考文献

1. Sargsyan AE, Hamilton DR, Jones JA, Melton S, Whitson PA, Kirkpatrick AW, et al. FAST at MACH 20: clinical ultrasound aboard the international space station. J Trauma. 2005;58(1):35–9.
2. Scalea TM, Rodriguez A, Chiu WC, Brenneman FD, Fallon Jr WF, Kato K, et al. Focused assessment with sonography for trauma (FAST): results from an international consensus conference. J Trauma. 1999;46(3):466–72.
3. Moore CL, Copel JA. Point-of-care ultrasonography. N Engl J Med. 2011;364(8):749–57.
4. Perera P, Mailhot T, Riley D, Mandavia D. The RUSH exam: rapid ultrasound in

SHock in the evaluation of the critically Ill. Emerg Med Clin North Am. 2010;28(1): 29–56. vii.
5. Murthi SB, Hess JR, Hess A, Stansbury LG, Scalea TM. Focused rapid echocardiographic evaluation versus vascular catheter-based assessment of cardiac output and function in critically ill trauma patients. J Trauma Acute Care Surg. 2012;72(5): 1158–64.
6. Ferrada P, Evans D, Wolfe L, Anand RJ, Vanguri P, Mayglothling J, et al. Findings of a randomized controlled trial using limited transthoracic echocardiogram (LTTE) as a hemodynamic monitoring tool in the trauma bay. J Trauma Acute Care Surg. 2014;76(1):31–8.
7. Ferrada P, Murthi S, Anand RJ, Bochicchio GV, Scalea T. Transthoracic focused rapid echocardiographic examination: real-time evaluation of fluid status in critically ill trauma patients. J Trauma. 2011;70(1):56–62. discussion 62-4.
8. Newman PG, Rozycki GS. The history of ultrasound. Surg Clin North Am. 1998;78(2):179–95.
9. http://www.jsonline.com/business/ge-sees-strong-future-with-its-ultrasound-business-uj8mn79–190533061.html#ixzz2xIlP84cx.
10. Schurink GW, Bode PJ, van Luijt PA, van Vugt AB. The value of physical examination in the diagnosis of patients with blunt abdominal trauma: a retrospective study. Injury. 1997;28(4):261–5.
11. Rodriguez A, DuPriest Jr RW, Shatney CH. Recognition of intra-abdominal injury in blunt trauma victims. A prospective study comparing physical examination with peritoneal lavage. Am Surg. 1982;48(9):457–9.
12. Sheng AY, Dalziel P, Liteplo AS, Fagenholz P, Noble VE. Focused assessment with sonography in trauma and abdominal computed tomography utilization in adult trauma patients: trends over the last decade. Emerg Med Int. 2013;2013:678380.
13. American College of Surgeons Committee on Trauma. Advanced trauma life support (ATLS). 9th ed. Chicago, IL: American College of Surgeons; 2012.
14. Rozycki GS, Ballard RB, Feliciano DV, Schmidt JA, Pennington SD. Surgeon-performed ultrasound for the assessment of truncal injuries: lessons learned from 1540 patients. Ann Surg. 1998;228(4):557–67.
15. Rozycki GS, Ochsner MG, Jaffin JH, Champion HR. Prospective evaluation of surgeons' use of ultrasound in the evaluation of trauma patients. J Trauma. 1993;34(4):516–26. discussion 526-7.
16. Rozycki GS, Ochsner MG, Schmidt JA, Frankel HL, Davis TP, Wang D, et al. A prospective study of surgeon-performed ultrasound as the primary adjuvant modality for injured patient assessment. J Trauma. 1995;39(3):492–8. discussion 498–500.
17. Kirkpatrick AW, Sirois M, Laupland KB, Liu D, Rowan K, Ball CG, et al. Hand-held thoracic sonography for detecting post-traumatic pneumothoraces: the extended focused assessment with sonography for trauma (EFAST). J Trauma. 2004;57(2):288–95.
18. Ferrada P, Anand RJ, Whelan J, Aboutanos MA, Duane T, Malhotra A, et al. Qualitative assessment of the inferior vena cava: useful tool for the evaluation of fluid status in critically ill patients. Am Surg. 2012;78(4):468–70.
19. Ferrada P, Vanguri P, Anand RJ, Whelan J, Duane T, Aboutanos M, et al. A, B, C, D, echo: limited transthoracic echocardiogram is a useful tool to guide therapy for hypotension in the trauma bay–a pilot study. J Trauma Acute Care Surg. 2013;74(1):220–3.
20. Gracias VH, Frankel HL, Gupta R, Malcynski J, Gandhi R, Collazzo L, et al. Defining

the learning curve for the focused abdominal sonogram for trauma (FAST) examination: implications for credentialing. Am Surg. 2001;67(4):364–8.

21. Shackford SR, Rogers FB, Osler TM, Trabulsy ME, Clauss DW, Vane DW. Focused abdominal sonogram for trauma: the learning curve of nonradiologist clinicians in detecting hemoperitoneum. J Trauma. 1999;46(4):553–62. discussion 562-4.
22. Rozycki GS, Newman PG. Surgeon-performed ultrasound for the assessment of abdominal injuries. Adv Surg. 1999;33:243–59.
23. Quinn AC, Sinert R. What is the utility of the focused assessment with sonography in trauma (FAST) exam in penetrating torso trauma? Injury. 2011;42(5):482–7.
24. Kluger Y, Soffer D. Abdominal injuries without hemoperitoneum: a potential limitation of focused abdominal sonography for trauma (FAST). J Trauma. 1997;43(4):728.
25. Shanmuganathan K, Mirvis SE, Sherbourne CD, Chiu WC, Rodriguez A. Hemoperitoneum as the sole indicator of abdominal visceral injuries: a potential limitation of screening abdominal US for trauma. Radiology. 1999;212(2):423–30.
26. Chiu WC, Cushing BM, Rodriguez A, Ho SM, Mirvis SE, Shanmuganathan K, et al. Abdominal injuries without hemoperitoneum: a potential limitation of focused abdominal sonography for trauma (FAST). J Trauma. 1997;42(4):617–23. discussion 623-5.
27. Ma OJ, Mateer JR. Trauma ultrasound examination versus chest radiography in the detection of hemothorax. Ann Emerg Med. 1997;29(3):312–5. discussion 315-6.
28. Nandipati KC, Allamaneni S, Kakarla R, Wong A, Richards N, Satterfield J, et al. Extended focused assessment with sonography for trauma (EFAST) in the diagnosis of pneumothorax: experience at a community based level I trauma center. Injury. 2011;42(5):511–4.
29. Lichtenstein D, Meziere G, Biderman P, Gepner A. The "lung point": an ultrasound sign specific to pneumothorax. Intensive Care Med. 2000;26(10):1434–40.
30. Ferrada P, Anand RJ, Whelan J, Aboutanos MA, Duane T, Malhotra A, et al. Limited transthoracic echocardiogram: so easy any trauma attending can do it. J Trauma. 2011;71(5):1327–31. discussion 1331-2.
31. Murthi SB, Frankel HL, Narayan M, Lissauer M, Furgusen M, Fatima SH, et al. Making the financial case for a surgeon-directed critical care ultrasound program. J Trauma Acute Care Surg. 2014;76(2):340–4. discussion 344-6.

第 3 篇

颈部和胸部创伤手术技术

第 8 章 气管、支气管和食管损伤

Brandon R. Bruns

简介

即使在最繁忙的城市创伤中心，气管支气管树和食管的损伤也相对罕见。由于胸壁对胸部的保护作用，此种损伤最常见于颈部。颈部的损伤易于诊断，而胸腔内的损伤可能会因为延迟诊断而导致不良后果。

气管支气管

很多气管支气管损伤患者在到达医院之前就已经死亡，真实的损伤发生率仍然未知[1]。多项尸体解剖研究推测发病率约为 3%[2,3]。由于这种损伤对生理影响严重，气管支气管损伤的快速识别和管理仍然是至关重要的。若累及主要气道，将限制氧合和通气，从而导致生理紊乱。若发现主要气道损伤的任何体征，创伤小组都应该迅速查找损伤部位并开始治疗。

气管和支气管的钝性伤被认为是由于暴力直接作用于颈部，固定的解剖部位（隆突和环状软骨）受到减速伤害，或胸部或腹部受到直接的钝性暴力引起气管支气管树内压力的增加。胸腔内气管的钝性伤通常发生在距离隆突 1cm 内。由于损伤气管支气管所需的能量较高，这些损伤通常只是严重创伤的一部分。

颈部气管的穿透伤往往是刺伤（图 8.1）。刺伤通常能量较低，并且经常伴随血管和食管损伤。必须注意出血性血管损伤的处理优先于稳定或已经气道保护的患者。胸内的气管和支气管穿透伤通常是枪击伤所致，可能伴随有心脏、肺、重要血管或食管损伤。医源性穿透伤一般发生于侵入性检查，如气管切开术和经口气管插管。

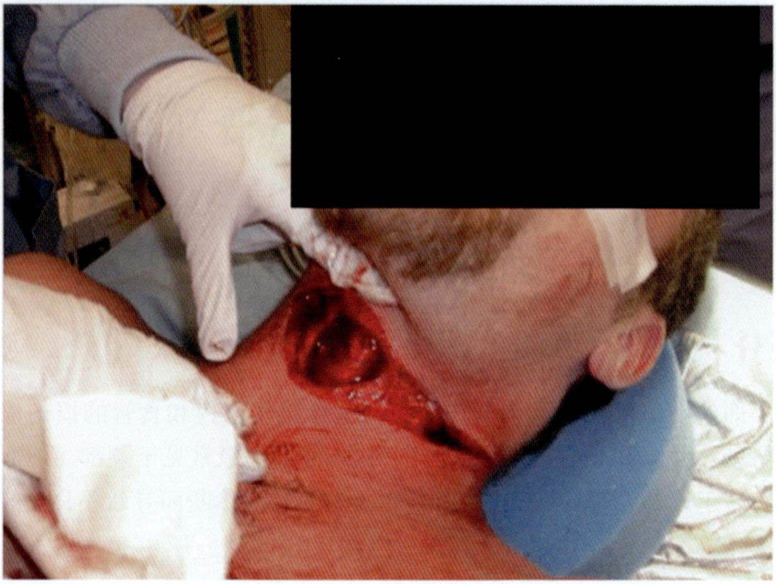

图 8.1 颈部刺伤。

食管

穿透伤是食管创伤的主要原因。最近的一项研究显示，在 15 年间收治的 26 例食管创伤患者中，22 例为穿透伤，4 例为钝性伤，所有的钝性伤均发生在颈部食管[4]。食管钝性伤很少见，常伴随胸部损伤。钝性伤是暴力直接作用于颈部食管，同时伴随颈部过伸造成的，或者很少是钝性伤引起的腔内扩张的结果[5]。

为了更好地了解目前美国食管穿透伤的状况，2013 年对国家创伤数据库进行回顾性分析。在 2 年内，227 例食管穿透伤的患者在Ⅰ级或Ⅱ级创伤中心接受治疗，总死亡率为 44%，绝大多数死亡发生在 24 小时内。在最初的 24 小时内发生的死亡是伴发损伤的结果，而不是单独的食管损伤造成的。在超过 24 小时的存活患者中，62%一期修复，13%进行了引流，4%进行了切除。对存活超过 24 小时的患者发生死亡的唯一的预测指标是创伤严重程度评分（ISS）[6]。

医源性损伤仍然是食管穿透伤的主要原因[7]。鼻胃管置入、经食管超声心动图、软或硬食管镜检查以及各种医疗操作都是潜在的损伤因素。对食管狭窄和贲门失弛缓症的治疗性扩张仍然是医源性食管穿孔的主要原因[8]。

历史

由于气管支气管和食管损伤比较罕见,大多数讨论仅包括病例报道和单中心总结。因此,在过去 50 年中治疗原则仍无变化。辅助诊断方法得到提高,并有助于早期诊断气管支气管和食管损伤,从而能够及时进行外科手术。

气管支气管

Kiser 及其同事对 1873—1996 年关于胸内气管支气管钝性伤的文献进行了荟萃分析。在受伤的 256 例患者中,59%是道路交通伤,27%是挤压伤。明确诊断中位时间为 9 天,47%的患者累及右支气管,32%累及左支气管(其中 52%的右支气管损伤和 14%的左支气管损伤患者在 24 小时内被明确诊断)[9]。

泰国 Ratchaburi 医院的研究人员报道了 10 年内发生的 11 例气管支气管损伤患者(7 例穿透伤和 4 例钝性伤)。2 例患者表现为气胸,3 例患者表现为皮下气肿,4 例表现为呼吸困难。作者得出结论,延迟诊断是导致发病率增加的主要因素[10]。同样,Cassada 等也发现延迟诊断是导致预后不良的最重要因素[11]。

食管

随着诊断方法的进步,食管损伤的诊断变得快速、无创。1977 年,《创伤杂志》报道了 1 例患者:一名年轻男性因摩托车碰撞事故导致多发伤,入院第 4 天表现为纵隔炎和脓胸。手术探查显示存在食管穿孔,通过引流被治愈[12]。目前,通过增强成像技术和广泛应用的侵入性检查等措施,临床医生能够更快地识别并处理这种损伤。

在过去 50 中,对食管损伤的处理基本无变化。有人通过观察内镜置入支架治疗食管穿孔的作用发现,其死亡风险比手术更大[13]。作者由此得出结论:优选手术治疗。因此,治疗的主要目标仍然是:一期修复,充分引流,若解剖修复不可能或生理功能被极度改变,尽可能改道[14]。

手术技术和个人技巧

必须注意维持气道、呼吸和循环。迅速识别和治疗出血性损伤,尽快处理神经损伤。气管支气管和食管损伤将在下文讨论。

气管支气管

临床检查可以使精明的医生根据身体发现来怀疑受伤。哮鸣音、皮下肺气肿、气胸和皮肤伤口有气泡逸出等表现,应高度怀疑气道损伤。

足够的气道是必不可少的。1999年来自诺克斯维尔田纳西大学医学中心的调查显示,55%的气管支气管损伤患者仅在吸氧的条件下便可保持病情稳定,不需要紧急插管[11]。但是必须非常小心,因为近端气道的部分或完全横断可增加手术难度,甚至不能手术,导致不良后果。在这种情况下,喉镜和纤维支气管镜检查的自由使用将确保良好的可视化,并有助于气道安全。

如果在颈部发生气管横断,可以看到两个内腔。在这种情况下,采用任何可用的气管内导管或设备进行远端气道插管是明智的选择(图8.2)。气管切开仍然是不稳定患者或无法成功插管患者的选择。建立临时气道后,患者稳定后可建立确切的气道管理。

支气管镜检查和直接观察到黏膜缺损仍然是诊断气管支气管损伤的最佳手段(图8.3)。如果在普通气管麻醉下进行支气管镜检查,临床医生必须将支气管镜上的气管内插管抽出, 以暴露整个气管近端。支气管镜检查可以在创伤性复苏区域或手术室进行;但手术室可以为外科医生提供必要的辅助设施,包括手术治疗。应该记录与门齿以及隆突的距离。

在需要机械通气的严重气道损伤患者中,降低气道压力可以协助氧合和通气的前提下减少漏气。气道压力释放通气(APRV)是经常使

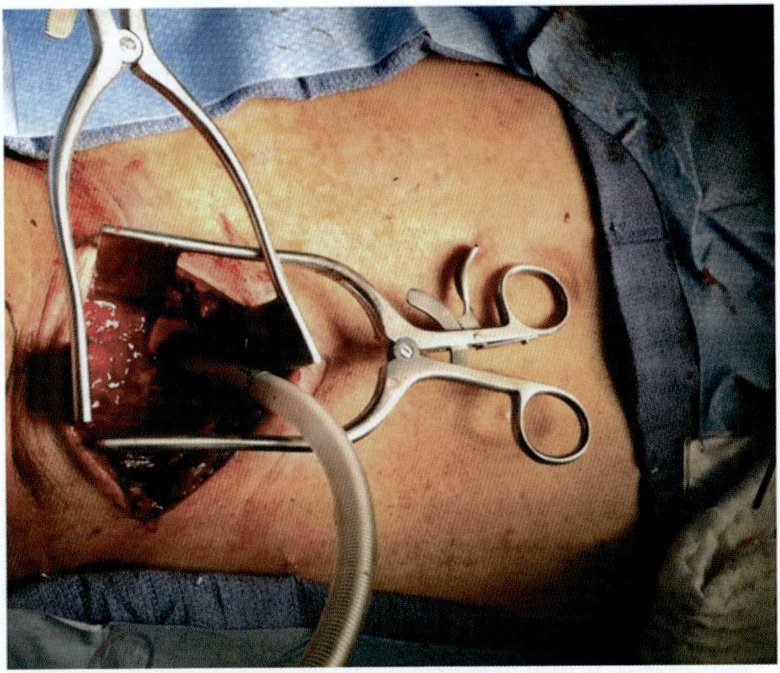

图 8.2　将导管置入远端气管，以协助通气和氧合。

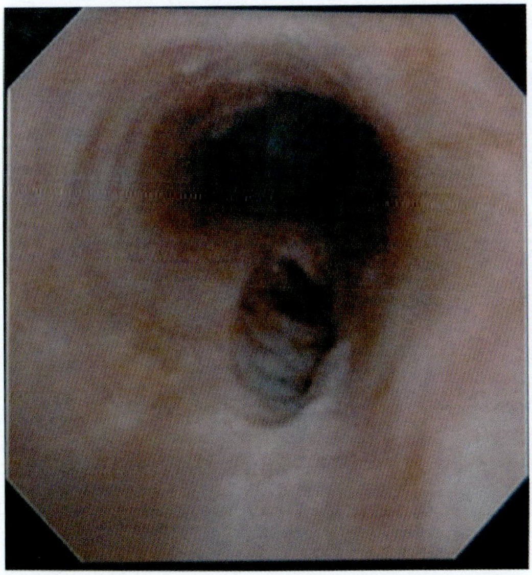

图 8.3　利用支气管镜观察气管黏膜损伤。

用的通气方式,可使患者舒适地呼吸,同时避免与呼吸机不同步。以尽可能低的压力维持最佳氧合。

CT成像可作为评估气管损伤的辅助手段[15](图8.4)。颈部CT成像除了能评估中央气道,还具有评估脉管系统和食管的优点。在一项回顾性研究中,Chen等发现CT在气管损伤鉴别中具有85%的敏感性,作者由此得出结论:CT可以帮助选择需要支气管镜确诊的患者[16]。在穿透伤中,横断面成像评估窦道和确定损伤结构的优点使其更具有优势[17]。在钝性伤后疑似气管横断的罕见情况下,对于稳定的患者,CT的横断面成像是支气管镜检查的重要辅助手段[18]。

已经描述了气管支气管损伤的非手术方法[19,20],但手术治疗仍然是根治治疗的首选方法。气管支气管损伤的手术治疗必须具备适合的手术室和手术设备。应提供胸骨锯、血管仪器和不同类型的气管内和气管切开导管。有经验的纤维支气管镜操作医生和麻醉医生也是必不可少的。外科医生应准备进行术中支气管镜检查,以协助确定损伤位置。如果经胸入路治疗支气管损伤需要单肺通气,则应行双腔气管插管。

累及气管的颈部损伤最容易通过在胸骨切迹上方约2横指的围领切口入路。该切口通过颈阔肌和颈阔肌下皮瓣进入。中线分开带状

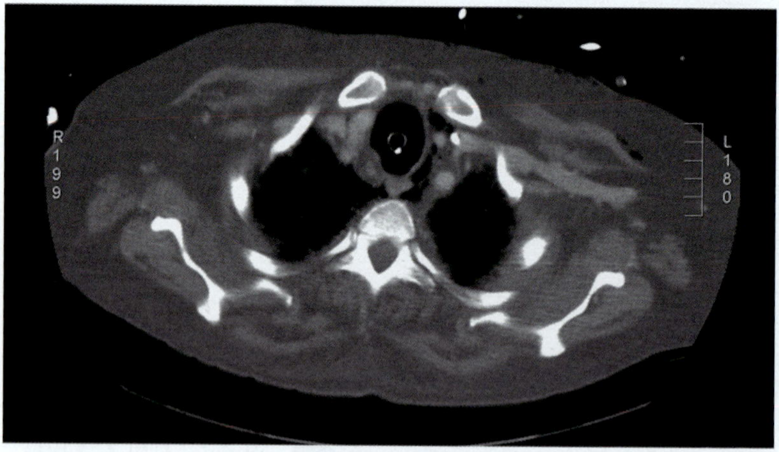

图8.4　CT表现为腔外气体和气管黏膜异常,提示气管损伤。

肌。甲状腺峡部向头侧回缩,进而增加纵隔部分气管的暴露。或者,直接分开甲状腺峡部。如果损伤延伸到纵隔中,则可进行部分胸骨劈开术而非全胸骨劈开术(图 8.5)。对于伴随的血管或食管损伤,领状切口可以在胸锁乳突肌前面的平面向上方或下方延伸。

胸部气管、右主支气管和左主支气管最好经右后侧第 4 肋间行胸腔切开术(图 8.6)。左主支气管远端损伤最好通过左后外侧入路开胸。虽然侧卧位可以很好地暴露胸腔内气管支气管,但是外科医生必须认识到若累及其他体腔,该入路是非常受限的。

尽可能一期修复气管损伤。可使用单根可吸收缝线单层缝合修复损伤。可以连续或间断缝合。直径较小的结构最好间断缝合,以避免气道变窄。星状损伤区域应剪切到健康的气管组织。鉴于气管的可延伸性,可以切除多达 2~4cm 的气管并行一期吻合(图 8.7)。已经出现延长气管的多种技术,包括:分解下肺部韧带、颈部屈曲和肺门松解。如果

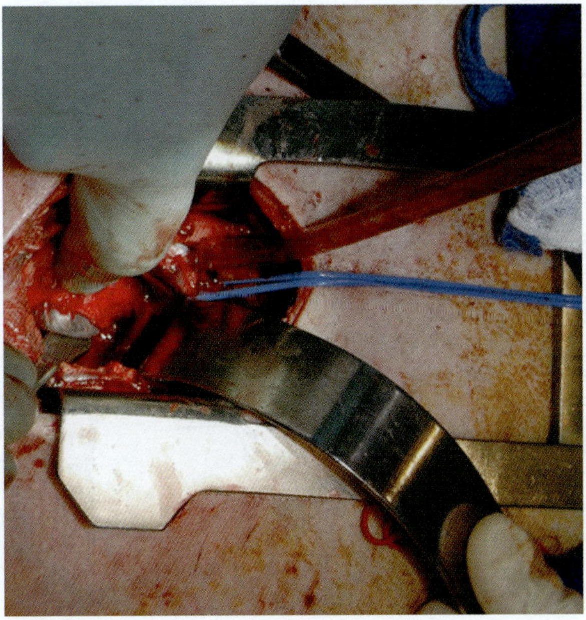

图 8.5　部分胸骨劈开评估气管损伤。受伤的情况下,可见气管内插管球囊。

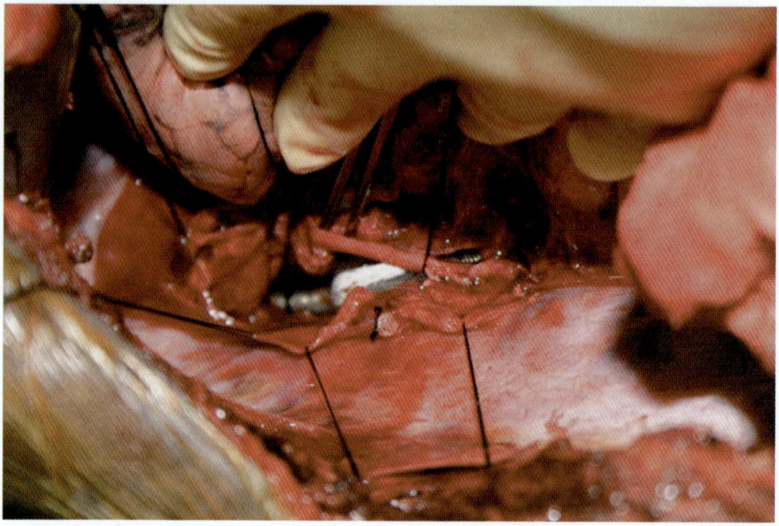

图 8.6　右后外侧开胸术，打开胸膜纵隔后牵拉缝线。受伤的气管腔内可见气管内插管。肺向上收缩。

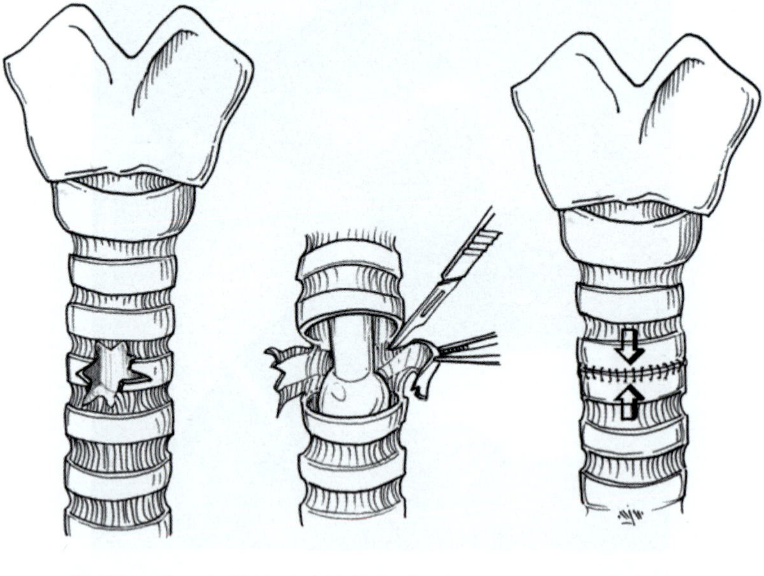

图 8.7　由于气管的活动性特点，切除 2~4cm 后可基本吻合。

松解后吻合处仍存在张力，则可以将下颌缝合到患者的胸前。因为血供位于侧面，气管松解只能在前面和后面进行。缝合线修复区域必须是自体组织或血管化良好的组织[肋间肌肉、胸膜、心包、肩带状肌（图8.8）或网膜]。有时气管损伤仅位于后壁。有些可以非手术治疗。如果需要修复，最好先通过前侧入路进入气管。然后从内部修复损伤的气管。在切开气管之前，必须精确地确定损伤水平。最好用术中支气管镜检查确定。在气管前侧可以看到自支气管镜的光线，使修复尽可能简单。必须拔出气管内套管，使损伤得到充分暴露。可能需要重复操作以确保足够的氧合和通气。然后如前所述关闭气管前侧。

损害控制外科技术也适用于具有长段缺失的毁伤性气管损伤。Parkland 医院的研究人员报道了一种硅胶 T 管放置技术，用于桥接斜行枪击伤引起的 6cm 缺损。通过 T 管，远端放置气管内套管。伤后 8 周，气管损伤愈合，未出现狭窄[21]。

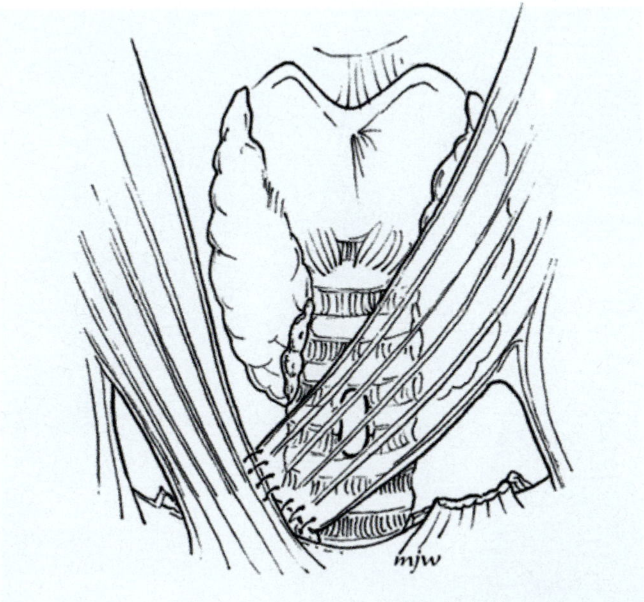

图 8.8　带状肌的自体皮瓣来支撑气管损伤/修复。

食管

对食管损伤的诊断必须及时，否则可能导致危及生命的脓毒症。由于颈部食管相对表浅，食管穿透伤仅靠体格检查便可做出诊断，如果从伤口渗出唾液或食物残渣，应高度怀疑食管损伤。胸部食管损伤的诊断需要高度怀疑和采用各种诊断方法。

普通射线显影不足以诊断食管损伤（图8.9），但有高度提示作用。如存在气胸、胸腔积液、鼻胃管移位或纵隔增宽，提示暴力足够损伤食管。在创伤中CT的普遍使用也验证了其在食管损伤诊断中的作用。Aga Khan大学医院的研究者发现，使用CT扫描诊断食管损伤的敏感性为53%[22]。在2006年的一项研究中，作者认为，某些CT结果提示食管损伤，包括：纵隔、皮下组织和胸膜中存在液气；食管离断；壁间血肿形成；食管增厚；左下肺不张[23]（图8.10）。

诊断食管损伤的金标准仍然是结合食管内镜和食管对比增强显

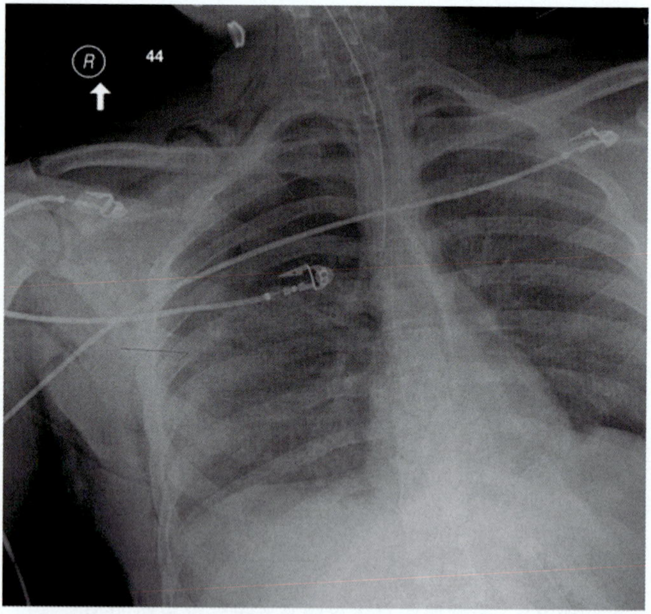

图8.9 左侧胸部枪击伤和气管损伤患者的初始胸片。

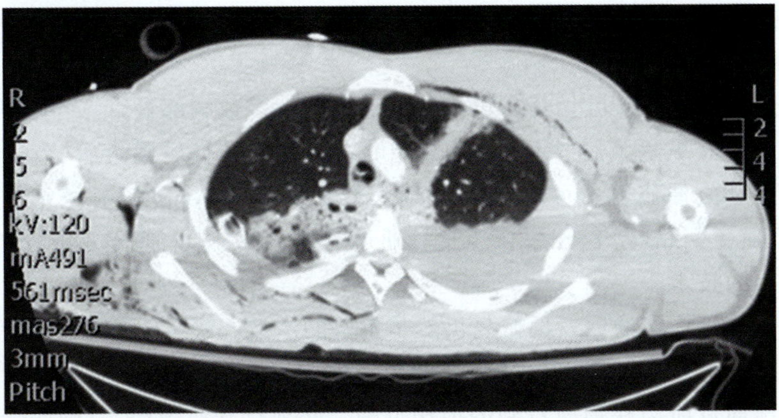

图 8.10　最初的胸部 CT 显示子弹的轨迹、左胸腔和皮下/纵隔空气的气体；表明可能存在食管或气管损伤。

影[24]。由于具有易于获得和资源利用率小的特点，灵活的食管内镜经常作为初步筛选手段。然而，研究认为与硬性支气管镜 89%的敏感性相比，纤维支气管镜的敏感性仅为 38%[24]。如果怀疑诊断是基于轨迹或机制，若内镜检查为阴性，则应用泛影葡胺进行食管造影检查；若仍显示为阴性，则应用钡剂。

仅在有限的情况下选择非手术方法。2013 年对食管穿孔管理评估的荟萃分析表明，食管支架治疗的患者死亡率为 7.3%，而接受食管切除术的患者为 13.8%。然而，作者对潜在选择偏倚和有限的操作经验做出了提醒[25]。

食管损伤主要的治疗方法是手术修复。颈部食管损伤最好通过左侧胸锁乳突肌前方的切口入路。术前经鼻放置胃管可能有助于识别食管。胸锁乳突肌横向回缩，于内侧钝性游离。在食管周围放置橡胶引流管（Penrose）有助于回缩。必须注意避免损伤气管食管沟内的喉返神经。

在几乎所有情况下，胸部食管损伤最好通过右后外侧胸腔切开术进行。然而，接近胃食管交界处的损伤经由左后外侧胸廓第 6 或第 7 间隙入路（即胸腹切口或腹部切口）进行。如果要探查多个体腔，可以在胸腔隆起部位行前外侧胸腔切开术。单肺通气时,双腔气管插管可协助充分显露食管。

右后外侧胸腔切开术可以很好地暴露大多数胸部食管。结扎奇静脉并切开纵隔胸膜,使外科医生能够在直视下钝性游离食管,有助于暴露和方便修复。可以使用大直径橡胶引流管(Penrose)环绕牵拉食管,避免回缩(图 8.11)。由于食管通过膈裂孔,左侧食管损伤可以应用类似的技术。

食管损伤的原发性修复仍然是主要的治疗方法。对无法存活的组织彻底清创。外科医生必须完全暴露损伤的黏膜,注意黏膜损伤可能超出通过肌肉缺损所看到的损伤范围。必须打开肌肉层,以确保全部潜在的损伤能被显露并修复。食管修复需要在两个层次分别进行,内层(黏膜层)用可吸收缝合线,然后外层(肌层)使用可吸收的单丝缝合线。外部肌肉纤维的线性切口要求外科医生将缝合线以轻微的角度穿

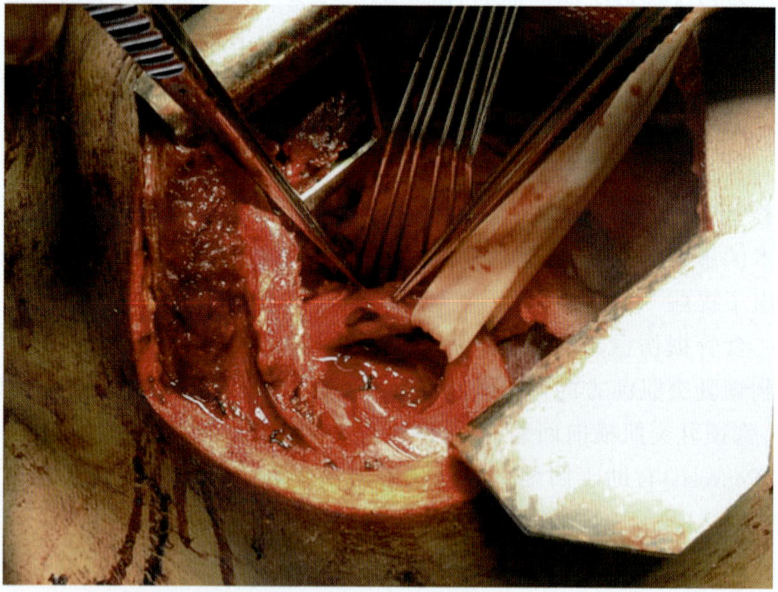

图 8.11 食管损伤与预防食管回缩的橡胶引流管 (Penrose),食管内腔可见鼻胃管。通过右后外侧开胸术暴露。

过该层,以避免肌肉撕裂。可以使用“垫片”确保充分修复。在直视下放置鼻胃管或探条,有助于预防修复造成的狭窄(图 8.12)。

在广泛食管损伤的情况下，一期吻合术时需要切除失活的组织。在严重的血流动力学不稳定、大量污染和周围炎症或食管广泛破坏的情况下,应遵守损害控制原则。利用胸腔闭式引流管结合负压引流进行广泛引流。此外,我们已经利用穿过腹壁行胃造瘘管,结合经鼻胃管、胸腔引流管和负压引流管等方式逆行引流成功处理了这些毁损性病变(图 8.13)。

一期修复和食管切除吻合术应该用血管化组织保护缝合线,以预防吻合失败。肋间肌、胸膜、心包和网膜瓣都可以快速完成。我们采用胸腔引流管和负压引流管对修补位置进行充分引流。至少有一个引流管留在原位，直到患者进行对比增强影像检查证实没有吻合口瘘,并且开始经口饮食后显示引流量没有增加。

食管修复、切除或损害控制后进入远端肠内是重要的,因为患者

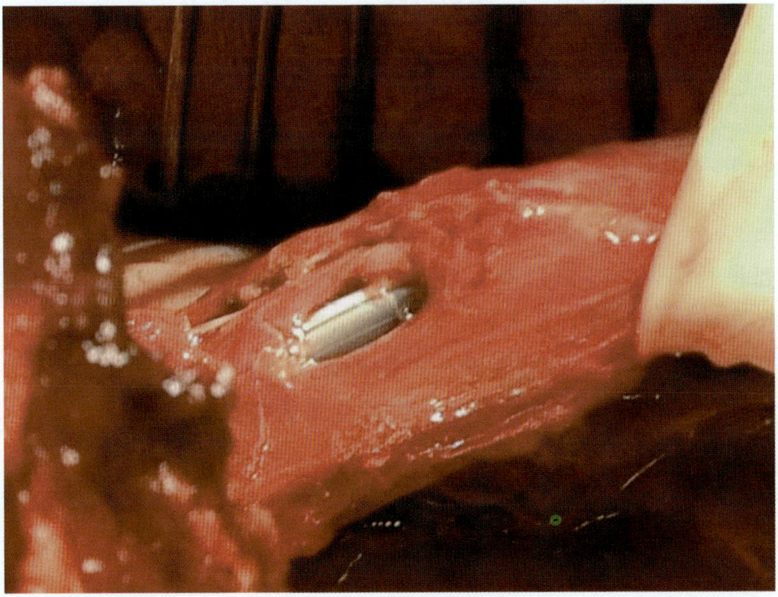

图 8.12 受伤食管内的鼻胃管帮助预防修补后狭窄。

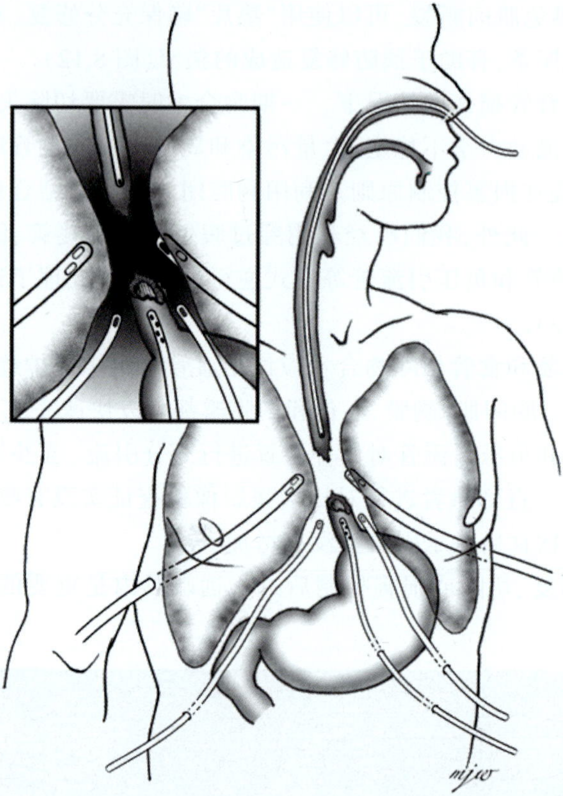

图 8.13　食管毁损伤通过胃造瘘管、胸腔引流管、鼻胃管以及负压引流进行引流。

需要长时间保持经口禁食。为了避免额外的进入肠道的手术操作，可以在初始操作时直接置入鼻-空肠营养管。此外，还可以在初始操作时放置胃肠管。该管还有胃肠减压的额外优点，同时允许在 Treitz 韧带远端注入营养。另一种选择是手术放置空肠造瘘管。

我们的做法是在术后 7~10 天使用经口或通过鼻食管行对比增强检查。最初，口服泛影葡胺，如果没有明显的泄漏，接着使用钡剂。影像学检查之后，允许患者经口进食，并且监测引流液的情况。

预后

由于气管支气管和食管损伤病例较少,限制了对于此类损伤的真实数据的分析。多机构研究占据了大部分预后相关文献。患者群体的异质性和潜在的管理策略使对远期预后的评估变得困难。研究表明,与非创伤中心相比,创伤中心急性创伤患者的死亡风险显著下降[26]。

气管支气管

气管支气管损伤患者的死亡率已经显著下降,1950 年以前死亡率为 36%,1970 年后降至 9%[9]。在没有相关损伤的情况下,大多数严重气管支气管损伤的修复或重建将使患者恢复到基本功能状态,发病率降至最低[27,28]。

食管

2013 年对宾夕法尼亚州 231 964 例创伤患者进行分析,发现食管损伤患者 327 例(0.14%)。研究人员发现伴有食管损伤的患者死亡率明显高于未发生食管损伤的患者。与颈部食管损伤相比,胸部食管损伤具有更高的发病率和死亡率[29]。

并发症

气管支气管

气管支气管创伤的并发症包括术后吻合口肉芽肿、肺炎和手术部位感染[27]。吻合口肉芽肿可以使用支气管镜和激光进行治疗[28]。肺炎的治疗方法是在行支气管分泌物培养后开始使用抗生素,一旦培养出主要的致病菌,可以快速缩小抗生素的使用范围。手术部位感染通过抗生素和引流进行处理。

气管支气管损伤的术后管理主要围绕尽早脱离呼吸机和降低胸腔内的压力。吻合口破裂是术后最需要关注的问题。如果进行气管切除术或者存在吻合张力大的问题,可将患者的下颏与胸前软组织缝合,以降低吻合口的张力并帮助愈合。术后 7~10 天行支气管镜检查,可以观察修复和愈合情况。

发现严重术后漏气，可能提示存在支气管胸膜瘘。处理的关键是减少支气管内压力并降低平台压。非手术治疗常使用支气管镜技术或手术再次探查。

食管

食管损伤和修复后最严重的并发症是吻合失败和吻合口瘘。颈部瘘通过体格检查容易识别。如出现红斑、硬结、疼痛，偶尔皮肤表面出现食管内容物或脓液，则提示吻合或修复失败。当没有临床表现时，CT成像可能有助于诊断。无法解释的白细胞增多、发烧或全身不适可能提示吻合口裂开。颈部瘘虽然令人烦恼，但手术方便，易于充分引流和冲洗。很少需要行颈部食管切除术，在优先干预措施中仍然很低。

胸部食管漏对患者威胁更大，因为它们不容易接近并累及胸膜间质和纵隔。通常在发热、呼吸功能不全或呼吸机依赖性呼吸衰竭、白细胞增多症以及整体未取得进展和临床改善后出现漏气。胸部 X 线片可以对修复状况提出一些建议，但对比增强研究或胸部 CT 仍然是诊断的主要依据。胸部 CT 能够评估胸膜病理学及是否存在脓肿。

食管吻合口瘘的治疗是引流（因为这个原因，留置引流管直到患者很容易地耐受经口饮食），无论是手术还是通过介入放射技术。如果患者禁食，可通过初次手术在肠道远端留置营养管继续肠内饲养。有时需要再次手术一期修复或肌肉覆盖瘘口，但是由于存在粘连和炎症反应，技术上是比较困难的。若患者不适合手术，可尝试内镜下支架置入术暂时缓解病情[30]。

（王于昌 译　李占飞 校）

参考文献

1. BURKE JF. Early diagnosis of traumatic rupture of the bronchus. JAMA. 1962;181:682–6.
2. Lynn RB, Iyengar K. Traumatic rupture of the bronchus. Chest. 1972;61(1):81–3.
3. Roxburgh JC. Rupture of the tracheobronchial tree. Thorax. 1987;42(9):681–8.

4. Glatterer Jr MS, Toon RS, Ellestad C, et al. Management of blunt and penetrating external esophageal trauma. J Trauma. 1985;25(8):784–92.
5. Karmy-Jones R, Jurkovich GJ. Blunt chest trauma. Curr Probl Surg. 2004;41(3):211–380. doi:10.1016/j.cpsurg.2003.12.004.
6. Patel MS, Malinoski DJ, Zhou L, Neal ML, Hoyt DB. Penetrating oesophageal injury: a contemporary analysis of the national trauma data bank. Injury. 2013;44(1):48–55. doi:10.1016/j. injury. 2011.11.015.
7. Johnson SB. Esophageal trauma. Semin Thorac Cardiovasc Surg. 2008;20(1):46–51. doi:10.1053/j.semtcvs.2007.11.004.
8. Flynn AE, Verrier ED, Way LW, Thomas AN, Pellegrini CA. Esophageal perforation. Arch Surg. 1989;124(10):1211–4. discussion 1214–5.
9. Kiser AC, O'Brien SM, Detterbeck FC. Blunt tracheobronchial injuries: treatment and outcomes. Ann Thorac Surg. 2001;71(6):2059–65.
10. Glinjongol C, Pakdirat B. Management of tracheobrochial injuries: a 10-year experience at Ratchaburi hospital. J Med Assoc Thai. 2005;88(1):32–40.
11. Cassada DC, Munyikwa MP, Moniz MP, Dieter Jr RA, Schuchmann GF, Enderson BL. Acute injuries of the trachea and major bronchi: importance of early diagnosis. Ann Thorac Surg. 2000;69(5):1563–7.
12. Chilimindris CP. Rupture of the thoracic esophagus from blunt trauma. J Trauma. 1977;17(12):968–71.
13. Schweigert M, Beattie R, Solymosi N, et al. Endoscopic stent insertion versus primary operative management for spontaneous rupture of the esophagus (boerhaave syndrome): an international study comparing the outcome. Am Surg. 2013;79(6):634–40.
14. Goldstein LA, Thompson WR. Esophageal perforations: a 15 year experience. Am J Surg. 1982;143(4):495–503.
15. Inaba K, Branco BC, Menaker J, et al. Evaluation of multidetector computed tomography for penetrating neck injury: a prospective multicenter study. J Trauma Acute Care Surg. 2012;72(3):576–83. doi:10.1097/TA.0b013e31824badf7. discussion 583–4; quiz 803–4.
16. Chen JD, Shanmuganathan K, Mirvis SE, Killeen KL, Dutton RP. Using CT to diagnose tracheal rupture. AJR Am J Roentgenol. 2001;176(5):1273–80. doi:10.2214/ajr.176.5.1761273.
17. Gracias VH, Reilly PM, Philpott J, et al. Computed tomography in the evaluation of penetrating neck trauma: a preliminary study. Arch Surg. 2001;136(11):1231–5.
18. Bowley DM, Plani F, Murillo D, Smith M, Degiannis E. Intubated, ventilating patients with complete tracheal transection: a diagnostic challenge. Ann R Coll Surg Engl. 2003;85(4):245–7. doi:10.1308/003588403766274944.
19. Gomez-Caro A, Ausin P, Moradiellos FJ, et al. Role of conservative medical management of tracheobronchial injuries. J Trauma. 2006;61(6):1426–34. doi:10.1097/01.ta.0000196801.52594.b5. discussion 1434–5.
20. Carretta A, Melloni G, Bandiera A, Negri G, Voci C, Zannini P. Conservative and surgical treatment of acute posttraumatic tracheobronchial injuries. World J Surg. 2011;35(11):2568–74. doi:10.1007/s00268-011-1227-z.
21. Miller BS, Shafi S, Thal ER. Damage control in complex penetrating tracheal injury

and silicone T-tube. J Trauma. 2008;64(2):E18–20. doi:10.1097/01.ta.0000196762.43093.c9.
22. Kazi M, Junaid M, Khan MJ, Ali NS, Masoom A. Utility of clinical examination and CT scan in assessment of penetrating neck trauma. J Coll Physicians Surg Pak. 2013;23(4):308–9. 04.2013/JCPSP.308309.
23. de Lutio di Castelguidone E, Merola S, Pinto A, Raissaki M, Gagliardi N, Romano L. Esophageal injuries: spectrum of multidetector row CT findings. Eur J Radiol. 2006;59(3):344–8. doi:10.1016/j.ejrad.2006.04.027.
24. Weigelt JA, Thal ER, Snyder 3rd WH, Fry RE, Meier DE, Kilman WJ. Diagnosis of penetrating cervical esophageal injuries. Am J Surg. 1987;154(6):619–22.
25. Biancari F, D'Andrea V, Paone R, et al. Current treatment and outcome of esophageal perforations in adults: systematic review and meta-analysis of 75 studies. World J Surg. 2013;37(5):1051–9. doi:10.1007/s00268-013-1951-7.
26. MacKenzie EJ, Rivara FP, Jurkovich GJ, et al. A national evaluation of the effect of trauma-center care on mortality. N Engl J Med. 2006;354(4):366–78. doi:10.1056/NEJMsa052049.
27. Rossbach MM, Johnson SB, Gomez MA, Sako EY, Miller OL, Calhoon JH. Management of major tracheobronchial injuries: a 28-year experience. Ann Thorac Surg. 1998;65(1):182–6.
28. Mussi A, Ambrogi MC, Ribechini A, Lucchi M, Menoni F, Angeletti CA. Acute major airway injuries: clinical features and management. Eur J Cardiothorac Surg. 2001;20(1):46–51. discussion 51–2.
29. Makhani M, Midani D, Goldberg A, Friedenberg FK. Pathogenesis and outcomes of traumatic injuries of the esophagus. Dis Esophagus. 2014;27:630. doi:10.1111/dote.12132.
30. Schweigert M, Solymosi N, Dubecz A, et al. Endoscopic stent insertion for anastomotic leakage following oesophagectomy. Ann R Coll Surg Engl. 2013;95(1):43–7. doi:10.1308/003588413X13511609956255.

第 9 章 肺损伤

Joseph Rabin

简介

大多数胸部创伤患者(穿透伤或钝性伤),可以进行非手术治疗,包括观察和胸腔闭式引流术[1-3]。当有手术指证时,肺切除术的目的是控制肺部出血或切除受损组织[4]。需要开胸术的钝性伤患者通常具有更严重的损伤,手术更加复杂,并且死亡率更高[1-5]。

紧急或急诊开胸手术探查的指征包括伴休克的胸部穿透伤、胸管放置后胸管引流超过 1000~1500mL、胸管持续引流或持续出血大于200mL/h、大量漏气和心脏压塞[2,6]。胸管引流多表明持续出血需要手术控制,而大量漏气提示严重气管支气管损伤。通常需要行支气管镜检查,全面评估主要气道损伤,以帮助规划合适的手术和切口。在需要开胸手术止血的创伤患者中,有 1/3 还需要行肺部分切除术[1]。治疗严重胸部创伤患者需要了解胸外科手术操作,以便有效控制不稳定的活动性出血。首先需要明确的问题是使用哪种切口或入路,其次是确定应该执行哪些程序。

切口

手术切口有多种选择,重要的是熟悉每种方法相关的优点和局限性。最终使用的胸部切口应该能够同时解决相邻位置(包括颈部和腹部)的潜在损伤[7]。

前外侧开胸术

这种切口可快速完成,避免了与传统的后外侧开胸术定位相关的耗时问题，并且不需要胸骨锯，可以充分暴露肺门。这种切口是对患者进行抢救复苏手术时最常使用的方法。它也适用于失代偿需要行剖腹探查术的患者。最后，这种切口能够延伸到对侧胸廓，广泛暴露对侧胸腔和前纵隔（蚌壳开胸术）。其局限性包括后纵隔暴露受限，特别是食管、主动脉和背侧肺部。

乳房下皱襞是切口的标志。分离胸肌，然后分离肋间隙内的肋间肌，通常为第4或第5肋间。胸廓内动脉和静脉位于胸骨附近，如有可能，应予以保留。

双侧前路开胸术

也称为蚌壳开胸术，从前外侧切口开始并延伸穿过中线。可以充分暴露前纵隔、双肺和胸膜腔。手术时需要一个截骨刀、胸骨锯或者钢丝线锯水平劈开胸骨。放置撑开器增加术野。该切口需要找到和结扎胸廓内动脉。

后外侧开胸术

这是用于胸外科手术的经典切口，可以最佳暴露胸部，特别是肺。它需要更充分的准备工作。只有当患者血流动力学稳定，并且损伤局限于单侧胸部时才能使用[8]。正确定位是必不可少的，包括在手术台水平面上的侧面髂嵴最高点的定位，以及填充的豆袋以帮助稳定。放置腋窝卷，同时将小腿弯曲90°，大腿直立，两腿间放置枕头隔开。上臂朝向头部放置，肘部弯曲，并固定在扶手上。通常需要麻醉下使用双腔气管插管和堵塞支气管将单侧肺隔离。弯曲手术床以帮助扩大肋间隙。

切口沿肩胛骨边缘和肩胛棘之间的中间位置，在肩胛下角下方约2~3cm的位置向下，并向前摆动至腋前线，根据需要进入乳房下皱襞。然后分开背阔肌。找到前锯肌，分离相邻的筋膜并保留肌肉。使用肩胛骨牵开器提升肩胛骨增加空间，计数肋骨定位肋间隙。沿着下肋骨的上缘，从前向后用电刀切开合适大小的肋间肌肉，从而进入胸腔。放置Finochietto肋骨牵开器并小心撑开。

所有切口在放置胸管后关闭，通过单独切口放置并固定在皮肤上。肋间间断缝合以重新恢复肋骨。将肌肉缝合到相邻的筋膜，然后逐层缝合皮下和皮肤。

胸骨切开术

这种切口可良好暴露前纵隔，以快速进入心脏、大血管、心包和胸腺。因此，它不是处理肺损伤的主要切口。通过胸骨切开术进行修复可能会发生肺损伤。除了左下肺叶，它确实为许多肺部手术提供充分的暴露。

标准切口是从颈静脉切迹到剑突。颈静脉上切迹的韧带组织用电刀切开，胸骨后侧用手指钝性分离。标记胸骨中线并切开，然后在暂停呼吸时用胸骨锯劈开胸骨。检查胸骨切缘并控制胸骨出血后，放置胸骨牵开器。放置胸管后，切口通常用胸骨线关闭，以重新闭合胸骨，使用 Vicryl 线缝合软组织。

手术技术和个人技巧

急性胸部创伤病例对胸部手术中常规使用的选择性单肺通气提出了挑战。然而，在暂时稳定的患者中，放置双腔管可能非常有用。经验丰富的麻醉师团队可以最大程度地节省时间。然而，对于呼吸功能差的患者，大多数创伤相关的手术是在使用单腔气管插管下进行的。临时的持续通气和手动压迫肺实质可能有助于外科医生克服缺乏单肺通气这一挑战[7]。

一旦进入胸腔，应清除残留的血液并对创伤进行评估。游离下肺部韧带可以给予肺最大活动度(图 9.1)。在确定性计划之前，应确定相关的胸壁和(或)血管损伤。评估暴露是否充分。如果暴露不够，应扩大切口和(或)对侧切口以便于充分暴露。如果已使用胸骨切开术，应考虑前外侧开胸术。如果已使用前外侧开胸术，则应考虑转换为“蚌壳”式。应避免在切口暴露不足的情况下进行手术。

肺叶切除术和肺切除术等常规肺切除手术与高死亡率有关。其他较少病变的“肺组织保留”技术已经得到发展，包括肺缝合修补术、气管切开术和非解剖性肺切除术。这些有限范围的手术通常使用吻合

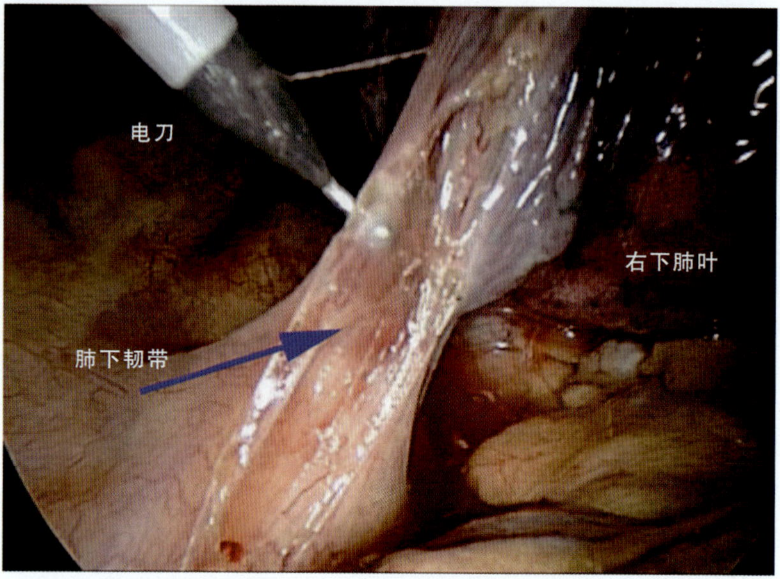

图 9.1 切开肺下韧带。[Copyright 2009, used with permission from CTSNet (www.ctsnet.org). All rights reserved.]

器,具有手术时间较短、出血少和切除肺组织较少等优点,有助于改善预后[9,10]。人们还应该熟悉所有可能的手术选择,但如果尝试肺组织保留失败,则应准备进行更大范围的切除[11]。无论何种类型的肺部手术,充分暴露都是至关重要的。这可以通过选择如前所述最合适的切口和进入胸腔后增大肺活动度来实现。包括切开任何肺粘连[7]。

肺缝合修补术

这是一种常用的技术，通过直接缝合有活动性出血的肺损伤,以实现止血和封闭漏气(图 9.2)。可以使用连续锁边缝合技术来止血[12]。这只能用于外周浅表性肺损伤。穿刺伤口的入口和出口通常不能被彻底缝合,因此止血可能无法实现。其风险是仅控制了可见的出血,而活动性出血可能被掩盖,持续的未控制的出血进入肺实质可能导致肺内分流、支气管肺瘘、误吸、肺炎或感染,以及 ARDS 呼吸衰竭[2,9,13,14]。

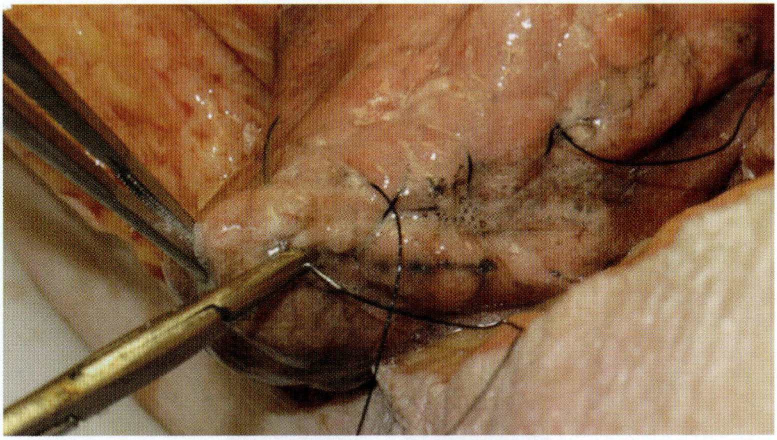

图 9.2　肺缝合修补术。

束切断术

这是一种可快速控制深部肺实质出血、不累及肺门静脉或中央支气管等结构的技术。历史上该技术曾用于上述损伤，有助于避免肺部切除术，从而保留肺组织，同时防止肺实质残留血肿[1,11,14,15]。识别受伤组织的入口和出口，沿伤口处放置切割缝合器（图 9.3）。沿伤口放置 GIA 或 TA 切割缝合器。找到出血血管和受伤气道，并用可吸收缝合线结扎。在控制出血和漏气后，可以用连续锁边缝合线关闭肺组织，或者如果可行的话，边缘可采用切割缝合器缝合[8,12,14,15]。

与常规肺切除术相比，束切断术通常手术时间较短，出血少，也较少出现严重的低体温和凝血病。在进行束切断术时，如果出血不能充分控制，通常是由于中央损伤造成的，应该尽早考虑更广泛的切除术[13]。

术后并发症包括出血和呼吸衰竭。出血可能是外科手术引起或继发于凝血病，手术小组应仔细评估。因为常见肺不张和肺叶塌陷，这些患者术后还需要积极的肺部清理，需要重复支气管镜检查清理呼吸道分泌物以保证充分的通气[15]。据报道，束切断术会增加感染风险[10]。但目前相关资料有限。

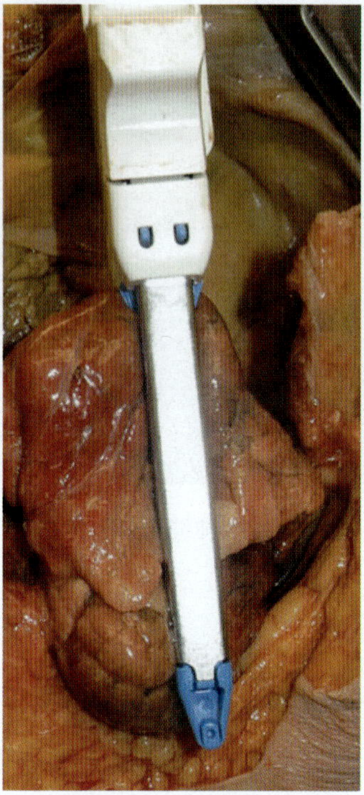

图 9.3　束切除断术：沿伤口的出口和入口放置 GIA 切割缝合器。

楔形切除术

这是采用外科切割缝合器对小的外周损伤进行非解剖性肺切除术[1]，其目的是尽可能少切除正常肺实质。应尽可能更小范围行非解剖性切除术，避免创伤中进行常规解剖性肺叶切除术带来的相关风险[9,10]。

该操作通常是直接的，在肺叶钳固定下，通过使用线性切割吻合器切除受损的实质(图 9.4)。然后检查缝合线，以确保没有漏气和充分止血[16]。如果需要，可以再次使用切割缝合器或缝合加固。

解剖性切除术：肺叶切除术和全肺切除术

该操作通常用于中央损伤或不能通过有限切除而需要广泛肺叶

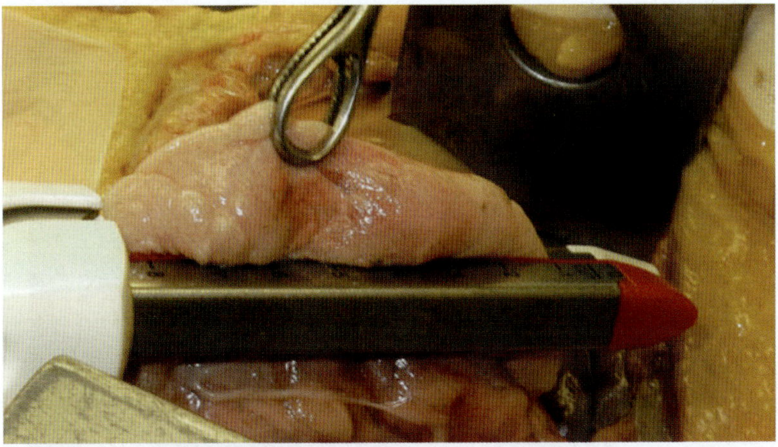

图 9.4　GIA 切割缝合器行右下肺楔形切除术。

切除的复杂的损伤[4,13]。大多数解剖性切除术用于控制出血，主要是不可修复的支气管损伤、肺门损伤或肺实质损伤。对于单个肺叶广泛的肺实质损伤，可以采用标准的肺叶切除术。可以使用标准解剖方法或更加快速的切割缝合方式进行。解剖性切除术更常用于主肺动脉附近的损伤，或者当认为切割缝合器不是安全选择时，而在更不稳定和钝性伤的患者中经常使用切割缝合器进行肺叶切除术[10]。导致出血性休克的肺门损伤可能需要全肺切除术。肺门出血的控制具有挑战性，已经使用的技术包括手动压迫肺门、夹闭肺门和肺扭转（图 9.5 和图 9.6）。近端肺门损伤可能需要打开心包才能控制血管[7](图 9.7)。

理想情况下，分别游离并结扎肺动脉和静脉分支，通常使用血管切割缝合器进行该操作，还可以使用血管缝合线缝合结扎。主支气管也应行切割缝合，注意残端应尽量短。若患者全身情况极为危重，可使用切割缝合器整体切除肺叶(图 9.8)。

如果可能，我们倾向于游离周围组织覆盖支气管残端。在肺叶切除术中若能完成此操作是较为理想的，若行肺切除术，我们强烈推荐是更有必要的。存在多种操作方法，最简单的是使用肋间肌，可以提供足够大的覆盖(图 9.9)。也可以使用舌状心包(图 9.10)。可以根据需要

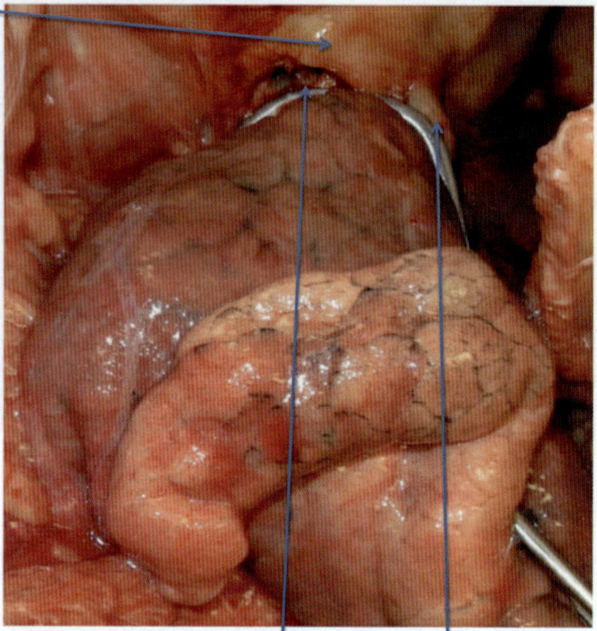

图 9.5 夹闭左侧肺门。左主支气管未显露。

增大。最后,可以使用背部肌肉或背侧皮瓣,可以提供更好、更大范围的覆盖。

创伤性肺切除术与肺血管阻力急剧增加导致的右心衰竭相关的术后发病率和死亡率显著相关。最重要的选择是早期决定做全肺切除术。急性右心衰竭虽然常见,但如果在患者难治性休克之前早期进行手术,则可以最大限度地控制。我们开始常行支持性治疗,如 OR 中使用肺动脉血管扩张剂和血管扩张剂。经食管超声心动图可以提供有用的信息。最后,我们通常开放心包,让心脏右侧留存膨胀空间,以避免填塞。还有一些有限的经验表明,早期启动 ECMO 支持也可能会改善预后[17]。与不具有胸膜腔连续术后引流的选择性肺切除术相比,应考虑

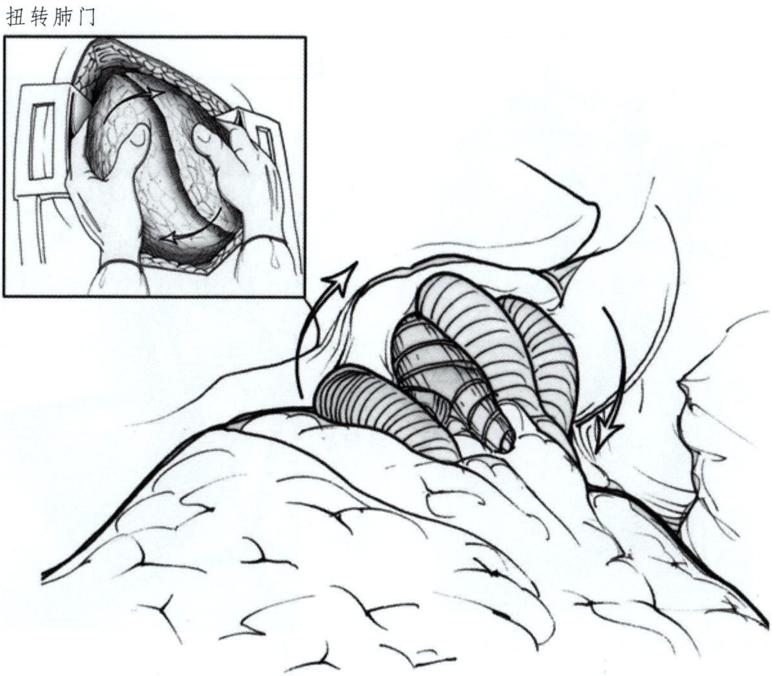

图 9.6　肺门扭转。顺时针旋转上、下肺叶，使近端闭塞肺血管，实现肺门扭转。

创伤性肺切除术患者术后出血和凝血病通常需要被动引流。胸管应连接水封瓶，但不吸引。

损害控制

损害控制原则包括简要的手术程序、控制威胁生命的出血、暂时关闭胸腔，以及将患者送到重症监护病房治疗。待病情稳定后，返回手术室进行确定性治疗[18]。胸部严重创伤和出现相关的生理紊乱以及休克的患者，需要紧急行胸部手术才能控制损伤。暂时闭合胸部有助于在重症监护病房复苏患者时预防胸腔综合征[19]。特殊类型的肺部伤口包括胸部穿透伤和收缩压<90mmHg 的患者，以及接受紧急开胸术的患者[20]。

严重肺损伤的胸部损害控制方法包括横向夹闭肺门、缝合器夹闭

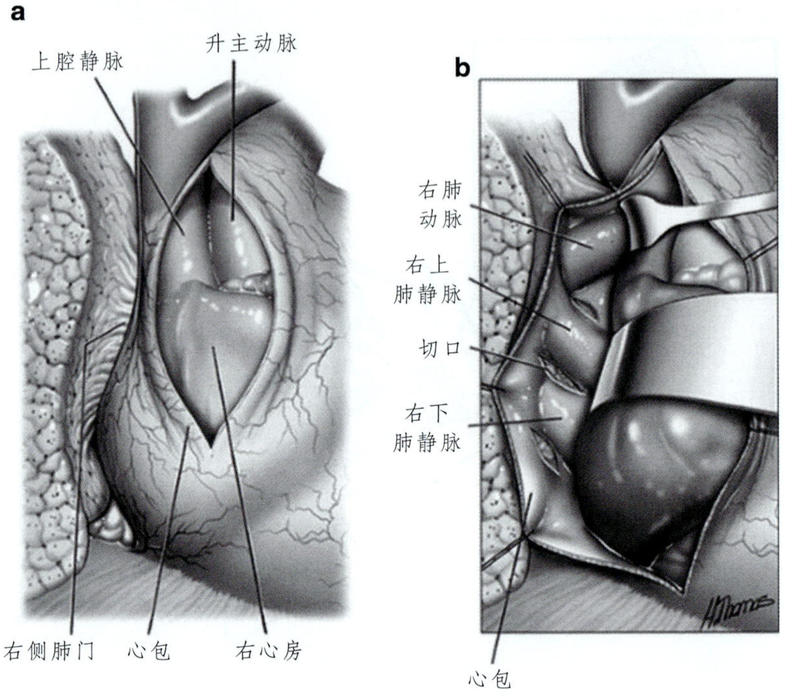

图 9.7　右肺门的心内暴露。(a) 切开心包。(b) 暴露上腔静脉旁的肺血管。(Reprinted with permission from: Shields, LoCicero, Ponn, and Rusch. General Thoracic Surgery 6th edition. Lippincott Williams and Wilkins. 2005.)

肺门和肺门扭转。肺门扭转包括分离下肺部韧带并向上旋转下叶，从而扭转主要肺血管并控制出血。常规的肺切除术和经典的控制肺门脉管系统与这些更快的技术相比有所延迟[21-23]。其他胸部损害控制策略包括利用大型吻合器进行非解剖楔形切除术和束切开术。为避免空气栓塞、继发的实质内出血和随后的感染，肺部出血和漏气的伤口应避免缝合入口和出口[22,23]。

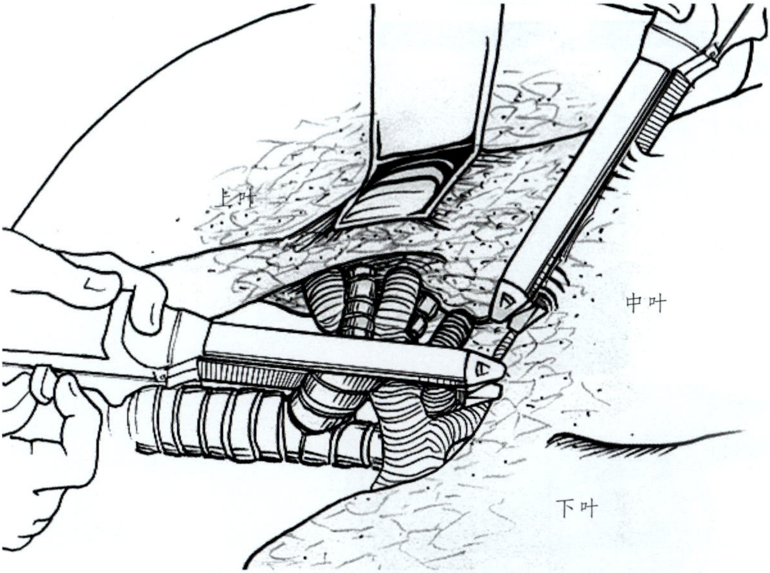

图 9.8　切割缝合器行切除术。GIA 切割缝合器快速切除肺叶,GIA 将支气管和血管分开,并将其分隔肺裂。

术后并发症

胸外伤术后并发症中肺不张和持续漏气最常见。肺不张的治疗包括早期活动、鼓励呼吸锻炼、经鼻吸入,以及可能需要支气管镜检查积极清除分泌物。漏气常常需要额外的处理措施(如支气管镜检查),对于持续时间超过数周的漏气甚至需要二次手术。延迟漏气的发生通常与感染有关,如果没有对支气管残端手术修复与闭合,需要立即引流和抗生素治疗。一般而言,死亡率和发病率随着肺切除的扩大而增加。特别是创伤性肺切除术患者死亡率高达 50%,总体预后非常差。其他并发症包括感染、肺炎、呼吸衰竭、凝血病和脓肿[4,24]。

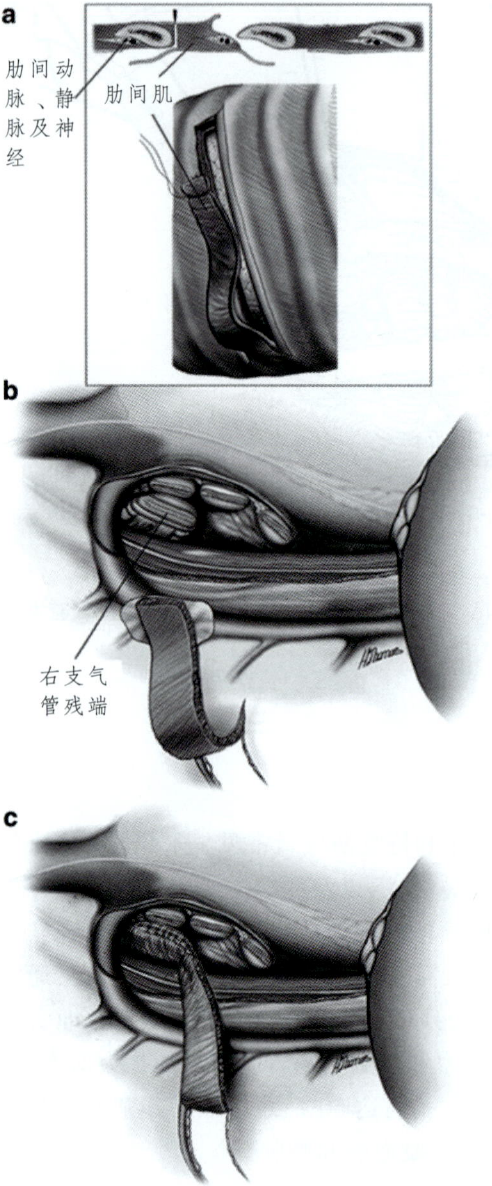

图 9.9 肋间肌瓣。(a)肋间皮瓣的构造。(b)肋间皮瓣应用于支气管之前的右侧肺门。(c)皮瓣应用于支气管和对支气管周组织缝合。(Reprinted with permission from: Shields, LoCicero, Ponn, and Rusch. General Thoracic Surgery 6th edition. Lippincott Williams and Wilkins. 2005.)

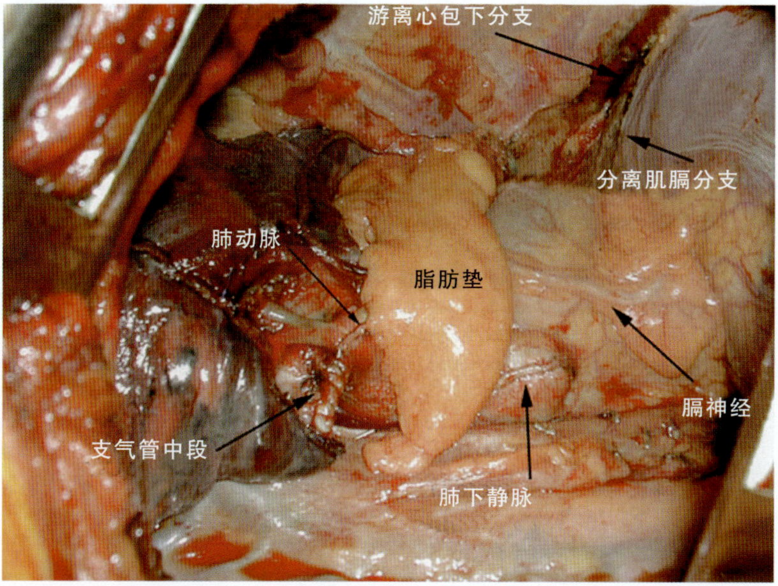

图 9.10 游离心包脂肪垫覆盖中段支气管残端，保留膈神经。[Copyright 2008, used with permission from CTSNet (www.ctsnet.org). All rights reserved.]

（王于昌 译 李占飞 校）

参考文献

1. Huh J, Wall Jr MW, Estrera AL, Soltero ER, Mattox KL. Surgical management of traumatic pulmonary injury. Am J Surg. 2003;186:620–4.
2. Meredith JW, Hoth JJ. Thoracic trauma: when and how to intervene. Surg Clin North Am. 2007;87:95–118.
3. Stewart KC, Urschel JD, Nakai SS, Gelfand ET, Hamilton SM. Pulmonary resection for lung trauma. Ann Thorac Surg. 1997;63:1587–8.
4. Martin MJ, McDonald JM, Mullenix PS, Steele SR, Demetriades D. Operative management and outcomes of traumatic lung resection. J Am Coll Surg. 2006;203:336–44.
5. Karmy-Jones R, Jurkovich GJ, Nathens AB, Shatz DV, Brundage S, Wall Jr MJ, et al. Timing of urgent thoracotomy for hemorrhage after trauma. Arch Surg. 2001;136:513–8.
6. Demetriades D, Velmahos GC. Penetrating injuries of the chest: indications for operation. Scand J Surg. 2002;91:41–5.

7. DuBose J, O'Connor JV, Scalea TM. Lung, trachea and esophagus. In: Mattox KL, Moore EE, Feliciano DV, editors. Trauma. 7th ed. New York: McGraw Hill; 2013. p. 468–84.
8. Petrone P, Asensio JA. Surgical management of penetrating pulmonary injuries. Scand J Trauma Resusc Emerg Med. 2009;17:8.
9. Cothren C, Moore EE, Biffl WL, Franciose RJ, Offner PJ, Burch JM. Lung-sparing techniques are associated with improved outcome compared with anatomic resection for severe lung injuries. J Trauma. 2002;53:483–7.
10. Karmy-Jones R, Jurkovich GJ, Shatz DV, Brundage S, Wall MJ, Engelhardt S, et al. Management of traumatic lung injury: a western trauma association multicenter review. J Trauma. 2001;51:1049–53.
11. Gasparri M, Karmy-Jones R, Kralovich KA, Patton Jr JH, Arbabi S. Pulmonary tractotomy versus lung resection: viable options in penetrating lung injury. J Trauma. 2001;51:1092–7.
12. Asensio JA, Demetriades D, Berne JD, Velmahos G, Cornwell EE, Murray J, et al. Stapled pulmonary tractotomy: a rapid way to control hemorrhage in penetrating pulmonary injuries. J Am Coll Surg. 1997;185:486–7.
13. Velmahos GC, Baker C, Demetriades D, Goodman J, Murray JA, Asensio JA. Lung-sparing surgery after penetrating trauma using tractotomy, partial lobectomy, and pneumonorrhaphy. Arch Surg. 1999;134:186–9.
14. Livingston DH, Hauser CJ. Chest wall and lung. In: Feliciano DV, Mattox KL, Moore EE, editors. Trauma. 6th ed. New York: McGraw Hill; 2008. p. 525–52.
15. Wall Jr MJ, Villavicencio RT, Miller CC, Aucar JA, Granchi TA, Liscum KR, et al. Pulmonary tractotomy as an abbreviated thoracotomy technique. J Trauma. 1998;45:1015–23.
16. Ferguson MK. Thoracic surgery atlas. Philadelphia, PA: W.B. Saunders; 2007. p. 6–32.
17. Halonen-Watras J, O'Connor J, Scalea T. Traumatic pneumonectomy: a viable option for patients in extremis. Am Surg. 2011;77:493–7.
18. Vargo DJ, Battistella FD. Abbreviated thoracotomy and temporary chest closure, an application of damage control after thoracic trauma. Arch Surg. 2001;136:21–4.
19. O'Connor JV, Dubose J, Scalea TM. Damage-control thoracic surgery: management and outcomes. J Trauma Acute Care Surg. 2014;77:660–5.
20. Wyrzykowski AD, Feliciano DV. Trauma Damage Control. In: Feliciano DV, Mattox KL, Moore EE, editors. Trauma. 6th ed. New York: McGraw Hill; 2008. p. 851–69.
21. Wilson A, Wall Jr MJ, Maxson R, Mattox K. The pulmonary hilum twist as a thoracic damage control procedure. Am J Surg. 2003;186:49–52.
22. Phelan HA, Patterson SG, Hassan MO, Gonzalez RP, Rodning CB. Thoracic damage-control operation: principles, techniques, and definitive repair. J Am Coll Surg. 2006;203:933–41.
23. Wall Jr MJ, Soltero E. Damage control for thoracic injuries. Surg Clin North Am. 1997;77:863–78.
24. Burke SJ, Faber LP. Complications of pulmonary resection. In: Little AG, editor. Complications in cardiothoracic surgery, avoidance and treatment. Elmsford, NY: Blackwell; 2004. p. 67–91.

第 10 章 心脏损伤

Ron Tesoriero

简介

心脏创伤不常见,主要见于城市创伤中心[1]。尽管手术技术、院前治疗和复苏方面已经取得进步,但心脏损伤死亡率仍然非常高。事实上,数十年来其生存率并没有明显改善[1-6]。影响不良结局的一个偏倚因素是将遭受致死性伤害的患者快速转运至医院[4,7]。

仅考虑在创伤中心进行治疗的患者时,心脏损伤的发生率相当低。在一项使用国家创伤数据库(NTDB)的研究中,Asensio[8]明确心脏穿透伤的发病率为 0.16%;而在一项对单中心 7 年的回顾性分析中,Rhee[4]发现 210 例纳入者中仅有 1 例发生心脏穿透伤。钝性心脏破裂的患者得到治疗并生存的数量更少见,总发生率为 0.041%[9]。据估计,胸部显著钝性伤后,立即死亡的患者 8%~86%是由于钝性心脏破裂[9]。

大多数心脏穿透伤(58%~76%)为枪伤(GSW)[1,4,8],而刺伤占剩余的大多数。不幸的是,GSW 相关的死亡率(32.6%~84.9%)明显高于刺伤(9.7%~35%)[1,4,10]。钝性心脏破裂是死亡率最高的心脏创伤,死亡率接近 90%[9]。

历史

1926 年,Claude Beck 在一篇综述中讨论了心脏损伤的治疗历史,描述了三个不同的时期:神秘主义(16 世纪的古代)、实验与观察(16~19 世纪末)和心脏修复(20 世纪初至今)[11]。

荷马的《伊利亚特》[12]是已知的最早对心脏损伤进行描述的著作,

古代的作者包括希波克拉底[13,14]、亚里士多德[15]和盖伦[16]认为,这些损伤是普遍致命的[14]。在 16 和 17 世纪,Hollerius[14,17]提出了这样一个观点:并不是所有的心脏损伤都是致命的,而 Wolf[18]和 Cabriolanus[14]描述了心脏损伤的愈合。

Morgagni 报道了第一例创伤性心脏压塞。Larrey 描述了通过将导管从刺伤伤口处插入胸部成功治疗了创伤性心脏压塞[14]。外科医生修复心脏时存在很大的阻力,这是因为 Billroth 为代表的一种说法:这种尝试"接近于那种出卖灵魂和疯狂的外科医生的手段"[11,14]。

尽管面对这种阻力,Roberts 仍建议可以缝合心脏损伤,而 Block 表示在兔子模型中成功修复心脏损伤并使之存活是可能的[11,14]。在 19 世纪 90 年代后期,Axel Cappelen 成功修复左心室撕裂,证明了心脏修补的可行性,尽管患者随后死于败血症[11,14]。

心脏修复的新时代开始于 Ludwig Rehn,他在 1897 年德国外科学会第 26 次大会上描述了右心室创伤后的成功修复。他表示:"心脏修补的可行性不存在疑问……我相信这种情况不会让我们继续惊讶,而是进一步探索心脏手术领域。让我再说一遍,我相信通过心脏修补术可以挽救许多以前认为已经无法挽救的生命"[19]。

随后的一个世纪见证了心脏手术爆炸式的创新和进步,其中包括正压通气和体外循环。同时,创伤患者的院前急救、转运和容量复苏概念,以及麻醉和重症监护专业的发展,这些都使心脏损伤患者的预后不断得到改善[20,21]。

技术

诊断

初步评估

6.4%的胸部穿透伤患者发生心脏损伤[22]。那些累及"心脏盒"(锁骨之下、肋缘之上、中间到锁骨中线的虚拟区域)(图 10.1)的创伤是最麻烦的[23]。然而,在"盒子"之外发生的创伤也可能导致心脏损伤[24,25],并

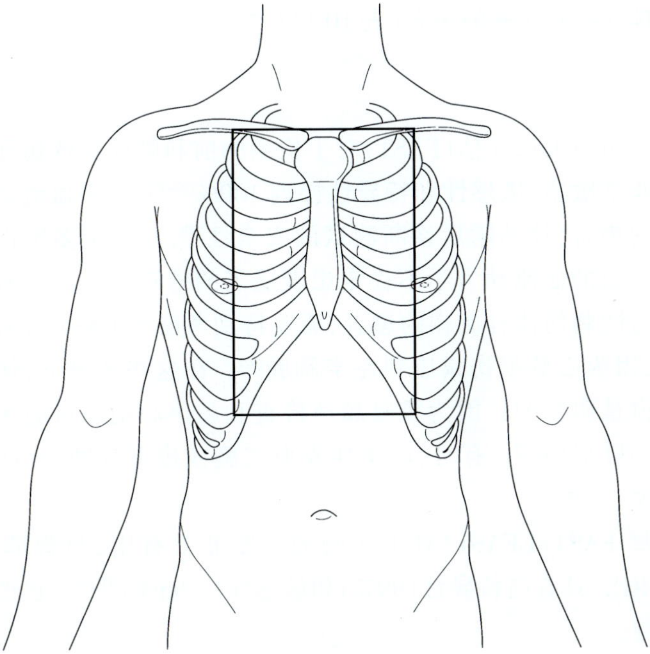

图 10.1　心脏盒。发生在锁骨以下、肋弓缘以上、锁骨中线之间界限内的穿透伤，应该高度怀疑心脏损伤。但发生于该边界以外的伤口也不能排除心脏损伤。

且这种损伤相关的死亡率增加至少部分与临床医生重视不够导致的诊断延迟有关[24]。

心脏创伤患者即使血流动力学暂时稳定，仍随时可能出现心搏骤停。血流动力学不稳定的心脏创伤患者可能存在出血、心脏压塞或两者兼有。因为心包质地致密坚韧，少量血液(30~50mL)的积聚便可引起 Beck 三联征(心音低钝、低血压和颈静脉怒张)。创伤患者早期复苏和生命支持治疗中较易忽略心脏压塞，易发生延迟诊断。由于心包内压力升高导致心脏充盈减少，从而导致心排血量下降、低血压和死亡。

必须快速完成评估，包括简要的病史、伤口位置和可能轨迹以及患者的心肺状态。急诊室复苏性开胸术可能挽救极端危重患者的生命[1,10,20,23,26,27]。根据西部创伤学会的建议，其适应证已经扩大到无生命迹象且院前时间很短、钝性伤伴心搏骤停，以及出现心脏压塞体征或不能排除心脏压塞的患者(表 10.1)[27,28]。

FAST

创伤超声重点评估(FAST)对于检测胸前和胸腔穿透伤导致的心包积血非常敏感，敏感性和特异性接近 100%[29-31]。对于血流动力学需要维持的患者，评估随后诊断测试的安全性[30]，并确定多发伤和潜在的多腔出血的血流动力学不稳定患者适当的处理方法尤其有用。胸前区穿透性刺伤伴有血胸的患者，需要特别考虑到 FAST 检查的假阴性结果，因为心脏损伤减压到左半胸腔[32]。在这些情况下，使用剑突下心包窗是明智的，因为重复超声检查和超声心动图可能无法诊断潜在的心脏损伤[32]。有时，由于伴发血气胸或皮下气肿，无法获得足够的视窗。

拓展 FAST(EFAST)对于气胸的诊断非常有用，与胸部 X 线片(CXR)相比，具有高特异性(99%)和敏感性(> 95%)[33,34]。它也可用于诊断血胸。

CXR

CXR 对于协助判断子弹轨迹、发现伴随的胸部损伤和制订手术计划都很重要。即使在血流动力学的临界情况下，大多数患者也可以进行检查。对于那些需要紧急手术干预的患者，可以在手术台上置板，手术前行 CXR [25]。

表 10.1 复苏性开胸术的禁忌证

钝性伤后院前 CPR >10min，无反应[a]
穿透伤后院前 CPR >15min，无反应[a]
心搏骤停，无心包压塞

Adapted from a Western Trauma Association study [27].

[a] 创伤超声重点评估(FAST)发现存在心脏电活动或心脏跳动。

剑突下心包开窗术

剑突下心包开窗术在明显和隐匿性心脏损伤中已经得到很好的验证[6]。当超声波检查结果不明确、无法获得超声视窗、不能使用超声或者伴有心前区刺伤相关的左侧血胸时，可以使用该方法[32]。在手术室(OR)全身麻醉后进行，适当遮盖准备，必要时进行胸骨切开术。如果可能，最好在麻醉诱导之前使患者充分准备和遮盖，因为当血管舒张和正压通气造成前负荷下降时，代偿性压塞的患者可能快速恶化为心脏停搏[6]。一般切口选择在剑突中线，便于解剖和暴露[6]。然后用牵开器抬起远端的胸骨。找到膈肌并压低，钝性剥离找到心包。务必谨慎止血，预防心包窗导致难以解释的结果。确定后，用 Allis 钳钳夹心包并切开。如果有凝血块或血液溢出，应立即中转为胸骨切开术。

切口

胸骨正中切开术

胸骨正中切开术对于明确有心脏损伤的稳定患者或稍微稳定的患者最有用[20]。它可以提供良好的纵隔显露，如有需要可以直接延长为剖腹术。我们的经验是通过胸骨切开术可以探查大多数创伤；即使伴随肺损伤也可以探查，因为靠近两侧胸腔。经验较少的外科医生采用此切口时，可能会感觉显露受到限制，此时可根据需要采用前外侧开胸术扩大切口。

前外侧开胸术

前外侧开胸术是血流动力学极度不稳定的危重患者的首选切口(图 10.2)，必要时可扩大为右前胸蚌壳开胸术(图 10.3)。对于紧急开胸术是最有用的[1,4,10,20,23,26]。它也可用于剖腹术期间疑似心脏损伤的患者出现恶化以及贯穿纵隔伴血流动力学不稳定患者[20,23]。必须注意切口不要太低，否则暴露可能受限，导致关闭胸部和胸骨受到限制[6]。在血流动力学维持下的患者和正进行剖腹术伴胸部穿透伤的患

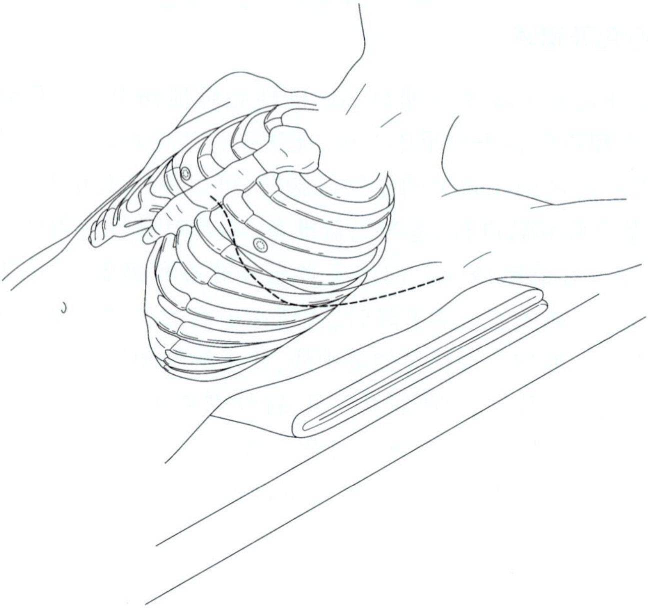

图 10.2 左前外侧开胸术。切口位于乳房下皱襞，第4肋间到身体同侧的腋窝。左胸下放置卷轴帮助延长切口，改善后侧胸腔结构的显露。

者，若需要快速进胸，可在左侧胸部放置卷轴使其抬高20°，从而改善显露[6]。

当采用蚌壳开胸术时，在修复心脏损伤后结扎胸廓内动脉很重要[20]。此时动脉经常会出现血管痉挛，因此容易被忽视。忽视此步骤时，术后常可能因出血而需要再次手术止血。

暴露和实时控制

心包切开术是评估受伤心脏的第一步。存在心脏压塞时，心包张力大而难以控制，此时做切口可能损伤其下的心脏结构。术中可使用Allis钳协助控制心包。首先做一个1~2cm的切口，用Metzenbaum剪刀逐步切开心包[20,23]。当从前外侧开胸时，找到膈神经，并将心包向前和纵向广泛打开。如果需要进一步显露，切口可以在心包基底部延伸。当使用胸骨切开术时，从下方开始沿中线切开心包膜，同时避开膈神

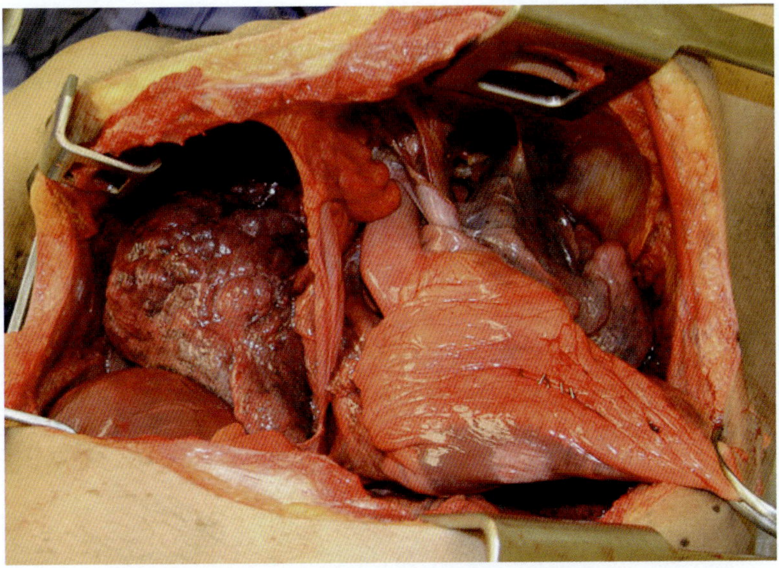

图 10.3 双前外侧蚌壳开胸术。左前外侧的胸骨切开术可以延伸到胸骨,在右边进入第 4 肋间。这可以很好地暴露纵隔和双侧胸膜腔。必须注意适当的切口位置,切口过低可能会限制上纵隔和胸部血管的显露。(Facilities: Surgical Laboratory, Anatomical Services Division, School of Medicine, UMB. Cadavers and specimens: Anatomical Donor, Maryland State Anatomy Board.)

经。在血流动力学稳定的患者,可以悬吊心包,便于显露和修复[6]。

心包开放后,应快速评估心脏损伤的位置和程度,特别注意是否存在多处损伤,以及后侧、间隔或瓣膜损伤的伤口类型。探查胸部大血管也很重要。美国创伤外科协会 (AAST) 器官损伤量表 (OIS)[35](表 10.2)可用于对损伤进行分类,已证实可预测死亡率[1,10,20],但对术中决策没有帮助。

可用于获得临时控制的技术包括直接手指按压止血、放置 Foley 导管、血管钳部分钳夹及使用皮肤缝合钉。直接手指按压止血 (图 10.4)最有用。它提供触觉反馈,减少伤口扩大的可能,外科医生可用另一只手进行修复。 Foley 导管放置(图 10.5)可用于部分封闭较大的伤口,但必须注意轻轻牵拉导管以防止继续出血,并用盐水充盈球囊,以

表 10.2 美国创伤外科协会(AAST)器官损伤量表:心脏损伤

级别	损伤描述
Ⅰ	钝性心脏损伤伴轻微心电图异常(非特异性 ST 或 T 波变化、房性或室性期前收缩、持续窦性心动过速)
	钝性或穿透性心包损伤,无心脏损伤、心脏压塞或心脏疝
Ⅱ	钝性心脏损伤伴心脏传导阻滞(右或左束支、左前束或房室束)或缺血变化(ST 压低或 T 波倒置),无心力衰竭
	穿透性伤口累及心肌,但未累及心内膜,无心脏压塞
Ⅲ	钝性心脏损伤伴持续(≥6 次/分钟)或频发室性期前收缩
	钝性或穿透性心脏损伤伴间隔破裂、肺动脉瓣或三尖瓣关闭不全、乳头肌功能障碍或远端冠状动脉闭塞,无心脏衰竭
	钝性心包撕裂伴心脏疝形成
	钝性心脏损伤伴心力衰竭
Ⅳ	穿透伤累及心肌,未累及心内膜,伴心脏压塞
	钝性或穿透性心脏损伤伴间隔破裂、肺或三尖瓣关闭不全、乳头肌功能障碍或远端冠状动脉闭塞,伴心力衰竭
	钝性或穿透性心脏损伤伴主动脉瓣或二尖瓣关闭不全
	右心室、右心房或左心房的钝性或穿透性心脏损伤
	钝性或穿透性心脏损伤伴近端冠状动脉闭塞
	钝性或穿透性左心室穿孔
	放射状伤口导致<50%的右心室、右心房或左心房缺失。
Ⅴ	心脏钝挫伤;穿透伤导致任一腔室> 50%的组织缺失
Ⅵ	对于多个伤口的单个腔室或多腔室,增加一个级别

Modified with permission from Moore EE, Malangoni MA, Cogbill TH, Shackford SR, Champion HR, Jurkovich GJ, et al. Organ injury scaling IV: thoracic vascular, lung, cardiac and diaphragm. J Trauma. 1994 Mar;36(3):299 – 300.

防止由于针头不慎扎破球囊导致空气栓塞。对 Foley 的过度牵引可能引起心脏伤口扩大[6]。当损伤到心房,优先选择部分钳夹。尽管皮肤缝合钉快速,但难以达到彻底止血,并且可能导致伤口扩大,需要再次手术确切修复,并且很难去除[1,10,20,23]。

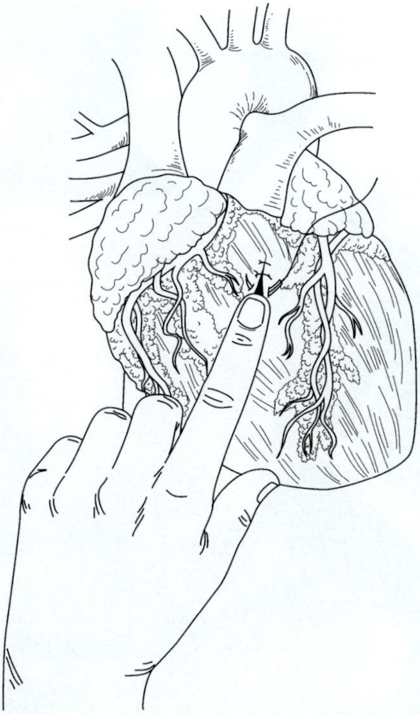

图 10.4 直接手指按压控制心脏伤口。伤口的控制最好直接用手指按压，尽可能避免伤口扩大。术者的另一只手可以直接缝合手指按压正下方的伤口。

通过将第 3 和第 4 手指放置在右心房后面，并用第 2 和第 3 手指夹住压迫，可以实现近似全流入阻塞的 Sauerbruch 手法。如果需要，以血管夹钳夹下腔静脉和上腔静脉(图 10.6)。例如，后侧人的损伤、左心房损伤和右心房侧面和右房上下腔静脉交界处的损伤。不幸的是，酸中毒、低血压的患者耐受性差，并且经常快速恶化为心脏停搏，患者可能复苏失败[20,23]。

中央肺损伤的患者可能需要通过钳夹或肺部扭转肺门以控制出血和预防空气栓塞。这些技术应谨慎使用，因为此类患者耐受性差，会显著增加右心室的后负荷，并且可能因为酸中毒和缺血导致急性右心衰竭或室颤[20,23]。在采用该方法时，应快速控制伤口并逐渐释放夹钳，

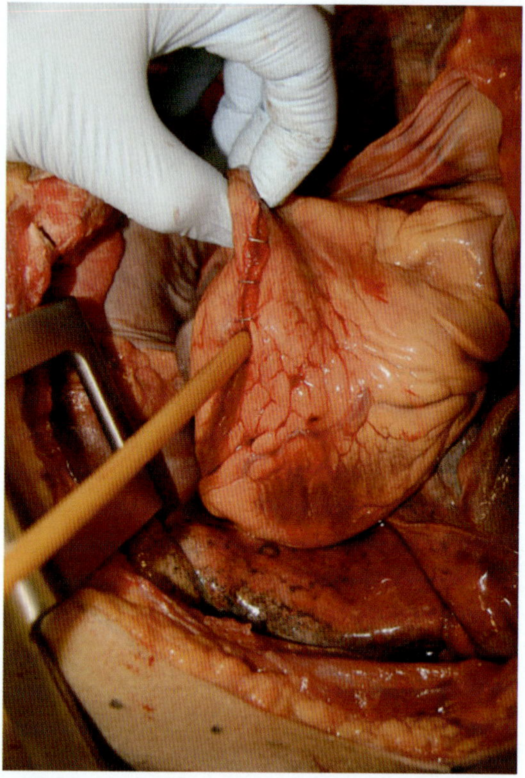

图 10.5 放置 Foley 导管控制心脏伤口。对于较大的伤口，Foley 导管部分控制持续出血，同时行临时或永久的修复。必须小心谨慎，避免过度牵拉导管，否则容易导致伤口扩大。(Facilities: Surgical Laboratory, Anatomical Services Division, School of Medicine, UMB. Cadavers and specimens: Anatomical Donor, Maryland State Anatomy Board.)

以尽量减少上述风险。

确定性修复

心房损伤

由于其压力低，心房损伤通常比心室损伤更容易修复。可以使用血管钳部分钳夹控制出血(图 10.7)。然后采用 3-0 或 4-0 聚丙烯缝合

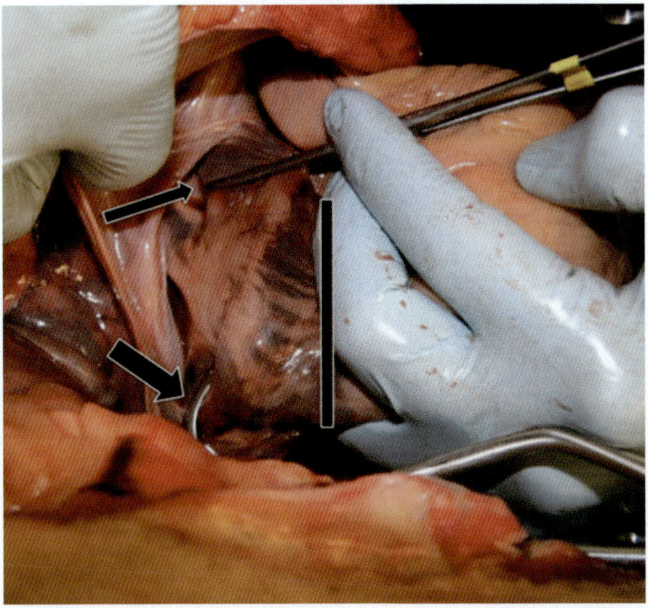

图 10.6 Sauerbruch 手法。为完全阻断心脏血流的流入,可用第 3 和第 4 手指压迫腔静脉与右心房的交界处(实心垂线)。对于心房内侧或心房-腔静脉交界处的损伤,应用血管钳钳夹上腔静脉(窄箭头)和用血管钳或肠道 Allis 钳钳夹下腔静脉(宽箭头)以暂时控制出血。(Facilities: Surgical Laboratory, Anatomical Services Division, School of Medicine, UMB. Cadavers and specimens: Anatomical Donor, Maryland State Anatomy Board.)

线,以连续或间断水平褥式缝合修复。为了避免撕裂,我们更倾向于水平缝合技术。一般不需要垫片。

如前所述,对于右心房和心房-腔静脉交界处的外侧损伤,需要完全阻塞血流流入以显露视野。随后可快速放置肠道 Allis 钳[36],这时可解除回心血流阻断,完成损伤修复,而不会持续影响静脉回流至心脏。

心室损伤

心室是穿透伤中最常见的心脏损伤结构[1,4,8,10,20,23]。伤口应按照前述方式手指压迫控制出血。精确的进针位置是必要的,并且使用适当

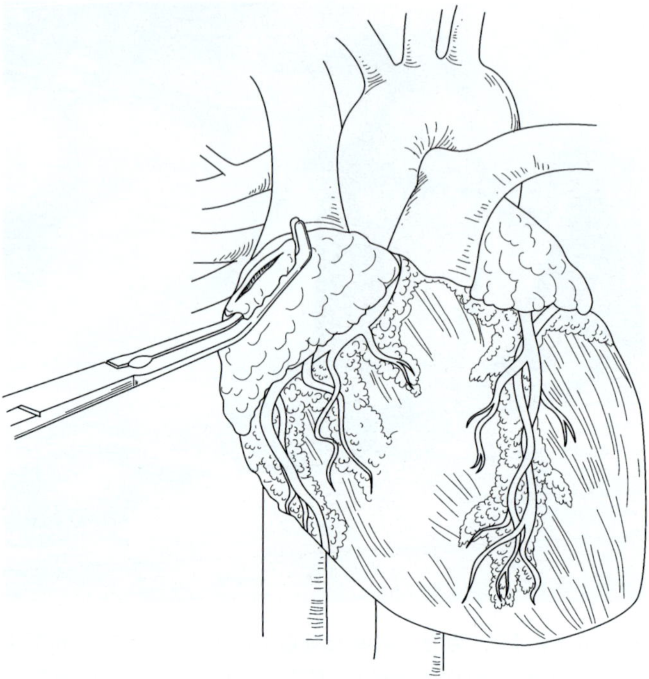

图 10.7 Satinsky 钳控制心房。右心房具有低压和位置靠前的特点,可以很好地控制血管钳的角度。然后再用 4-0 聚丙烯缝合线水平褥式缝合修复。虽然这也可以用于左心房伤口,但其位置偏后且难以耐受向前牵拉,因而无法使用血管钳。

长度和曲率的针,同时沿着针的曲度,有利于足够的组织咬合,从而避免心肌撕裂与损伤的延伸[6]。我们通常采用带 MH 针的 3-0 聚丙烯缝合线,若不可用,SH 针就足够了。在心肌收缩时进行修补,也有助于避免医源性损伤[6]。刺伤可以用连续或水平褥式缝合修复。由于爆炸效应,GSW 往往会造成更大损伤,并导致心肌梗死。这些都可以水平褥式缝合进行修复。虽然大多数情况下可以不使用垫片,但当心肌较薄或特别脆弱时,使用垫片是很有必要的。

后侧损伤

后侧损伤的修复非常困难,因为位置的暴露需要抬升心脏,导致血流流入和流出阻塞，造成低血压、心动过缓和快速恶化为心脏停搏[6]。在灌注心律的患者中，这些修复最好按顺序完成。应暂时抬升心脏，评估损伤，然后将心脏放回原位。恢复后，再次抬起心脏，进行缝合，将心脏放回原位，再次缝合。不断重复，直到缝合完毕。此过程需要耐心，并需要与麻醉团队进行密切沟通，以提供完成修复的最佳机会，避免患者恶化[6]。

冠状动脉及其邻近结构损伤

冠状动脉附近的损伤尤其难以修复，需要精细的缝线进行缝合，以避免动脉或其侧支之间的狭窄，导致远端局部缺血[6,20,23]。最好在冠状动脉床下方用带垫片的缝线垂直缝合修复(图 10.8)。通常应避免使用聚四氟乙烯垫片，因为它们使缝线放置不准确，增加损伤动脉的风险[6]。在穿透伤中，已经证实给予 3mg 腺苷可以引起短暂的心动过缓，从而协助安全地修复心脏[37]。

直接冠状动脉损伤大大增加了心脏创伤的复杂性。如果累及小侧支或冠状动脉远端 1/3，则可以将其结扎而不会导致严重缺血。如果近端冠状动脉受损，需要心脏外科医生早期进行冠状动脉旁路移植，可能需要在心肺转流和心脏停搏下进行[6,8,20,23]。

心内损伤

心脏内部结构的损伤(包括瓣膜和隔膜)在初次修复时经常被忽略，导致大量关于心脏损伤术后并发症的报道[7,38-40]。间隔性损伤或肺动脉瘘导致的左至右分流很难发现，但术中临床医生注意到扩张的右心室或肺动脉并感觉到明显的震颤，可能做出诊断[6,38]。大多数创伤后瓣膜病变存在功能不全，但在初次心脏修复时通常不会被发现。使用术中经食管超声心动图(TEE)有助于诊断心内和近端大血管损伤[6,41]，并可允许心脏外科医生在手术时进行指导修复。如果最初不可用，术后超声心动图检查是非常必要的[7,38,39]，包括所有因心脏损伤行手术修复的患者。

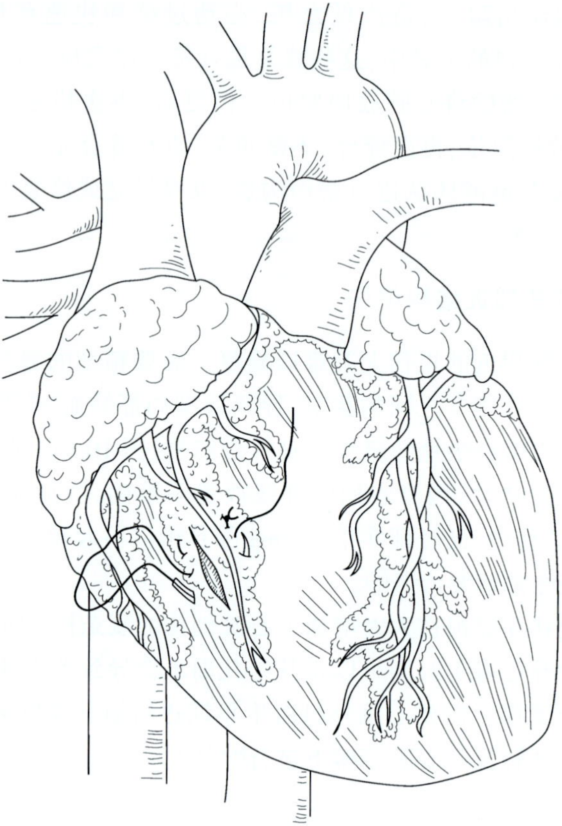

图 10.8 采用带垫片的缝线修复靠近冠状动脉的心脏损伤。无垫片 3–0 聚丙烯缝合线水平褥式缝合修复靠近冠状动脉的心脏创伤，避免动脉狭窄或闭塞。小剂量的腺苷会减慢或引起短暂的心搏骤停，以制造精确缝合的时机。

心脏钝性伤和破裂

钝性心脏破裂是毁灭性的，罕有幸存者。大多数患者在现场死亡[9,42]，而在能存活至创伤中心进行治疗的患者中，死亡率接近 90%[9]。双室损伤、左心室损伤和伴有心包撕裂的损伤与预后不良有关[9]。能存活到接受手术治疗的患者最常见心脏压塞。

这些患者最常见的损伤是上腔静脉或右心房交界处(36.4%)和右

心室破裂(36.4%)[42]。修复方法如前所述,但是由于伤口的大小常常会更加困难。

钝性瓣膜破裂和间隔缺损虽然罕见,但被认为是在心脏等容期对胸部的直接创伤造成的[8,40]。此时由于心脏处于舒张晚期/收缩早期,主动脉瓣和房室瓣闭合并且心脏具有最大体积,血液不能穿过瓣膜排出,心内压力的突然增加可能导致瓣膜和间隔损伤。主动脉瓣损伤最常见,其次是二尖瓣损伤。

在这些多发伤患者中,钝性伤后瓣膜功能不全的症状常常被遗漏。心电图(ECG)显示不明原因的血流动力学恶化、乳酸清除障碍、传导模式异常或室性心律失常,需要超声心动图检查明确病变[40]。当出现症状时,经常需要心外科医生在心肺分流术和心脏停搏下进行修复手术治疗。

空气栓塞

在心脏和胸部钝性伤及穿透伤中,空气栓塞可能比实际发生的更多[43]。机制可能是直接来自心房或心室损伤,或来自肺损伤引起的创伤性肺泡-静脉连接。在后者,应使用血管钳或肺扭转阻断快速控制肺门静脉,以防止继续栓塞。随后血流动力学恶化和心脏停搏,可能是由于空气潴留在流出道和(或)冠状动脉栓塞造成心脏缺血,从而引起心排血量减少。空气栓塞患者应采取头低脚高位,使空气位于心室顶端。内部心脏按压可能有助于消散潴留在冠状动脉和流出道中的空气。尝试在心室、主动脉根部和冠状动脉用针抽吸空气,也许可以挽救生命。开放性超声心动图可能有助于确定下针的位置和时间。

预后

心脏穿透伤患者的总生存率为 19.3%[4],许多患者死于现场。转运至创伤中心的患者生存率为 33%~43%[4,10,23]。不幸的是,在常见致伤原因中,枪弹伤(GSW)生存率(16%)比刺伤(65%)低得多[10,20]。需要紧急开胸手术复苏的患者生存率不足 20%[10,26]。

多项研究提到了预测生存的变量。Tyburski 在一项大型回顾性分析中指出,转运至医院的血流动力学稳定、刺伤和存在心脏压塞的患者生存率较高[2]。Asensio[1]确定了损伤机制(GSW对刺伤),Glasgow昏迷评分(GCS)≤8,改良创伤评分(RTS)≤1,心血管呼吸评分(CVRS)≤3,存在冠状动脉损伤,需要开胸术复苏,心包膜开放时不存在窦性心律作为死亡的预测因素。虽然损伤的解剖部位无法预测结果,但是AAST-OIS确实预测了生存的可能。随着损伤分级的升高,Ⅳ、Ⅴ和Ⅵ级的死亡率逐渐升高,分别为56%、76%和91%。与先前的研究相反,压塞并不会影响预后。

钝性心脏破裂患者的生存率更加令人沮丧。在NTDB的5年分析中,Teixeira等人[9]定义了在钝性心脏破裂后转运至创伤中心的患者存活率为10.8%。对于那些幸存到手术室的患者,存活率增加到了32.4%。孤立性右心房损伤的患者可能有合理的机会获得良好的效果,而双室损伤和钝性心脏破裂伴随心包撕裂导致的严重出血,几乎是致命的[44]。

并发症

常见的并发症包括医院/呼吸机获得性肺炎、长期使用呼吸机和多系统器官功能障碍。在出现过心脏停搏的濒死患者,存活后发生神经系统和认知缺陷的风险增加。复苏性开胸术中存活的患者发生该并发症的风险接近20%[27]。此外,在紧急情况下非严格无菌操作,行开胸术的患者常常存在手术部位(包括纵隔、心包膜、胸膜腔和胸壁)感染的风险。但文献中没有相关报道[45]。

心脏特异相关的并发症主要包括隔膜、瓣膜和传导系统的损伤漏诊[7,38]。也有室壁瘤、心脏假性动脉瘤、心包炎、残留的心内子弹和子弹栓塞的风险。Tang等人[7]报道常规使用超声心动图评估心脏损伤修复患者,术后心脏并发症发生率为17.4%。在这些并发症中,心包积液(47%)最多见,其次为壁运动异常(42%)、射血分数低于45%(42%)、壁内血栓(21%)、瓣膜损伤(21%)、传导异常(10%)、室性假性动脉瘤(5%)和室性动脉瘤(1%)。没有患者要求手术处理。相比之下,Cha及其同事[38]报道手术后心脏并发症发生率为23%,几乎所有患者都需要进一步手术干预。最常见的并发症是室间隔缺损(45%)、主动脉瓣损伤(18%)和传导异常(18%)。大多数患者出现新发的杂音,许多患者在诊断前出现呼吸困难、心脏肥大和充血性心力衰竭。

由于许多并发症在临床上被伴随的损伤掩盖，所以有必要使用术中 TEE,以防止诊断延误和发病率增加[6,41]。如果不能使用术后超声心动图,那么所有心脏损伤的患者修复术后有必要进行超声心动图检查[7,38,39]。

总结

心脏损伤仍然是一个毁灭性的事件,大多数患者在到达创伤中心之前就已经死亡。尽管转运时间缩短,并且院前处理、外科治疗和复苏策略均有所改善,但最初幸存的患者死亡率仍然非常高。许多幸存者受到持续性神经系统和认知缺陷的困扰，复苏后的治疗性低温可能有一定效果[6]。良好的预后需要医生具有敏锐的判断与快速诊断,以及与手术医生、创伤护理和麻醉团队的积极、准确的协调合作。

(王于昌　译　李占飞　校)

参考文献

1. Asensio JA, Murray J, Demetriades D, et al. Penetrating cardiac injuries: a prospective study of variables predicting outcomes. J Am Coll Surg. 1998;186:24–34.
2. Tyburski JG, Astra L, Wilson RF, Dente C, Steffes C. Factors affecting prognosis with penetrating wounds of the heart. J Trauma. 2000;48:587–90. discussion 590–1.
3. Naughton MJ, Brissie RM, Bessey PQ, McEachern MM, Donald Jr JM, Laws HL. Demography of penetrating cardiac trauma. Ann Surg. 1989;209:676–81. discussion 682–3.
4. Rhee PM, Foy H, Kaufmann C, et al. Penetrating cardiac injuries: a population-based study. J Trauma. 1998;45:366–70.
5. Kaplan AJ, Norcross ED, Crawford FA. Predictors of mortality in penetrating cardiac injury. Am Surg. 1993;59:338–41.
6. O'Connor J, Ditillo M, Scalea T. Penetrating cardiac injury. J R Army Med Corps. 2009;155:185–90.
7. Tang AL, Inaba K, Branco BC, et al. Postdischarge complications after penetrating cardiac injury: a survivable injury with a high postdischarge complication rate. Arch Surg. 2011;146:1061–6.

8. Asensio JA, Garcia-Nunez LM, Petrone P. Trauma to the heart. In: Feliciano DV, Mattox KL, Moore EE, editors. Trauma. 6th ed. New York, NY: McGraw-Hill Medical; 2008. p. 569–86.
9. Teixeira PG, Inaba K, Oncel D, et al. Blunt cardiac rupture: a 5-year NTDB analysis. J Trauma. 2009;67:788–91.
10. Asensio JA, Berne JD, Demetriades D, et al. One hundred five penetrating cardiac injuries: a 2-year prospective evaluation. J Trauma. 1998;44:1073–82.
11. Beck C. Wounds of the heart. Arch Surg. 1926;13:205–27.
12. Homer. The Iliad. New York, NY: Farrar, Straus and Giroux; 2004.
13. Hippocrates. The genuine works of Hippocrates. New York, NY: William Wood and Co; 1886. p. 252. Vol 2, sec 6, aphorism 18.
14. Juan A, Patrizio P, Bruno P, Diego P, Supparerk P, Taichiro T, Francisco R, Antonio M, Alan C, Eduardo DM. Penetrating cardiac injuries: a historic perspective and fascinating trip through time. J Am Coll Surg. 2009;208:462–72.
15. Aristotle (384–322 BC). The Partibus Animalium. Lib III, chap 4. Opera Edidit Academia Regia Borrusca, vol 3, 328. As quoted by Beck CS. Wounds of the Heart. Arch Surg 1926;13:205–27.
16. Galen (130–200AD). Medicorum Graecorum Opera. Vol VIII, Lipsiae Prostat in officina Libraria Car. Cuoblochii 1824, Le Locis Affectis. Edited by Kuhn DC: Tome VIII, lib V, chap 2, 304. As quoted by Beck CS. Wounds of the Heart. Arch Surg 1926;13:205–27
17. Hollerius J. Communis aphorismi allegati. Quoted from Fisher G: Die Wuden des Herzeus und des Herzbeutels. Arch Klin Chir 1868;9;571. As quoted by Beck CS. Wounds of the heart. Arch Surg. 1926;13:205–27.
18. Wolf I. Cited by Fischer G. D Die Wunden des Herzeus und des Herzbeutels. Arch Klin Chir. 1868;9:571.
19. Saplacan V, Cuttone F, Massetti M. The ignored birth of cardiac surgery: the history of the surgical treatment of heart wounds and pericardial effusions. In: Piciche M, editor. Dawn and evolution of cardiac procedures: research avenues in cardiac surgery and interventional cardiology. Italy: Springer; 2013. p. 24.
20. Asensio JA, Soto SN, Forno W, et al. Penetrating cardiac injuries: a complex challenge. Injury. 2001;32:533–43.
21. Westaby S, Bosher C. Landmarks in cardiac surgery. Oxford: Isis Medical Media Ltd.; 1997.
22. Mandal AKS, Sanusi M. Penetrating chest wounds: 24 years experience. World J Surg. 2001;25:1145–9.
23. Asensio JA, Stewart BM, Murray J, et al. Penetrating cardiac injuries. Surg Clin North Am. 1996;76:685–724.
24. Elias D, Peter L, Dietrich D, Fabrizio B, Douglas B, Martin S. Penetrating cardiac injuries: recent experience in South Africa. World J Surg. 2006;30:1258–64.
25. Claassen CW, O'connor JV, Gens D, Sikorski R, Scalea TM. Penetrating cardiac injury: think outside the box. J Trauma. 2010;68:E71–3.
26. Rhee PM, Acosta J, Bridgeman A, Wang D, Jordan M, Rich N. Survival after emergency department thoracotomy: review of published data from the past 25 years. J Am Coll Surg. 2000;190:288–98.

27. Ernest M, Knudson MM, Clay B, Kenji I, Rochelle D, Walter B, Ajai M, Martin S, Timothy B, Raul C, Ernest G, Meredith JW, David L, Krista K. Defining the limits of resuscitative emergency department thoracotomy: a contemporary Western Trauma Association perspective. J Trauma. 2011;70:334–9.
28. Burlew CC. Resuscitative thoracotomy. Available at: http://westerntrauma.org/algorithms/WTAAlgorithms_files/gif_8.htm. Accessed October 28, 2013.
29. Rozycki GS, Ballard RB, Feliciano DV, Schmidt JA, Pennington SD. Surgeon-performed ultrasound for the assessment of truncal injuries: lessons learned from 1540 patients. Ann Surg. 1998;228:557–67.
30. Rozycki GS, Feliciano DV, Ochsner MG, Knudson MM, Hoyt DB, Davis F, Hammerman D, Figueredo V, Harviel JD, Han DC, Schmidt JA. The role of ultrasound in patients with possible penetrating cardiac wounds: a prospective multicenter study. J Trauma. 1999;46:543–51.
31. Vivek T, Michael B, John M, Christian T, Michael T. FAST (focused assessment with sonography in trauma) accurate for cardiac and intraperitoneal injury in penetrating anterior chest trauma. J Ultrasound Med. 2004;23:467–72.
32. Chad B, Brian W, Amy W, Jeffrey N, Grace R, David F. A caveat to the performance of pericardial ultrasound in patients with penetrating cardiac wounds. J Trauma. 2009;67:1123–4.
33. Kirkpatrick AW, Sirois M, Laupland KB, Liu D, Rowan K, Ball CG, Hameed SM, Brown R, Simons R, Dulchavsky SA, Hamiilton DR, Nicolaou S. Hand-held thoracic sonography for detecting post-traumatic pneumothoraces: the extended focused assessment with sonography for trauma (EFAST). J Trauma. 2004;57:288–95.
34. Olga B, Nira B-R, Subhi A, Janna F, Anat I, Diana L, Diana G. Sonographic detection of pneumothorax by radiology residents as part of extended focused assessment with sonography for trauma. J Ultrasound Med. 2009;28:749–55.
35. Moore EE, Cogbill TH, Malangoni M, Jurkovich GJ, Champion HR. Scaling system for organ specific injuries. Available at: http://www.aast.org/Library/TraumaTools/InjuryScoringScales.aspx. Accessed October 28, 2013.
36. Henry SM, Duncan AO, Scalea TM. Intestinal Allis clamps as temporary vascular control for major retroperitoneal venous injury. J Trauma. 2001;51:170–2.
37. Kokotsakis J, Hountis P, Antonopoulos N, Skouteli E, Athanasiou T, Lioulias A. Intravenous adenosine for surgical management of penetrating heart wounds. Tex Heart Inst J. 2007;34:80–1.
38. Cha EK, Mittal V, Allaben RD. Delayed sequelae of penetrating cardiac injury. Arch Surg. 1993;128:836–9.
39. Loizos A, Petros P, Christos E, Evagoras N. A penetrating heart injury resulting in ventricular septal defect. Hellenic J Cardiol. 2011;52:71–4.
40. Menaker J, Tesoriero RB, Hyder M, Sikorski R, Scalea TM. Traumatic atrial septal defect and papillary muscle rupture requiring mitral valve replacement after blunt injury. J Trauma. 2009;67:1126.
41. Diana Y, Nir H, Wendy R, Fardad E, Paul S, Aman M. Intraoperative transesophageal echocardiography in chest trauma. J Trauma. 2008;65:924–6.
42. Nan Yu-Yun L, Ming-Shian LK-S, Yao-Kuang H, Feng-Chun T, Jaw-Ji C, Pyng L.

Blunt traumatic cardiac rupture: therapeutic options and outcomes. Injury. 2009;40:938–45.

43. Cothren CC, Moore EE. Emergency department thoracotomy for the critically injured patient: objectives, indications, and outcomes. World J Emerg Surg. 2006;1:4.
44. May AK, Patterson MA, Rue 3rd LW, Schiller HJ, Rotondo MF, Schwab CW. Combined blunt cardiac and pericardial rupture: review of the literature and report of a new diagnostic algorithm. Am Surg. 1999;65:568–74.
45. Gilman K, Ipaktchi K, Moore EE, Barnett C, Gurunluoglu R. Reconstruction of an emergency thoracotomy wound with free rectus abdominis flap: anatomic and radiologic basis for the surgical technique. World J Emerg Surg. 2010;5:12.

第 4 篇

腹部创伤手术技术

第11章 肝脏损伤

Deborah M. Stein

简介

肝脏是腹部最大的器官并易受损伤。虽然轻度和中度损伤可以通过简单的观察来管理，但由于肝脏存在丰富的血液供应，使得重度肝损伤的治疗极具挑战性。需要进行肝脏手术的患者常常存在出血症状，尽管复苏技术已有所改善，但术后死亡率仍约为50%[1,2]，其中合并近肝静脉损伤的患者死亡率高达80%[3-6]。高级别肝损伤术后并发症率高达30%~80%，这取决于损伤的等级以及并发症发生情况[7-10]。

历史

从古希腊和罗马神话中对肝脏损伤的第一次记录，到Hogarth Pringle在1908年描述的“肝蒂阻断”技术[11]，对肝脏损伤的治疗经历了一场革命。从那时起，对于血流动力学稳定的患者，肝损伤的治疗已经从早期的剖腹手术、破裂修补和组织切除变为损害控制性手术以及非手术治疗(NOW)[12-14]。17世纪早期首次报道了肝损伤的成功手术治疗[15]。来自军队和民间创伤的报道都记载了肝损伤手术治疗的成功案例。但是，在现代医学未发展之前，当时肝损伤的并发症率和死亡率与其他大出血疾病一样高[16-20]。1965年，Root首次介绍了诊断性腹膜穿刺灌洗(DPL)技术[21]。对于腹部创伤患者，经诊断性腹腔穿刺灌洗确诊腹腔出血之后实施手术治疗被当作是治疗标准。由于手术的实施，肝损伤的发生率急剧增加。在20世纪80年代早期，CT的采用使得对肝损伤进行选择性治疗成为可能[22]。1989年，Moore等人将美国外科协会制订的器官创伤损伤量表(AAST-OIS)引入肝损伤。之后又在 1995 年进行了更新，该标准将肝损伤程度进行分级，使之既能指导治疗又利于科学研究比较[23,24]。损伤分为Ⅰ~Ⅵ级。其中Ⅰ级和Ⅱ级属于轻度损伤，Ⅲ级是中度损伤，Ⅳ级和Ⅴ级是重度损伤，Ⅵ级损伤指致死性的肝撕脱。详见表 11.1。

非手术治疗在儿童肝损伤被成功实施后，成人肝损伤也开始采纳，最近文献中有越来越多的大型报道[25-29]。1908 年，Pringle 发表了里程碑式的研究，不仅第一次描述了“肝蒂阻断”技术，而且很可能是第一次由外科医生提倡对低级别肝损伤采取非手术治疗。他建议，根据损伤的严重程度来选择治疗方式：

> 轻微的肝裂伤可能会自行愈合而不需要手术干预，因为肝包膜的张力增加可能会压迫止血，但是在严重的肝损伤则不会[11]。

尽管对于低级别肝损伤采取非手术治疗已经被倡导了几十年，但

表 11.1　AAST-OIS 肝脏损伤分级

分级	损伤类型	损伤的描述
Ⅰ级	血肿	包膜下，<10%肝包膜面积
	裂伤	囊膜撕裂，深度<1cm
Ⅱ级	血肿	包膜下，10%~50%面积；实质内出血，直径<10cm
	裂伤	1~3cm 深，长度<10cm
Ⅲ级	血肿	包膜下，>50%表面积或有扩大趋势；包膜下或实质血肿破裂；实质血肿>10cm 或扩大趋势
	裂伤	深度大于 3cm
Ⅳ级	裂伤	裂伤累及 25%~75%肝叶或者同一肝叶内 1~3 个肝段
Ⅴ级	裂伤	裂伤累及 75%肝叶或者同一肝叶内 4 个及以上肝段
	血管损伤	肝静脉损伤
Ⅵ级	血管损伤	肝脏撕脱

Reprinted with permission from Moore EE, Cogbill TH, Jurkovich GJ, Shackford SR, Malangoni MA, Champion HR. Organ injury scaling: spleen and liver. J Trauma. 1995;38(3):323–4.

对于高级别肝损伤的治疗仍有争议。Croce 和 Pachter 在 20 世纪 90 年代中期的研究表明，高级别肝损伤能够被安全地管理[25,26]。他们发现，对于血流动力学稳定的患者来说，无论损伤严重程度和(或)腹腔积血多少，非手术治疗都是安全的。目前认为仅凭血流动力学是否稳定就可以判定哪些肝损伤的患者需要立即进行手术干预[30]。

手术技术和个人技巧

肝动脉、门静脉系统和肝静脉的基本解剖知识，是在复杂肝损伤中保留肝功能、控制出血的关键。熟悉胆道树管道并保留胆道树也很重要(图 11.1)。肝脏解剖学的经典描述是基于外观的，镰状韧带从肝包膜表面延伸到腹壁并将肝脏分成左右两部分。现在最常用的分类方法是将肝脏分为 8 个 Couinaud 肝段，这些肝段是由血管解剖学结构而不是外观分界[31](图 11.2 和图 11.3)。这种分类对肝脏手术的管理更有用，因为它基于安全手术技术的关键结构将肝脏分成了单元。每个 Couinaud 部分的中心有门静脉的供应分支和肝动脉及胆管，肝静脉位于每个部分的边缘。功能性左右肝被 Cantlie 线所划分，即从胆囊底的中部到下腔静脉(IVC)，并包含肝中静脉。门静脉通过左右门静脉将肝分成上段和下段，然后再分为上下分支。肝动脉、胆管与门静脉一起走行。肝静脉引流包括右肝静脉，将右叶分为前段和后段；肝中静脉，在 Cantlie 线上把肝脏分成了右叶和左叶；肝左静脉，将左叶分为内侧和外侧部分。尾状叶即第 I 肝段，由一个或多个短肝静脉引流，直接汇入 IVC。另一个重要的考虑因素是肝外动脉解剖，这在 25%的患者中可能存在变异[32]。最常见的是“副肝动脉”，在这种情况下，右肝动脉起源于肠系膜上动脉而不是肝固有动脉，这是解剖分离肝门和(或)实施“肝蒂阻断”时要慎重考虑的因素。

肝损伤通常在以下两种情况下需要进行手术治疗：

1. 进行肝损伤的诊断和治疗。最常见的是患者存在血流动力学不稳定、腹膜炎或者经腹膜的穿透伤。

2. 因其他指征如小肠或膀胱损伤，探查腹腔时意外发现肝损伤。

在第一种情况下，剖腹探查应该采用标准的正中切口(图 11.4)。

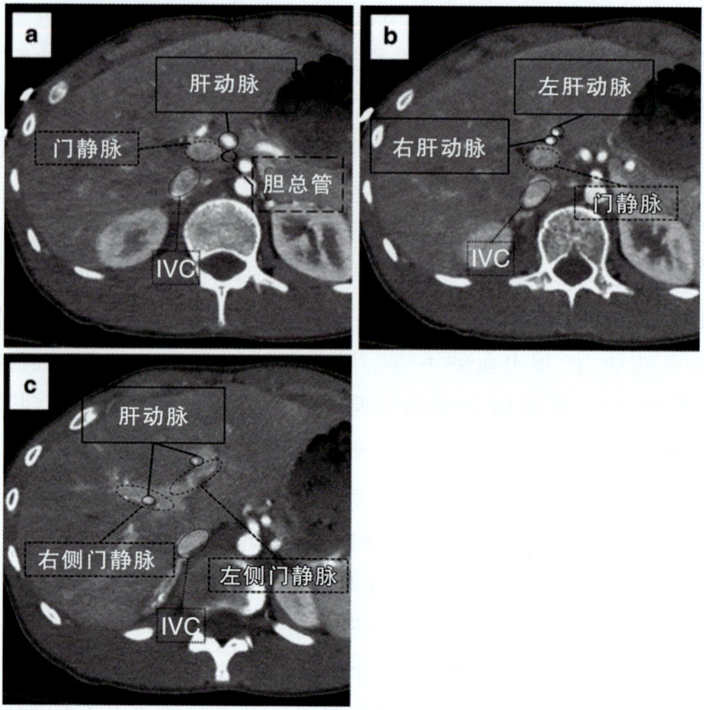

图 11.1　肝脏解剖。(a)肝门区门静脉(虚线)、肝动脉(实线)和胆总管(大虚线)的关系。(b)门静脉(虚线)和左右肝动脉(实线)的关系。(c)门静脉(虚线)的分叉将左侧的第 4 肝段与右侧的第 8 和第 5 肝段分开。可以看到肝动脉(实线)的主要分支与门静脉一起走行。

应预料到大出血的可能。提前做好大量输血准备,建立可快速输血的静脉通道,并与麻醉医生密切配合。镰状韧带的前部应切断并结扎,以减少从脐静脉残留管道中出血的风险。肝脏充分显露后,不应继续向后分离镰状韧带,以避免肝脏过度游离。在肝脏周围,分别在上方和下方放置三块棉垫将肝脏垫起,以增加显露(图 11.5)。即使在手术的早期阶段,也足以显露多数明显的肝损伤。有两个关键问题需要回答:

1. 填塞后患者还在出血吗?
2. 患者的生理功能如何,需要采取损害控制手术吗?

如果第一个问题的答案是“不”,那么此时应给麻醉师时间使用血

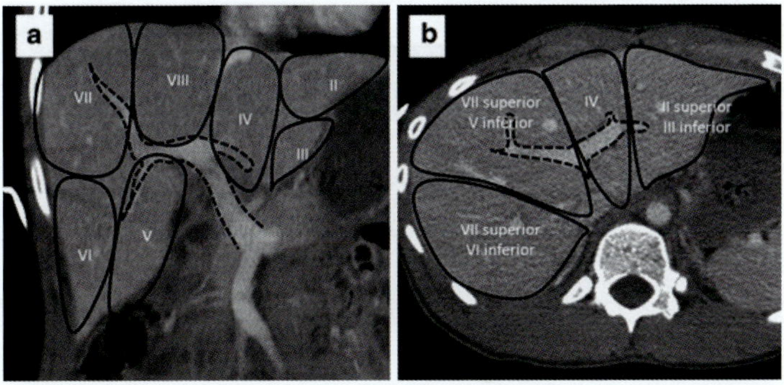

图 11.2 门静脉(虚线)将肝脏划分为 Couinaud 肝段。第 I 段(未显示)是尾状叶。(a)冠状位。(b)水平位。

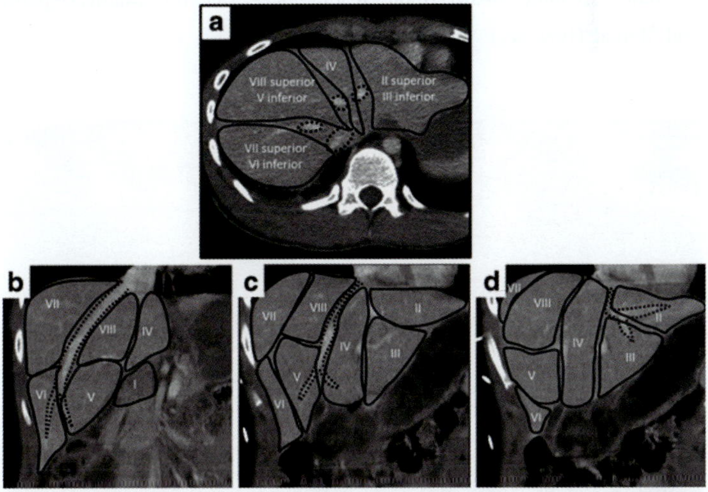

图 11.3 肝静脉解剖学（虚线）将肝脏划分为 Couinaud 肝段。第 I 段是尾状叶。(a)水平位。虚线圆圈表示 IVC、右、中和左肝静脉(顺时针方向)。冠状位显示右肝静脉(b)、中肝静脉(c)、左肝静脉(d)及与功能性肝段的关系。

液制品,稳定患者的血流动力学。第二个问题的答案决定最终修复和止血方法。如果患者在生理上是正常的,那么确切的止血和修复可以像下面讨论的那样进行。如果采用损害控制策略,患者通过棉垫填塞

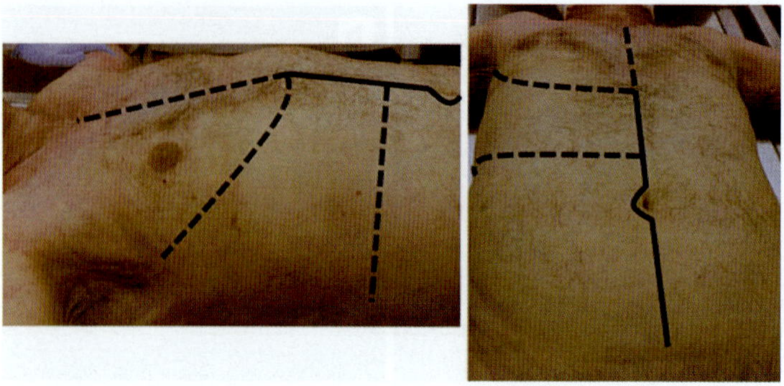

图 11.4 肝损伤手术治疗的暴露切口。标准中线剖腹手术(实线)。需要时可做额外的切口(虚线)。(Photo credit: Facilities,Surgical Laboratory,Anatomical Services Division,School of Medicine,UMB;Cadavers and Specimens,Anatomical Donors,Maryland State Anatomy Board;Ronn Wade,State Anatomy Board,Department of Health and Mental Hygiene.)

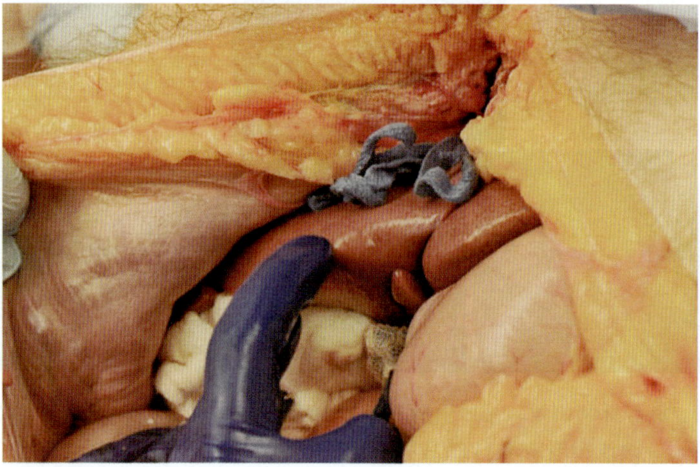

图 11.5 以棉垫填塞肝脏。肝下和肝上各填塞 3 块棉垫以暂时止血。(Photo credit: Facilities,Surgical Laboratory,Anatomical Services Division,School of Medicine,UMB;Cadavers and Specimens,Anatomical Donors,Maryland State Anatomy Board;Ronn Wade,State Anatomy Board,Department of Health and Mental Hygiene.)

压迫后没有活动性出血，那么没有必要再对肝脏进行进一步干预，此时可以处理其他问题，如控制肠道污染。

如果第一个问题的答案是“是”，那么应有序地序贯进行一系列操作(图 11.6)。右上象限空间取出填塞物并检查。人工压迫是所有肝脏出血的一线治疗方法，常有令人惊讶的效果。当助手压迫肝实质止血时，肝脏必须充分游离，看起来稳定的肝内血肿患者除外。在这种情况下，肝脏的充分游离可能会导致因肝静脉损伤或肝后下腔静脉损伤而出血。其他所有的损伤最好进行肝脏充分游离(图 11.7)。肝脏上缘的游离可通过游离镰状韧带一直到肝上缘下腔静脉，可使用电凝术或者 Metzenbaum 剪。直到镰状韧带的分枝韧带被完全解剖到下腔静脉，才能显露肝静脉。右左三角韧带同样被分离，直到肝脏可以从右上象限

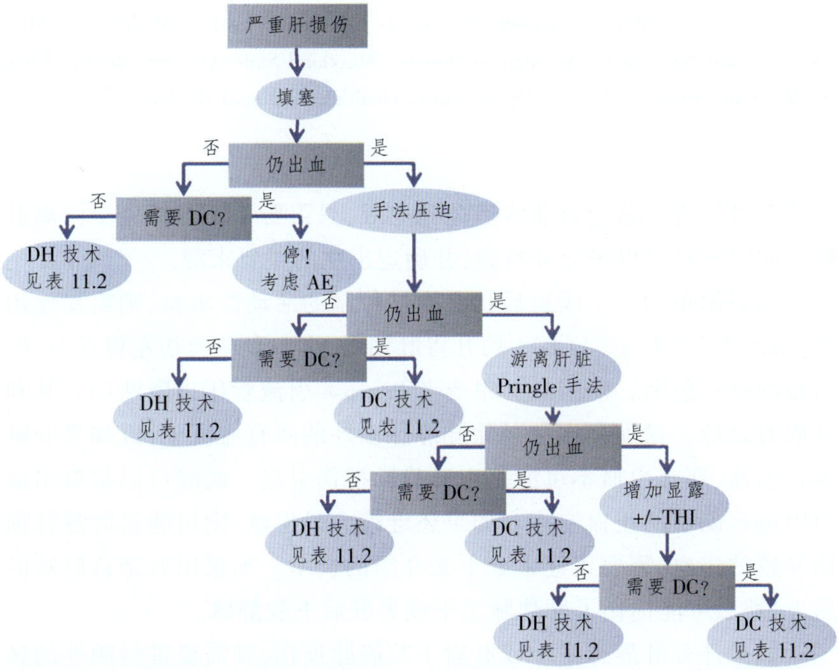

图 11.6 严重肝损伤初次手术治疗的决策流程。DC，损害控制；DH，确定性止血；THI，全肝游离；AE，动脉栓塞。

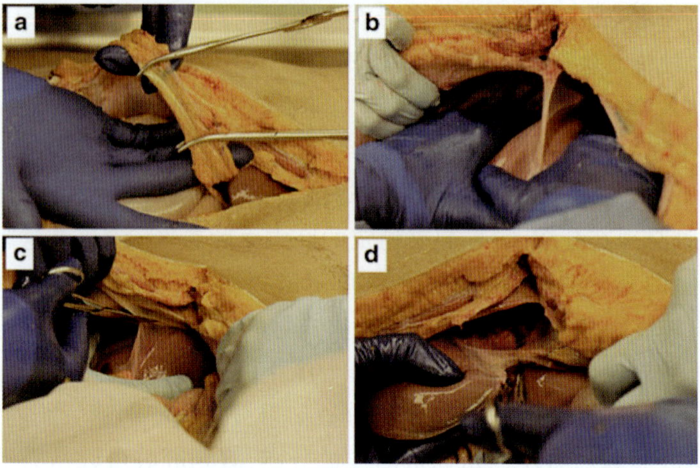

图 11.7 游离肝脏。(a)镰状韧带的前部分被夹紧。(b,c)向下牵拉肝脏,锐性分离镰状韧带直到下腔静脉。(d)右侧(没有显示)和左侧三角韧带使用同样方式切断。(Photo credit: Facilities, Anatomical Services Division,School of Medicine, UMB; Cadavers and Specimens: Anatomical Donors, Maryland State Anatomy Board; Ronn Wade, State Anatomy Board, Department of Health and Mental Hygiene.)

游离并被检查。这应该非常迅速地完成,只需要 1~2 分钟完全游离肝脏。此时肝脏可以被充分检查,并确定出血的主要来源。

如果简单的人工压迫后仍有未被控制的活动性出血,则需要使用"肝蒂阻断"技术(图 11.8)。切开胃肝韧带,小心避免损伤左胃动脉,肝门被网膜孔包围。使用血管钳或者 Penrose 引流管压迫阻断门静脉和肝固有动脉。这项操作控制除肝静脉以外的所有血流,所以如果肝脏停止出血,那么出血不可能是由肝静脉损伤引起。此时可以根据出血原因进行确切的止血治疗。如果还继续大量出血,则可能是肝静脉损伤导致的出血,需要迅速采取下文介绍的技术。如果出血来自肝脏的后方,那么可能损伤了肝静脉主干或者肝后下腔静脉。

如果怀疑肝静脉主干或肝后下腔静脉损伤,则需要进行额外的暴露。有以下几种策略。进入肝静脉和下腔静脉需要更广泛的暴露,我们认为最好的方法是打开胸腔。最好是通过延长正中切口至右侧第 8 个

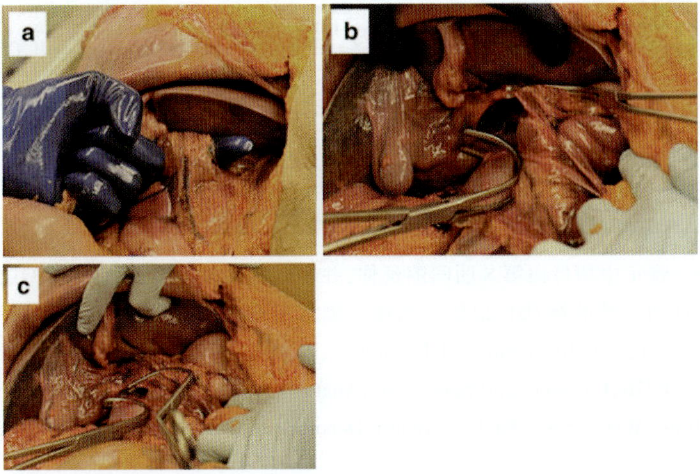

图 11.8 (a)解剖出肝门以实施肝蒂阻断技术。(b)暴露出肝下下腔静脉。(c)同时阻断肝门和肝下下腔静脉。(Photo credit: Facilities, Surgical Laboratory, Anatomical Services Division, School of Medicine, UMB; Cadavers and Specimens, Anatomical Donors, Maryland State Anatomy Board; Ronn Wade, State Anatomy Board, Department of Health and Mental Hygiene.)

肋间隙并切开肋软骨(图 11.4)。然后把横膈从正中向下腔静脉切开,记住在胸壁上留下足够的横膈膜以便之后的重建(图 11.9)。此时,可以使用胸腔撑开器暴露肝后区(图 11.10)。此外,还有一种可以用来增加肝脏暴露的策略,尤其是右后叶和肝后区域,即通过右横向延长正中切口切断腹直肌(图 11.4)。这有助于改善对这些结构的显露,并增加对肝实质的压迫作用。

尽管传统上如此,但是我们认为全肝血流阻断技术并不像通常描述的那么有效。此外,对于处于休克状态的患者,当前的负荷显著减少时常常导致心脏停搏。如果确实需要全肝阻断,开胸后可以很容易地切开右外侧心包来显露肝上下腔静脉, 注意避免对膈神经造成损伤(图 11.11)。此外,一个显露肝上下腔静脉而且无须开胸的方法是通过在肝脏的圆顶上轻柔地向下牵引,向上牵引膈肌,剥离组织并显露。横行经过腹腔切开膈肌及心包,在心包对肝上下腔静脉进行钳夹控制是

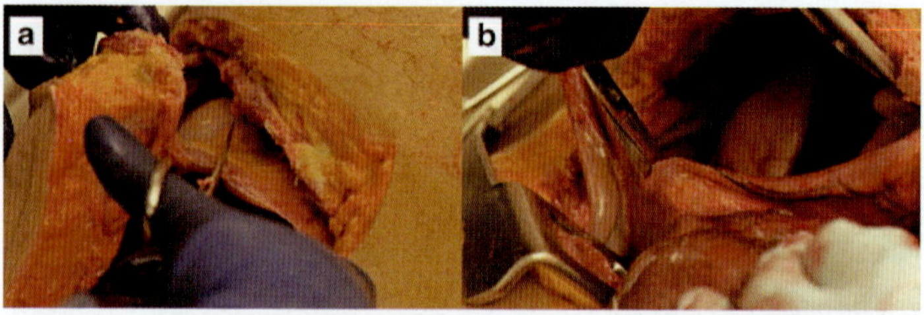

图 11.9　将正中切口向第8肋间隙延伸,并切断肋软骨。将膈肌从前中线向下切断(a),直到下腔静脉(b),记住在胸壁一侧留下足够的膈肌以便之后进行修复。(Photo credit: Facilities, Surgical Laboratory, Anatomical Services Division, School of Medicine, UMB; Cadavers and Specimens, Anatomical Donors, Maryland State Anatomy Board; Ronn Wade, State Anatomy Board, Department of Health and Mental Hygiene.)

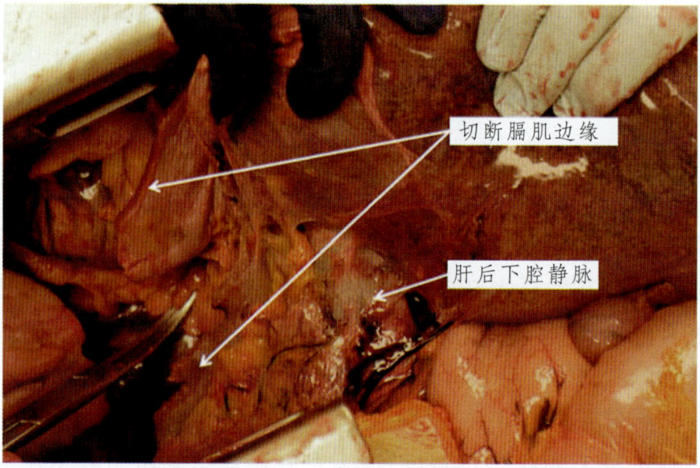

图 11.10　打开右侧胸腔并切断膈肌后显露肝后下腔静脉。(Photo credit: Facilities, Surgical Laboratory, Anatomical Services Division, School of Medicine, UMB; Cadavers and Specimens, Anatomical Donors, Maryland State Anatomy Board; Ronn Wade, State Anatomy Board, Department of Health and Mental Hygiene.)

另一种方法(图 11.12)。胸骨切开也可以暴露肝上下腔静脉。肝内下腔静脉的显露常通过打开胃肝韧带，但是最常用的是通过使用 Kocher 切口打开内侧旋转的内脏。在肾静脉之上用血管夹小心地钳夹下腔静脉(图 11.8)。现在肝门静脉、肝上下腔静脉、肝下下腔静脉都被阻断，实现了全肝血流阻断。然而,如前所述,危重患者往往无法耐受。

静脉旁路术能够在实施全肝血流阻断时,保证回心血量和前负荷[33,34]。静脉导管可置于右侧颈内静脉和右侧股静脉,以保持血液回流。此外,这种技术也可以在不进行全肝血流阻断的情况下使用,明显减少肝静脉和下腔静脉的出血,保证修复和结扎这些结构时有更好的视野并减少失血。静脉旁路术在进行有计划大范围切除手术(如“再次”剖腹手术)或者处理并发症时非常有帮助。

Schrock 等在 1968 年首次描述了心房-腔静脉分流技术。这是一种控制肝后下腔静脉和肝静脉损伤出血的策略[35]。这项技术将大孔径的胸管插入右心房后将其固定于右心耳。胸管的侧孔必须在心房内以

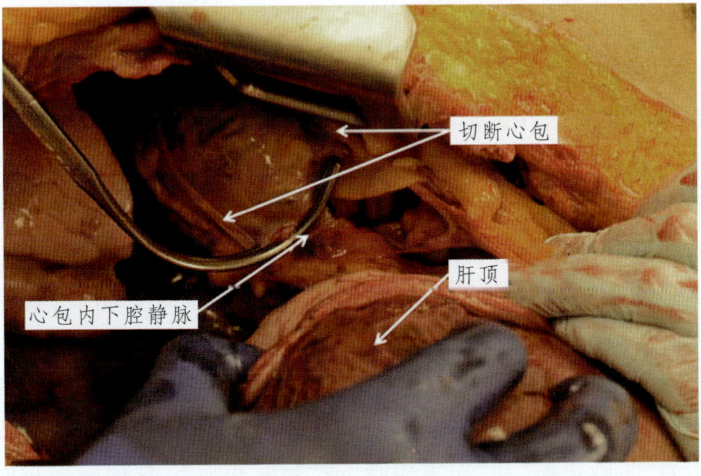

图 11.11　打开右侧胸腔并切开心包后显露肝上下腔静脉。(Photo credit: Facilities, Surgical Laboratory, Anatomical Services Division, School of Medicine, UMB; Cadavers and Specimens, Anatomical Donors, Maryland State Anatomy Board; Ronn Wade, State Anatomy Board, Department of Health and Mental Hygiene.)

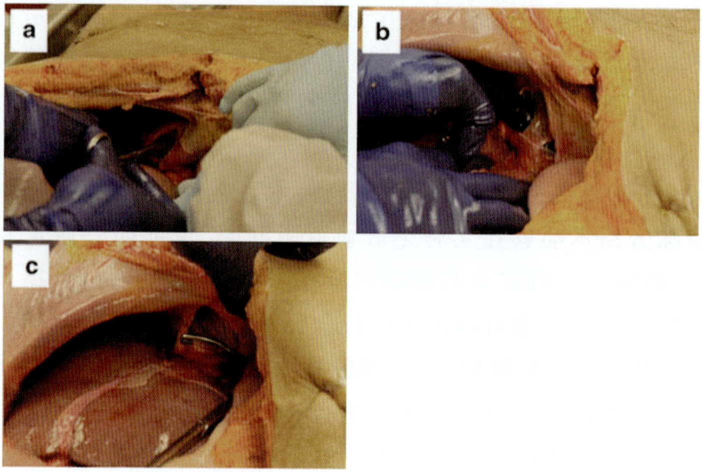

图 11.12 显露肝上下腔静脉，心包经膈肌切开(a)，肝上下腔静脉被环绕(b)并钳夹(c)。(Photo credit：Facilities, Surgical Laboratory, Anatomical Services Division, School of Medicine, UMB; Cadavers and Specimens, Anatomical Donors, Maryland State Anatomy Board; Ronn Wade, State Anatomy Board, Department of Health and Mental Hygiene.)

允许静脉流入。胸管的尖端应夹紧，然后置入下腔静脉，在心包内和肝下腔静脉用普通结、Rummel 止血带或脐带固定。当和肝蒂阻断技术同时实施时，它可以提供几乎完全的肝血流阻断。系列病例报道了在严重致死创伤中成功救治的案例[36,37]。1986 年，Pachter 报道了 6 例连续收治的肝静脉损伤患者，无一例使用分流技术，存活率为 83%[38]。虽然我们不是这项技术的主要支持者，但它成功的关键很明显，就是在患者垂死前早期使用这项技术[36]。

止血的具体方法由三个主要因素决定：损伤部位、损伤的解剖结构以及是否需要施行损害控制策略(表 11.2)。在本章中，这些技术将被描述为“明确止血”和“损害控制”或“暂时止血”。任何确切止血的技术都可以用于损害控制(如果它是最快速控制出血的方法)，任何这些技术都适合在操作中使用，无论是在有手术特征的情况下，还是在损害控制治疗后再次手术或者再次出血时。

表 11.2　止血的处理方法

损伤类型	确切止血	损害控制
包膜撕裂或包膜下血肿，表面擦伤	1.电凝止血 2.氩气束凝固术 3.局部止血剂 4.可吸收止血网(EVICEL®、Crosseal™ 等)	1.填塞压迫 2.QuikClot®或者其他不可吸收止血剂
小的肝实质损伤	1.电凝止血 2.氩气束凝固术 3.局部止血剂 4.可吸收止血网 5.结扎血管 6.肝脏创面缝合(EVICEL®、Crosseal™ 等)	1.填塞压迫 2.QuikClot®或者其他不可吸收止血剂
严重的实质损伤		
周围损伤	1.直接结扎 2.肝脏缝合(水平褥式缝合) 3.肝切除，创面缝合 4.清创缝合，非解剖切除 5.解剖性切除 6.介入栓塞	1.填塞压迫 2.QuikClot®或者其他不可吸收止血剂
中央型	1.直接结扎 2.肝切除，创面血管缝合 3.清创缝合，非解剖切除 4.解剖性切除 5.选择性肝动脉结扎 6.介入栓塞	1.填塞压迫 2.QuikClot®或者其他不可吸收止血剂 3.气囊填塞 4.静脉旁路 5.全肝血流阻断
肝脏穿透伤(枪弹伤)	1.直接结扎 2.肝切除，创面血管缝合 3.清创缝合，非解剖切除 4.选择性肝动脉结扎 5.介入栓塞	1.填塞压迫 2.QuikClot®或者其他不可吸收止血剂 3.气囊填塞 4.Penrose 引流 5.静脉旁路 6.全肝切除术

(待续)

表 11.2(续)

损伤类型	确切止血	损害控制
主要肝静脉损伤	直接血管结扎或修补	1.填塞压迫 2.全肝血流阻断 3.静脉旁路 4.如果无法修复则全肝切除
肝后下腔静脉损伤	1.血管修补 2.原位移植	

只要能快速控制出血,任何确切的止血技术都可以用于损害控制,无论是在指征手术,还是损害控制后的二次开腹手术。DH,确切止血;DC,损害控制;GSW,枪伤;IVC,下腔静脉;AE,血管造影栓塞。

肝内小的撕裂伤是最常见也最容易控制的。在血流动力学稳定和生理正常的患者中,对这些损伤的确切治疗包括从没有干预到简单的肝缝术与电灼术、氩气束凝固或局部止血剂,如纤维蛋白密封剂(Ethicon,Inc.)或纤维蛋白黏合剂(OMRIX Biopharmaceuticals,Ltd)。一项对轻微出血非常有用的技术是放置一小块外科手术(Ethicon,Medline Industries,Inc.)或其他可吸收的止血剂,通过"电弧"电灼术或氩气在肝脏表面灼烧。大的包膜撕裂可以通过使用可吸收材料来治疗,如针织物或止血剂(Ethicon,Medline Industries,Inc.)。这些也适用于处理肝切开术后留下的生肝表面的"软泥"。在生理功能紊乱的患者,使用损害控制性手术包括简单的剖腹手术或临时使用止血纱布或垫块,如 QuikClot® Trauma Pad™(Z-Medica)。该产品是高岭土浸染,能激活血液中的凝血因子,从而引发凝血瀑布反应。本产品由美国食品药物监督管理局(FDA)批准使用,X 线可以检测到。大部分的包膜下血肿在稳定的患者中不需要特殊的治疗,但在损害控制的患者中,由于凝血功能障碍血肿会迅速扩大,可能需要进行上述治疗。

轻微的实质损伤通常可以按照包膜撕裂损伤处理,尤其是能确切止血。另一种用于确定止血和损害控制的技术是肝缝合术。如果出血血管清晰可见,可以直接缝合,通常使用 2-0 聚丙烯可吸收线。另一种对严重肝实质损伤有用的技术是"肝脏缝合",将一个钝齿的 0 铬酸针置于水平的床垫上,针被放置在缺损的两侧,在受伤的肝脏上形成一种填充效应(图 11.13)。有些技巧是非常有用的。该缺损可以使用止血材料填塞,如 SURGICEL®(Ethicon,Medline)或缝合网膜。如果缝线被放置在彼此的对面并留下很长一段, 网膜或其他止血剂可以放在这个缺损上,也可以通过它来减少额外缝合需要。此外,一种可帮助防止包膜撕裂的技术是“设置张力”。在缝合处用一个血管夹,然后缝合。我们通常不使用脱脂棉, 但如果需要使用, 我们会避免使用 Teflon®(Deknatel®,Teleflex Incorponated)或其他非吸收性材料,因为它们可能成为感染灶。相反, 可采用一卷卷或折叠的 SURGICEL®、Vicryl™ Knitted Mesh 或 NU-KNIT®。

大的实质损伤需要采用更积极的外科手术技术,无论是作为损害控制,还是为了确切修复。包括缝合和其他肝缝术技术,如前所述的直

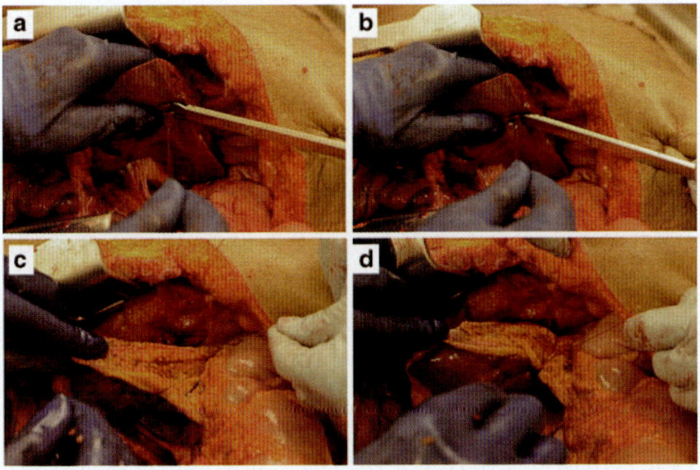

图 11.13 肝缝合技术。“肝脏缝合”的位置,即将 0 铬酸带有钝头的针置入缺损的任意一侧。在水平褥式上对实质产生压迫效应。(a,b)为防止包膜撕裂,可用血管夹“设置张力”,然后将缝线固定在一起。(c,d)如果缝线置于彼此的对面,并留下很长一段, 可以将网膜放在这个缺损上, 也可以通过它来减少额外缝合需要。(Photo credit: Facilities,Surgical Laboratory,Anatomical Services Division,School of Medicine,UMB;Cadavers and Specimens,Anatomical Donors,Maryland State Anatomy Board;Ronn Wade,State Anatomy Board,Department of Health and Mental Hygiene.)

接肝切除术以及血管结扎、清创切除/非解剖性切除或解剖性切除。通常需要组合使用这些技术。周围和中央损伤通常需要采用不同的方法。

大的外周损伤最好采用清创切除或非解剖性切除。这是最快速的控制出血的方式,通常患者都能很好地耐受。受伤肝的两端往往都会出血,当切除外侧肝实质时,另一半出血很容易通过人工压迫控制,也可以直接缝合出血血管。肝实质切除的技术与肝清创、肝切开术、非解剖性切除、解剖切除等方法相同。包括手指碾压或压碎钳夹等技术,或使用器械如超声干燥器(Cavitron Ultrasonic Surgical Aspirator—CUSA, Soma Technology,Inc)、水喷射分离装置 (HELIX HYDRO-JET®, Stormoff)、调和手术刀(ⓒEthicon Endo-Surgery,Inc.),或解剖/无线电频率的密封材料(TissueLink,Medtronic,Inc)。这些特殊的设备在急性创伤中使用的速度太慢,需要长时间接触组织才能起效,但是对于损害控制以后的再次确切止血手术, 或者针对并发症手术时很有帮助。我们通常使用简单的手指碾压技术或胃肠道吻合器(GIA)。在将肝包膜打开后,使用拇指和示指碾压肝实质,或者用一种钝头工具来反复挤压。肝实质被解剖,暴露血管和胆道,以便缝合或夹闭。使用GIA时选用2.5mm的血管仓,可在更短的时间内完成同样的操作。注意必须将吻合器的刀片插入到实质组织中,建议使用止血剂(图11.14)。我们的手术室总是在手术台上备有两个打开的设备,以便于快速切除薄层肝脏。肝脏剩下的边缘可以用先前描述的肝脏缝合技术来治疗。对于所有大的实质损伤或者肝脏有大的“挫伤”边缘,我们会预防性放置一个引流管以防止胆漏的发生[11]。

肝脏大的中央损伤异常难以处理(图11.15)。几乎所有患者都不稳定,因此采用损害控制技术是明智的。如果损伤可以很大程度上通过简单的填塞控制住,可临时关腹,然后进行紧急的血管造影检查和血管造影栓塞(AE)。如果不能控制出血,则需要使用更积极的外科技术。肝脏缝合技术缝合大的缺损不应被用于这些损伤。虽然拉拢组织可能会产生局部的压迫效应,但是有再出血、肝内血肿、脓肿和形成胆脂瘤的风险[39]。此外,大的中央肝脏盲缝有导致血管和胆道结构损伤的危险。这些损伤最后采用肝清创切除和血管结扎治疗。治疗这些损

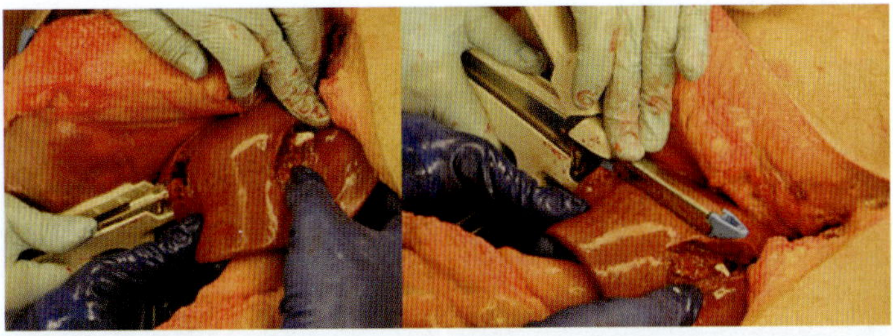

图 11.14 使用 GIA 进行肝脏切开或切除术。(Photo credit：Facilities，Surgical Laboratory，Anatomical Services Division，School of Medicine，UMB；Cadavers and Specimens，Anatomical Donors，Maryland State Anatomy Board；Ronn Wade，State Anatomy Board，Department of Health and Mental Hygiene.)

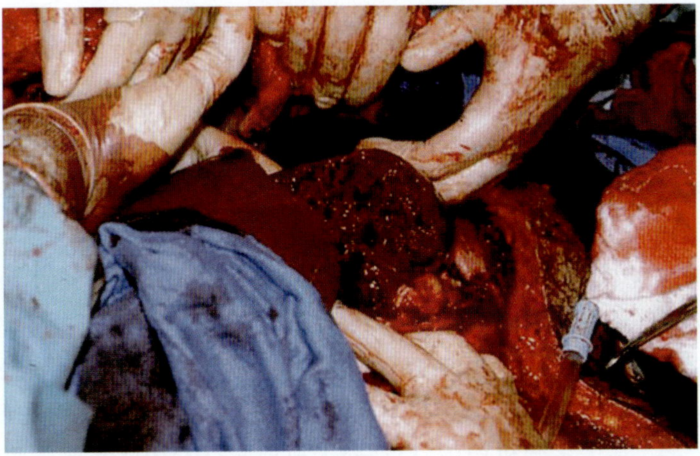

图 11.15 大的中央实质损伤病例。

伤时尤其需要对肝脏的解剖准确理解，以避免伤害未受创伤的血管和胆道结构。如果解剖上不会造成未受伤的肝组织血液供应中断，可施行非解剖性肝切除(图 11.16)。可以直接结扎主要的血管和胆道结构。然而，患者足够稳定并可以耐受解剖性切除是很少见的，这项手术通常是在再次手术或治疗并发症如肝坏死时实施[40]。另一种选择是进行选择性肝动脉结扎。这种技术应在没有时间进行更有选择性的动脉栓

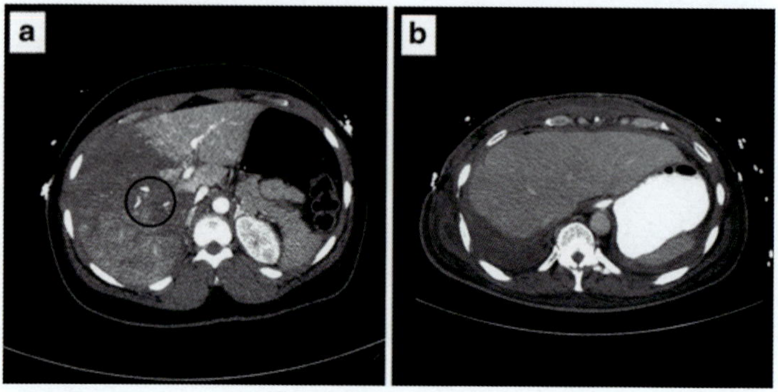

图 11.16 (a)48 岁车祸伤女性的 CT 扫描显示 V 级肝损伤，有外渗活动区域(圆圈)。患者初始血流动力学稳定但随后失代偿，被送到手术室进行静脉旁路术，以及肝右叶非解剖性切除。48 小时后，患者再次接受了解剖性肝切除。(b)术后 4 周 CT 扫描。

塞治疗时使用。少数额外的损害控制技术可以用于中央肝损伤的患者，特别是穿透性枪伤。置入一个 Foley 球囊用于压迫血管结构暂时止血。使用盐水压迫技术压迫中央损伤暂时止血，有时可以挽救生命[41–43](图 11.17)。

对于任何严重的肝实质损伤，无论是周围的还是中央的，血管造影栓塞(AE)是一项重要的辅助手段。AE 可作为非手术治疗的一部分，用于后续并发症的治疗；也可作为手术治疗的辅助手段。许多研究都提倡在术前和术后采取 AE[2,4,9,10,44–50]。成功使用 AE 的关键是预见到它的需要。在大多数机构中，启动介入放射学(IR)团队需要一些时间，尤其是在夜间和周末的休息时间。一旦确认患者存在严重肝损伤，应立即通知介入团队。这样，介入团队就可以提前准备好，患者可直接从手术室转运到介入室。可以在介入室持续进行复苏，必要时患者还可以直接转回到手术室。如果经过手术和成功的 AE 后仍持续大量出血，我们建议患者返回手术室，快速取出填塞物并再次填塞，因为填塞物常被鲜血浸透，不能再提供有效的填塞压迫。然后实施临时关腹。患者被送到重症监护病房进行持续复苏。另外，随着杂交手术室的普及，患者可在手术室内进行介入栓塞治疗和持续复苏，而不需要在医院各个

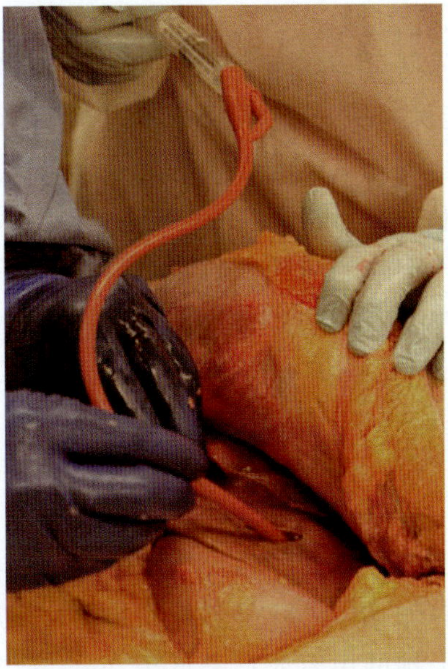

图 11.17　置入 Foley 球囊管用于填塞压迫中央肝损伤。(Photo credit：Facilities，Surgical Laboratory，Anatomical Services Division，School of Medicine，UMB；Cadavers and Specimens，Anatomical Donors，Maryland State Anatomy Board；Ronn Wade，State Anatomy Board，Department of Health and Mental Hygiene.)

部门间转运。

肝后下腔静脉和肝静脉损伤都是致命性的，其处理极具挑战性。直视下结扎或修复这些血管是手术成功的关键。游离肝脏和显露过程中，应直接压迫出血部位以控制出血。通常这些损伤都伴随大量出血，即使在最佳暴露状态下，保持足够干燥的区域以识别出血部位也是异常困难的。一旦损伤可以直视，则可进行肝静脉损伤结扎。但是，肝后下腔静脉损伤应该尽量进行修补。一种适用于所有大静脉损伤的技术是使用“Allis 肠钳”，可钳夹静脉破损的边缘并提供临时止血[51]。夹钳时损伤的组织形成“堆积”，可以在钳夹口下进行缝合修补，以修复血管壁。

在肝损伤严重的患者中，全肝切除术是可行的，尽管是最后的选择[7,39,52,53]。全肝切除和肝移植对于严重肝损伤无法止血的患者来说是可以接受的。如果做全肝切除手术,需要注意几个关键步骤。首先,下腔静脉应该尽可能保持完整,以便于移植重建,从而维持静脉引流和心脏前负荷。其次,门脉减压是必要的。这可以通过转流的方法来实现,包括静脉旁路术或建立一个门静脉旁路/旁路术。无法提供门脉减压的患者,几乎无一例外出现肠系膜缺血和败血症死亡。在这些患者中,使用静脉旁路术不管是否形成门脉减压,都有利于稳定患者病情直到进行移植。第三,立即联系或者转运到移植中心,这样患者就可以被列为肝移植候选名单上的"1 号候选人"。

预后

由于损伤类型和严重程度不同,肝损伤的结果各不相同。对于那些仅需要非手术治疗的患者,肝损伤所致的死亡率远低于 1%[26]。据报道,部分需要手术干预的患者死亡率低至 2%[8],合并肝后下腔静脉或肝静脉主干损伤的患者死亡率高达 80%[36,37]。在大多数需要进行手术干预治疗肝损伤的大型研究中,死亡率大约为 50%[1,2,54]。在排除早期急性出血导致的死亡后, 因肝脏疾病导致的死亡率是 11%~30%[9,11]。需要手术干预的患者并发症率高达 80%, 最常见的并发症是再发出血、败血症、多器官功能障碍、腹腔间隔室综合征(ACS)、胆汁泄漏、肝坏死和肝脓肿[7,9-11,44]。在进行辅助的动脉栓塞治疗后,并发症率高达 90%,这与原发性损伤的严重程度和栓塞导致的缺血有关[10]。

并发症及其治疗

严重的肝损伤患者可能会出现严重的败血症和(或)器官功能衰竭,需要强化支持治疗。这里讨论的并发症是指特别需要额外的手术治疗或干预。

非手术治疗和手术治疗后都可能再发出血。处理的策略依赖于最初的方法、血流动力学稳定程度、凝血功能障碍,以及可获得的资源。如果怀疑主要的血管出血,可以使用血管造影栓塞或剖腹手术来进行治疗。血管造影是一种程序上的选择,如果患者在一开始就没有进行过诊断性血管造影术，或者没有进行血管造影术就进行了剖腹手术。如果无法立即开始进行血管造影栓塞治疗且患者的血流动力学不稳定,则需要再次进行手术干预。弥漫性的“渗液”和凝血病最恰当的处理是使用凝血因子和血小板。将这些患者推回手术室进行再次填塞治疗可能是有益的,但额外手术的打击和生理功能紊乱的风险必须与潜在的益处相权衡。

严重肝损伤后可能出现肝脓肿,特别是合并有肠道损伤时。大多数患者都可以通过介入穿刺引流和抗生素来治疗。手术干预通常是在这种方法不能解决脓肿或者患者脓毒症症状持续不能缓解时采用。

胆道并发症是肝损伤后最常见的症状[44,45]。胆汁渗漏、胆脂瘤形成及胆道出血都可以发生。胆汁渗漏通常由于手术后放置的引流管持续引流出胆汁或出现胆汁性腹膜炎被诊断。肝胆的亚氨基二乙酸扫描也可以诊断[55]。小的泄漏可以仅通过引流来治疗。持续性高流量渗漏最好采用引流和内镜逆行胰胆管造影术(ERCP)和支架置入治疗,这是非常有效的[56]。扩散性胆汁性腹膜炎最有效的处理是手术和有效的“冲洗”[55]。一般来说,胆汁瘤是肝内胆汁泄漏引起的,小的胆汁瘤通常可以自愈,但更大的则需要经皮引流+ERCP 和支架治疗。胆道出血是严重肝脏损伤典型的迟发性并发症,是由动脉与胆道树的某些部位形成瘘管引起的。这些患者最典型的表现是上消化道出血。治疗方法是进行动脉造影栓塞形成瘘管与动脉连结。胆囊坏死也见于严重肝损伤经动脉栓塞治疗后需要进行胆囊切除术的患者[9]。

大面积肝坏死现在公认是严重的肝损伤后并发症,特别是使用动脉栓塞控制出血后[9,10](图 11.18)。通常表现为发热、白细胞增多、高乳酸血症和转氨酶持续升高[9]。增强 CT 可以明确诊断。这些患者通常非常严重,坏死必须与简单的脓肿区分开来。我们以及其他一些人都倾向于采取积极的外科手术方法,如解剖性或非解剖性肝切除[10,40]。对于大面积坏死,我们倾向于使用静脉旁路,可以显著减少术中出血,有利于切除。替代切除手术的方法包括清创和穿刺引流。经常需要进行多次手术,并发症的发生率更高[40]。

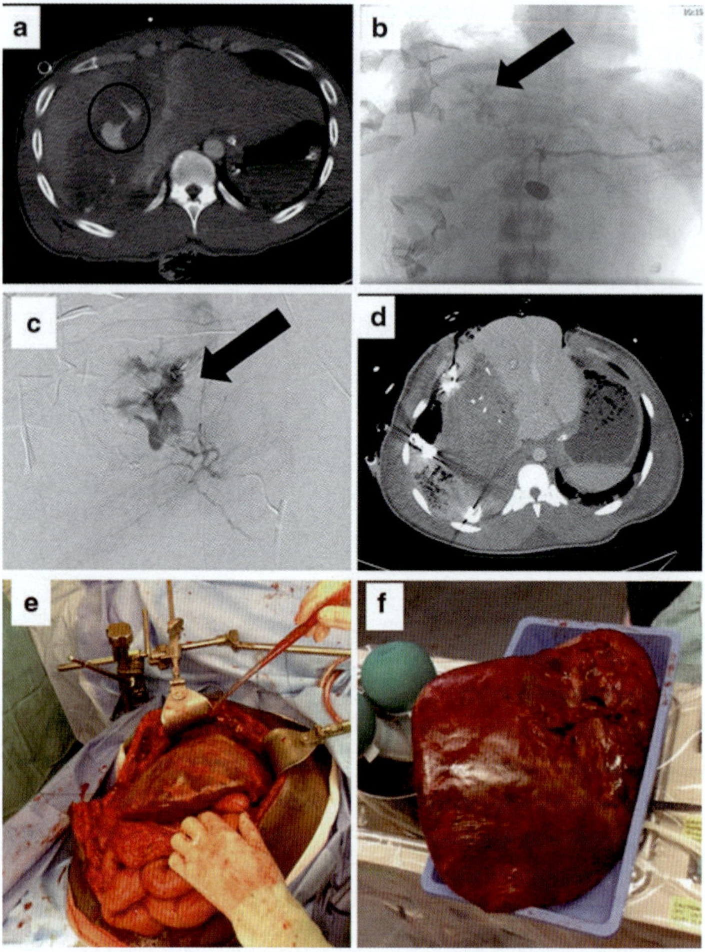

图 11.18 (a)CT显示17岁男性患者受枪击后出现Ⅴ级肝损伤,出现大范围的造影剂外溢(圆圈)。患者的血流动力学不稳定,被送入手术室,施行肝切除和血管结扎,并使用填塞止血(b,c)。然后患者被紧急送到介入室进行动脉造影检查,显示肝右动脉存在活动性出血(箭头),予以弹簧圈栓塞。3天后,患者出现发热、白细胞增多和转氨酶升高。(d)CT扫描显示整个肝右叶坏死。(e)术中照片显示肝右叶广泛坏死。采用静脉旁路法进行了肝右叶切除术。(f)切除肝右叶,显示先前的肝切除部位和肝实质坏死。

(董黎明 译 李占飞 校)

参考文献

1. Polanco PM, Brown JB, Puyana JC, et al. The swinging pendulum: a national perspective of nonoperative management in severe blunt liver injury. J Trauma Acute Care Surg. 2013;75(4):590.
2. Lin B-C, Fang J-F, Chen R-J, Wong Y-P. Surgical management and outcome of blunt major liver injuries: experience of damage control laparotomy with perihepatic packing in one trauma centre. Injury 2013;45:122. http://dx.doi.org/10.1016/j.injury.2013.08.022
3. Fabian TC, Croce MA, Stanford GG, et al. Factors affecting morbidity following hepatic trauma: a prospective analysis of 482 injuries. Ann Surg. 1991;213:540–8.
4. Asensio JA, Roldan G, Petrone P, et al. Operative management and outcomes in 103 AAST-OIS grades IV and V complex hepatic injuries; trauma surgeons still need to operate, but angioembolization helps. J Trauma. 2003;54:647–54.
5. Denton JR, Moore EE, Coldwell DM. Multimodality treatment for grade V hepatic injuries: perihepatic packing, arterial embolization, and venous stent. J Trauma. 1997;42:964–8.
6. Cogbill TH, Moore EE, Jurkovich GJ, et al. Severe hepatic trauma: a multicenter experience with 1335 liver injuries. J Trauma. 1988;28:1433–8.
7. Polanco P, Leon S, Pineda J, et al. Hepatic resection in the management of complex injury to the liver. J Trauma. 2008;65:1264–70.
8. Petri SL, Gruttadauria S, Pagano D, et al. Surgical management of complex liver trauma: a single liver transplant center experience. Am Surg. 2012;78:20–5.
9. Dabbs DN, Stein DM, Scalea TM. Major hepatic necrosis: a common complication after angioembolization for treatment of high-grade liver injuries. J Trauma. 2009;66:621–9.
10. Letoublon C, Morra I, Chen Y, et al. Hepatic arterial embolization in the management of blunt hepatic trauma: indications and complications. J Trauma. 2011;70(5):1032.
11. Pringle JH. V. Notes on the arrest of hepatic hemorrhage due to trauma. Ann Surg. 1908;48(4):541–9.
12. Schwab CW. Selection of nonoperative management candidates. World J Surg. 2001;25:1389–92.
13. Hawkins ML, Wynn JJ, Schmacht DC, et al. Nonoperative management of liver and/or splenic injuries: effect on resident surgical experience. Am Surg. 1998;64:552–7.
14. Rutledge R, Hunt JP, Lentz CW, et al. A Statewide, population-based time-series analysis of the increasing frequency of non-operative management of abdominal solid organ injury. Ann Surg. 1995;225:311–26.
15. Shedden K. Cut Gurlt. Geschichte de Chir. 1898;3722.
16. Tilton BJ. Considerations regarding wounds of the liver. Ann Surg. 1905;61:20–30.
17. Krieg EG. Hepatic trauma: analysis of sixty cases. Arch Surg. 1936;32:907–14.
18. Lamb CA. Rupture of the liver. N Engl J Med. 1939;221:855–9.
19. Beck C. Surgery of the liver. JAMA. 1902;38:1063–8.
20. Trunkey DD. Hepatic trauma: contemporary management. Surg Clin N Am. 2004;84: 437–50.
21. Root HD, Howser CW, McKinley CR, et al. Diagnostic peritoneal lavage. Surgery.

1965;57:633–7.

22. Federle MP, Goldberg HI, Kaiser KA, et al. Evaluation of abdominal trauma by computed tomography. Radiology. 1981;138:a637–44.
23. Moore EE, Shackford SR, Pachter HL, et al. Organ injury scaling: spleen, liver and kidney. J Trauma. 1989;29:1664–5.
24. Moore EE, Shackford SR, Pachter HL, et al. Organ injury scaling: spleen, liver and kidney. J Trauma. 1995;38:323–4.
25. Croce MA, Fabian TC, Menke PG, et al. Nonoperative management of blunt hepatic trauma is the treatment of choice for hemodynamically stable patients: results of a prospective trial. Ann Surg. 1995;221:744–55.
26. Pachter HL, Knudson MM, Esrig B, et al. Status of nonoperative management of blunt hepatic injuries in 1995: a multicenter experience with 404 patients. J Trauma. 1995;40:31–8.
27. Velmahos GC, Toutouzas K, Radin R, et al. High success with nonoperative management of blunt hepatic trauma: the liver is a sturdy organ. Arch Surg. 2003;138:475–81.
28. Gao J, Du D, Zhao X, et al. Liver trauma: experience in 348 cases. World J Surg. 2003;27:703–8.
29. Meredith JW, Young JS, Bowling J, Roboussin D. Nonoperative management of blunt hepatic trauma: exception or the rule? J Trauma. 1994;36:529–35.
30. Stassen NA, Bhullar I, Cheng JD, et al. Nonoperative management of blunt hepatic injury: an Eastern Association for the surgery of trauma practice management guideline. J Trauma Acute Care Surg. 2012;73(5):4.
31. Couinaud C. Le foie: études anatomiques et chirurgicales [The liver: anatomical and surgical studies] (in French). Paris: Masson; 1957.
32. Hiatt JR, Gabbay J, Busuttil RW. Surgical anatomy of the hepatic arteries in 1000 cases. Ann Surg. 1994;220(1):50–2.
33. Baumgartner F, Scudamore C, Nair C, et al. Venovenous bypass for hepatic and caval trauma. J Trauma. 1995;39:671–3.
34. Horowitz JR, Black T, Lally KP, Andrassy RJ. Venovenous bypass as an adjunct for the management of a retrohepatic venous injury in child. J Trauma. 1995;39:584–5.
35. Schrock T, Blaisdell FW, Mathewson C. Management of blunt trauma to the liver and hepatic veins. Arch Surg. 1968;96:698–704.
36. Burch JM, Feliciano DV, Mattox KL. The atriocaval shunt. Facts and fiction. Ann Surg. 1988;207(5):555–68.
37. Kudsk KA, Sheldon GF, Lim RC. Atrial-caval shunting (ACS) after trauma. J Trauma. 1982;22(2):81–5.
38. Pachter HL, Spencer FC, Hofstetter SL, et al. The management of juxtahepatic venous injuries without an atriocaval shunt. Surgery. 1986;99:569–75.
39. Peitzman AB, Marsh JW. Advanced operative techniques in the management of complex liver injury. J Trauma Acute Care Surg. 2012;73(3):765.
40. Dabbs DN, Stein DM, Philosophe B, Scalea TM. Treatment of major hepatic necrosis: lobectomy versus serial debridement. J Trauma. 2010;69(3):562.
41. Morimoto R, Bironlini D, Junqueria A, Poqqetti R, Horita L. Balloon tamponade for transfixing lesion of the liver. Surg Gynecol Obstet. 1987;164:87.

42. Poggetti RS, Moore EE, Moore FA, Mitchell MB, Read RA. Balloon tamponade for bilobar transfixing hepatic gunshot wounds. J Trauma. 1992;33(5):694.
43. Seligman JY, Egan M. Balloon tamponade: an alternative in the treatment of liver trauma. Am Surg. 1997;63(11):1022–3.
44. Kozar RA, McNutt MK. Management of adult blunt hepatic trauma. Curr Opin Crit Care. 2010;16:596–601.
45. Misselbeck TS, Teicher E, Cipolle M, et al. Hepatic angioembolization in trauma patients: indications and complications. J Trauma. 2009;67:769–73.
46. Johnson JW, Gracias VH, Gupta R, et al. Hepatic angiography in patients undergoing damage control laparotomy. J Trauma. 2002;52:1102–6.
47. Denton JR, Moore EE, Coldwell DM. Multimodality treatment of grade v hepatic injuries: perihepatic packing, arterial embolization, and venous stenting. J Trauma. 1997;42:965–8.
48. Asensio JA, Petrone P, Garcia-Nunez L, Kimbrell B, Kuncir E. Multidisciplinary approach for the management of complex hepatic injuries AAST-OIS grades IV-V: a prospective study. Scand J Surg. 2007;96:214–20.
49. Wahl WL, Ahrns KS, Brandt MM, Franklin GA, Taheri PA. The need for early angiographic embolization in blunt liver injuries. J Trauma. 2002;52:1097–101.
50. Mohr AM, Lavery RF, Barone A, et al. Angiographic embolization for liver injuries: low mortality, high morbidity. J Trauma. 2003;55:1077–81.
51. Henry SM, Duncan AO, Scalea TM. Intestinal Allis clamps as temporary vascular control for major retroperitoneal venous injury. J Trauma. 2001;51(1):170–2.
52. Heuer M, et al. Transplantation after blunt trauma to the liver: a valuable option or just a "waste of organs"? Eur J Med Res. 2010;15(4):169–73.
53. Tucker ON, Marriott P, Rela M, Heaton N. Emergency liver transplantation following severe liver trauma. Liver Transpl. 2008;14:1204–10.
54. Liu PP, Chen CL, Cheng YF, et al. Use of a refined operative strategy in combination with the multidisciplinary approach to manage blunt juxtahepatic venous injuries. J Trauma. 2005;59:940–5.
55. Wahl WL, Brandt MM, Hemmila MR, Arbabi S. Diagnosis and management of bile leaks after blunt liver injury. Surgery. 2005;138(4):742–8.
56. Anand RJ, Ferrada PA, Darwin PE, Bochicchio GV, Scalea TM. Endoscopic retrograde cholangiopancreatography is an effective treatment for bile leak after severe liver trauma. J Trauma. 2011;71(2):480–5.

第12章 脾脏损伤

Matthew E. Lissauer

简介

在钝性伤中，脾脏是最常受伤的器官之一。脾脏受损时若不能早期止血，可能会迅速致死。高达1/3的脾损伤患者需要急诊手术探查[1]。脾切除术的风险包括切口疝、小肠梗阻等。除此之外，脾切除术可使脓毒血症的风险增加。脾损伤患者若不行手术，也会有保守治疗失败、延迟性出血、脾梗死、脓肿、血管造影相关并发症等风险。鉴于脾损伤的特性和各种治疗方式都有其风险，创伤外科医生应该熟知脾损伤相关的各种治疗方法和技术。

历史

即便到现在，脾脏的功能仍不完全清楚，脾脏被认为不是生存所必需的器官。Talmud认为脾脏是使人发笑的器官。巴比伦、希腊和罗马的古代文献认为脾脏是运动成绩不佳的原因[2]。Galen、Vesalius和Malpighi都关注脾脏对于生存是否是必要的这一问题[3]。历史上有很多无脾患者的病例，但是没有文献表明缺乏脾脏会有明显的不良后果。

脾切除术开始应用时，虽然死亡率很高，但它被认为是治疗脾损伤唯一的方法，因为不行脾切除术患者的死亡风险更高。当时脾脏被认为是脆弱的、无法愈合的器官。19世纪初文献描述外伤后脾切除失败率很高，并且当时没有考虑过保留脾脏，学者们错误地认为脾脏的造血功能可轻易被骨髓和甲状腺代替。

然而，到20世纪初，脾切除术变得更加安全，数百例创伤性脾切除术被报道[4],这些病例多数都取得了成功。在 20 世纪,脾脏的免疫功能被发现。早在 1952 年就有数据报道脾切除的患者发生脓毒症的风险增加[5]。随着这种报道的增多,保脾手术和保守治疗成为脾损伤患者的选择之一[6]。

在 CT 发明之前,脾损伤的保守性治疗措施通常为脾修补术,因为诊断通常是在剖腹探查时明确的。随着 CT 的发明和广泛使用,术前诊断变得更加普遍。同时,导管技术的进步使得脾栓塞术成为可能。这些技术使得保守治疗措施能真正用于脾损伤的患者,创伤性脾切除使用明显减少。

脾切除术后脓毒症发生率比原先设想的要低,可能是由于疫苗的使用和预防性用药。相比于非手术治疗,剖腹手术的并发症发生率明显较高。在决定治疗手段之前,必须权衡好手术彻底止血的益处和剖腹探查带来的风险,以及保守治疗损伤小的益处和可能止血失败的风险。一般来说,创伤性脾切除术是一种较简单的手术;但它不能轻易被采用,因为脾切除后有发生脓毒症的可能,即便该并发症发生率不高。本节其余部分致力于讨论创伤外科医生直接面临的问题：如何诊断、治疗脾损伤及其并发症。

手术技术和个人技巧

诊断

大约 30%的脾损伤患者早期就施行了剖腹探查术,通常这些患者存在血液动力学不稳定和腹腔内出血。虽然在创伤抢救室多可通过超声创伤重点评估(FAST)明确存在腹腔内出血,但多数情况下可确定脾脏是腹腔内出血的来源。剖腹探查术应遵循本书前面描述的创伤剖腹术的标准技术。首先对腹腔四个象限进行填塞以快速控制出血,全面检查腹腔,明确损伤情况后确定手术方案,然后在控制出血后逐步移除填塞物。

然而很多患者血流动力学足够稳定,在 FAST 诊断腹腔内出血后,可以继续在创伤抢救室进行更精准的诊断。在一篇综述中,超声对识别腹腔内液体敏感性达62%~99%，其中大多数是脾损伤患者，但是有约25%的脾损伤患者无腹腔积血[7]。FAST阴性且血流动力学稳定的患者，若怀疑有脾实质损伤，需要进一步评估。

在多数创伤中心，脾损伤的诊断主要依靠多排螺旋CT。CT诊断脾损伤的敏感性和特异性均较高。R Adams Cowley创伤中心的经验认为动脉期和门脉期双相呈现对诊断脾损伤价值最高，且可以指导临床治疗方案的选择[8]。但部分患者有行增强CT的禁忌证，虽然图像质量可能不佳，并且对血管病变的检测有限，但对于需密切随访或重大干预的损伤，也可行CT平扫[9]。若诊断为脾损伤，应重点评估有无某些放射学征象，包括损伤程度(使用美国创伤外科协会标准)(表12.1)[10]；有无血管外增强剂泄露；以及有无假性动脉瘤、腹腔积血量等，这些征象与治疗方案和疾病预后紧密相关。虽然CT无法诊断出所有的脾损伤，但对于需要治疗的脾损伤来说，CT的准确性较高，尤其是高级别损伤，并且对于指导最初的治疗方案也有帮助[11]。

表12.1 美国创伤外科协会脾损伤分级

等级	类型	描述
Ⅰ	血肿	被膜下，<10%脾表面积
	裂伤	被摸撕裂，深度<1cm
Ⅱ	血肿	被膜下，10%~50%脾表面积，脾实质内，直径<5cm
	裂伤	被膜撕裂，深度1~3cm，未累及小梁血管
Ⅲ	血肿	被膜下，>50%脾表面积或扩展性；被膜下或实质内血肿破裂；实质内血肿≥5cm或呈扩展性
	裂伤	深度>3cm或累及小梁血管
Ⅳ	血肿	脾实质内血肿破裂伴活动性出血
	裂伤	累及脾段或脾门血管，导致>25%的脾脏无血供
Ⅴ	血肿	脾脏完全撕裂
	裂伤	脾门血管离断，整个脾脏失去血供

Reprinted with permission from Moore EE, Cogbill TH, Jurkovich GJ, Shackford SR, Malangoni MA, Champion HR. Organ injury scaling: spleen and liver (1994 revision). J Trauma. 1995 Mar;38(3):323–4.

手术治疗脾损伤的技术要点

手术时，血流动力学不稳定的患者必须立即送到手术室快迅速控制出血。在剖腹探查中若发现脾损伤是腹腔积血的原因，应果断采取脾切除术。我们的急诊脾切除手术技术要点如下：

术者站在患者右侧，用右手迅速分离脾肾韧带、脾膈韧带(图 12.1a，b)。随后将脾脏游离并置于切口中央，不应在左上腹持续对受损的脾脏操作，因为左上腹暴露不甚理想。在切口处可用纱布将脾脏垫高(图 12.1c)。如果脾脏相邻的器官受到损伤或腹膜后也有出血，可迅

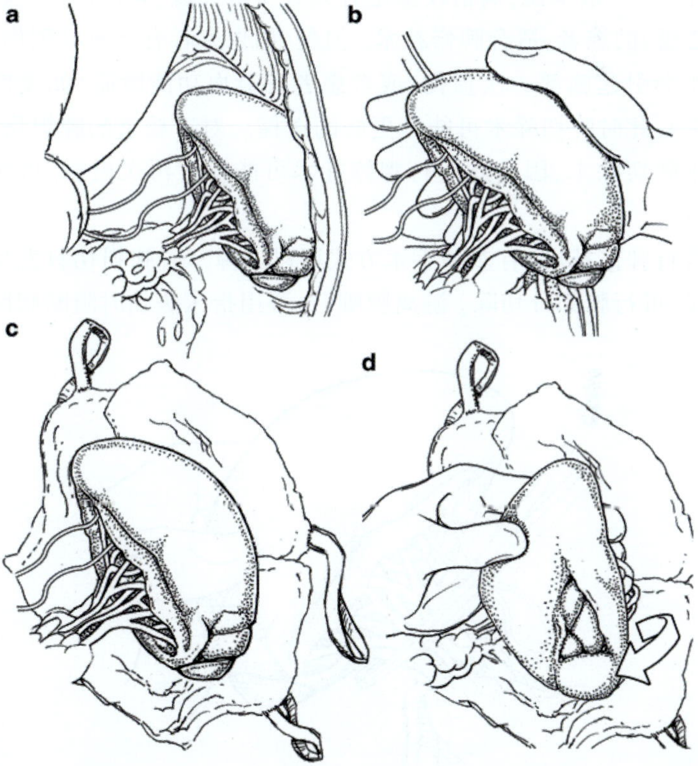

图 12.1 (a)脾脏在原位。(b)脾脏的游离。(c)将脾脏游离手术区域。(d)将脾脏向内旋转以控制其上后部。

速向左翻转脾脏或施行"Mattox 手法",我们倾向于从脾脏后方游离脾脏,此时胰尾暴露较好(图 12.1d)。脾脏血管也常有变异,若脾动静脉一直延伸至脾门无分支,则可一起结扎。若脾动静脉在脾门发出多个分支,则应逐一结扎。切除脾脏前应注意所有的胃短血管都应被结扎。

如果患者病情较危重,可行钳式脾切除术。用血管钳夹住脾门和胃短血管,注意动脉夹不要夹到胃,也应尽量远离胰尾(图 12.2)。随后游离切除脾脏,再打结或缝扎脾门血管和胃短血管。对于脾动脉和脾静脉,我们采取先结扎,随后再次缝扎。尽管快速脾切除术导致胰腺损伤的风险较小,但脾窝放置引流管也可能导致隐性的胰尾损伤。

对于血流动力学稳定的患者,若剖腹探查发现脾损伤,可以采用脾修补术。一般来说,病情较稳定且只有少量失血、脾损伤程度较轻(1 级或 2 级)的患者,适合脾修补术。但是,如果患者有严重脑创伤,继发性出血会引起脑部二次损伤,或者患者有凝血功能障碍(如慢性肝功能不全),此时脾切除术可能是更好的选择。对于较重的脾损伤,我们倾向于脾切除术,因为此时行脾修补术可能发生再次出血,再次手术难度较大。

若行脾修补术,有多种手术方式可以选择。若脾损伤只发生在脾脏一极,可行脾部分切除。游离脾脏后,可用指压法临时阻断脾脏血流

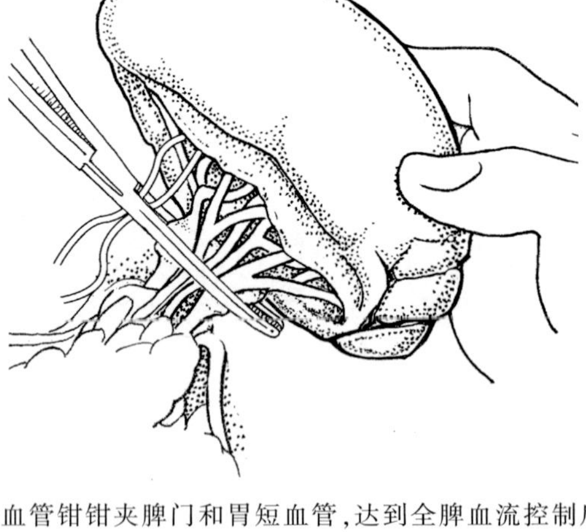

图 12.2　单个血管钳钳夹脾门和胃短血管,达到全脾血流控制后行脾切除术。

(图 12.3)。分离并结扎那一极相应的血管,然后切除脾实质(图 12.4)。剩余的脾实质残端可用 O-Vicryl 或 2–0 Vicryl 缝线行水平褥式缝合,某些可吸收生物材料可能会降低感染风险(图 12.5)。可以局部使用纤维蛋白材料止血或用氩气刀对创面喷凝止血。对于较小的脾损伤,可以直接褥式缝合以控制出血(图 12.6)。如果脾脏包膜撕裂或剥脱,但脾实质损害较少,可以使用网膜或者网套材料缝补(图 12.7)。我们倾向于使用 Vicryl 网套,此网套富含纤维蛋白凝胶,使用时将其缠绕缝合到受伤区域(图 12.8a)。纤维蛋白材料使网套附着在实质上,并有部分止血效果,Vicryl 缝线可以用来加固网套并进一步提高止血效果(图 12.8b)。有时用氩束将网套固定到脾脏(图 12.9)。对于轻微脾损伤,可以直接缝合(图 12.10)。

非手术治疗

对于血流动力学稳定的患者,一般通过 CT 诊断脾脏损伤。保守治疗适合于多数病情稳定的脾损伤患者。然而,当患者存在其他问题如脑损伤、基础病或其他并发损伤时,保守治疗可能不再适用。若发生了妨碍腹部体格检查的损伤,或该损伤可能被轻微的低血压加重时,应

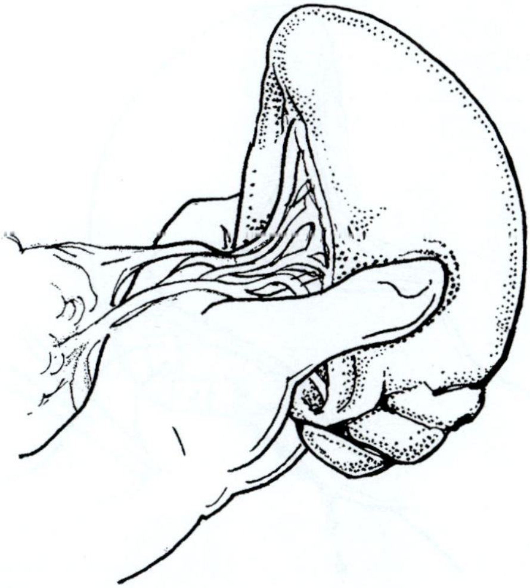

图 12.3 脾修补术术前直接人工控制脾出血。

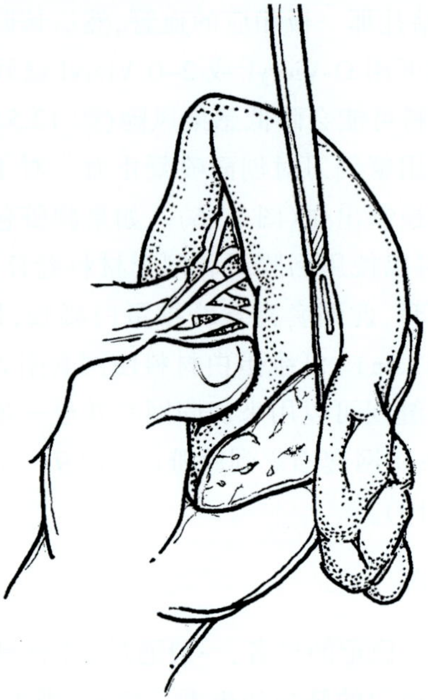

图 12.4　部分脾切除术。使用手指压压迫控制直到伤口止血。

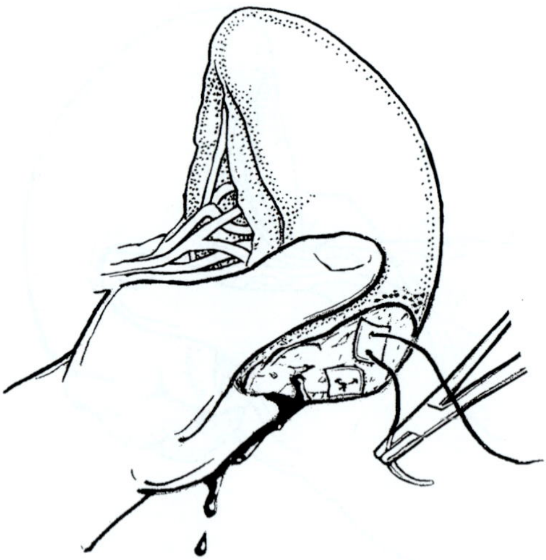

图 12.5　褥式缝合修补脾脏切除断面。

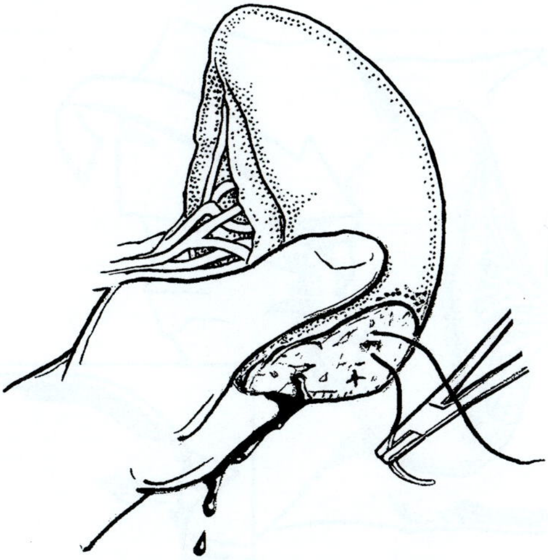

图 12.6　直接修复脾脏切除缘的血管。

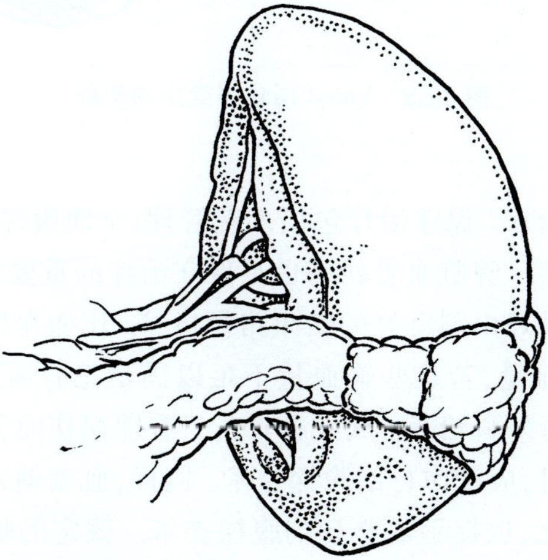

图 12.7　网膜包裹小的脾损伤。

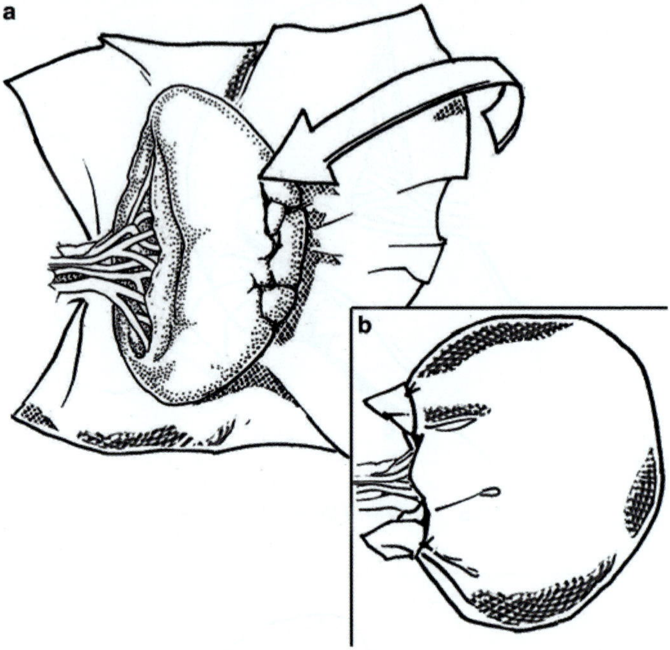

图 12.8 Vicryl 网包裹受伤的脾脏。

慎重选择保守治疗。保守治疗包括入院管理、全面腹部体检、血红蛋白监测及密切观察。脾脏血管栓塞也是保守治疗的重要辅助手段。

保守治疗最好由制订好的临床路径指导。比如在患者入院时就应制订患者的输血量，若这些输血量不足以满足患者所需，则认为保守治疗失败并进行外科治疗。成人患者若只有脾损伤而无其他脏器损伤且仅需要输血时，应考虑行剖腹探查术。同样，血流动力学不稳定或临床体征发生变化，也提示需要行剖腹探查术。既定的临床路径可以指导治疗并提高预后[12]。全国性的基于证据的指南可以帮助制订临床路径[13]。对临床路径进行评估，也可能有助于制订地方机构协议[14]。

多种危险因素预示保守治疗很可能失败，如严重的 AAST 脾损伤分级、大量腹腔积血、活动性出血、假性动脉瘤等[1,11]。年龄则是一个有争议的危险因素，年龄是否是保守治疗的危险因素各方说法不一[15–18]。

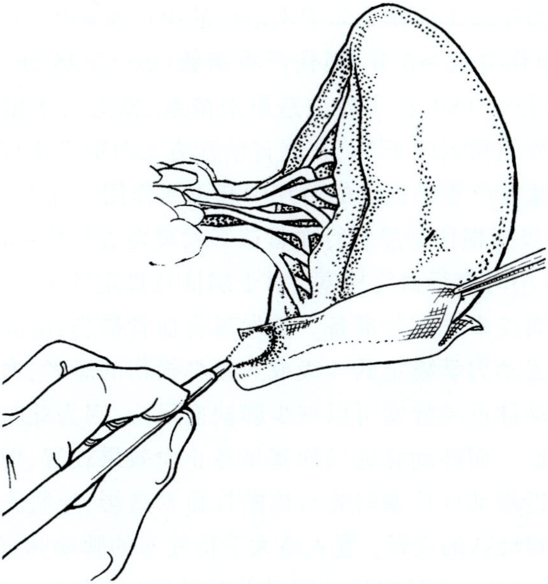

图 12.9　脾氩束凝固。

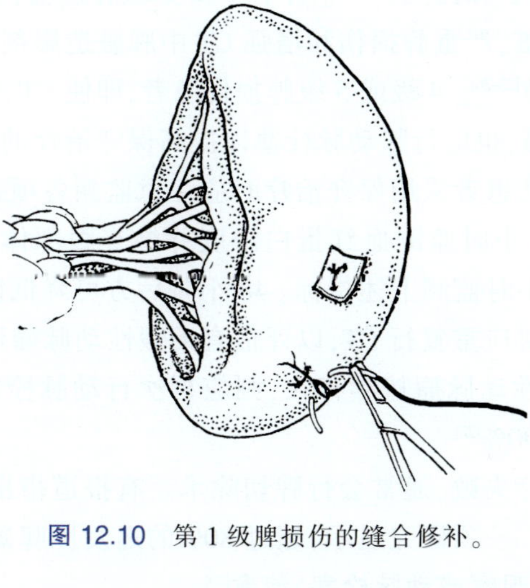

图 12.10　第 1 级脾损伤的缝合修补。

有些分析认为年龄不应作为非手术治疗的决定因素[18]。近期的一项综述表明，脾损伤分级≥3 分、损伤严重指数(ISS)≥25 分、腹部损伤评分≥3 分、TRISS<0.80、脾实质内造影剂浓聚、输血需求量增加都是非手术治疗失败的预测因子[19]。在制订治疗方案时应考虑以上因素。

血管栓塞在严重脾损伤的治疗中起重要作用。在 R Adams Cowle 创伤中心，3 级脾损伤的患者行血管造影发现血管损伤或造影剂外渗，应在入院 24 小时内行血管栓塞。对于病情较稳定的患者，不必强求立即血管栓塞而应事先充分准备。若发现有血管损伤，应立即行血管造影。对于血流动力学稳定的 4 级或 5 级脾损伤的患者，血管栓塞应及早进行。脾动脉近端栓塞可以减少脾缺血风险，因为此时胃短动脉可以为脾脏供血。而脾动脉远端栓塞虽然止血效果较好，但脾梗死风险大大增加。近端动脉栓塞时先行诊断性血管造影，导管先进入近端脾动脉并确定脾动脉的直径。置入略大于待栓塞的脾动脉直径的弹簧线圈，再次血管造影，此时应显示脾动脉被栓塞，而胃短动脉、胃网膜动脉、胰腺分支动脉显影良好。

早期关于血管栓塞的文献表明，即便在有血管损伤的患者，动脉栓塞也可挽救 92%的脾脏[22,23]。对于 4 级、5 级脾损伤，动脉栓塞可挽救 80%~95%的脾脏，严重脾损伤和增强 CT 中脾脏造影剂浓聚者，也可从动脉栓塞中获益[23-26]。4 级或 5 级脾损伤患者，即使 CT 未显示造影剂外泄或假性动脉瘤，也应行脾动脉栓塞以提高保守治疗的成功率[27]。3 级及以上的脾损伤患者采用保守治疗时应注意监测各项指标。如在前 24 小时内，应每 6 小时监测血红蛋白浓度并检查腹部体征；如在 24~48 小时，则每 12 小时监测上述指标。48 小时后方可降低监测频次。脾损伤后 48~72 小时应重复行 CT，以评估有无假性动脉瘤形成。若新发假性动脉瘤或假性动脉瘤持续存在，则应再次行动脉栓塞，此时脾脏挽救率依然超过 90%[28]。

若保守治疗失败，通常会行脾切除术。有报道指出此时仍可使用脾动脉栓塞术。一项研究显示，超过 80%的迟发性脾破裂患者可以通过非手术治疗(观察或动脉栓塞)治愈[29]。

图 12.11 显示了 R Adams Cowley 创伤中心 2013 版脾损伤治疗路

严重创伤中心脾创伤诊治流程

1.CT 扫描诊断脾创伤[1]
2.主诊医生评估血流动力学状况

血流动力学是否稳定?

否 → 行脾切除术[2]

是 → 是否有证据表明存在血管损伤或假性动脉瘤

是 → 通知介入放射科行急诊血管造影和栓塞[2]
8–7490(P0015)
目标:1 小时内行血管造影

→ 48~72 小时内复查 CT 和接受免疫[2]

否 → 根据损伤分级决定诊疗措施

	1	2	3*	4/5*
观察	非 Tele	Tele /IMC	Tele /IMC	Tele /IMC
系列 CBC	Q8×24 小时	Q6×24 小时然后 Q12×24 小时	Q6×24 小时然后 Q12×24 小时	Q6×24 小时然后 Q12×24 小时
系列腹部检查	是	是	是	是
血管造影	否	否	白天(包括周末)	急诊
复查 CT	否	24~48 小时	48~72 小时	48~72 小时

*包括囊膜下血肿

注意:
1.若 CT 扫描图像质量差(无动脉相、对比差、移动伪影、仅有单相等),必须复查腹部 CT,并获得动脉/门静脉相影像
2.所有行脾动脉栓塞或脾切除的患者,在出院前需要接受三种疫苗(肺炎疫苗、四价流感疫苗和脑膜炎球菌疫苗)

若复查 CT 扫描发现新的或持续存在的假性动脉瘤
–依从性好的患者,可门诊观察
–依从性不好的患者或随诊可能失诊的患者，考虑再次行血管造影

图 12.11　R Adams Cowley 严重创伤中心脾创伤诊疗流程。

径图。1 级和 2 级脾损伤可以采用非手术治疗,而无须血管栓塞;若增强 CT 发现造影剂浓聚或证实有血管损伤,则应行急诊动脉栓塞术。在最初的 24 小时,应每 6~8 小时行腹部体格检查、血红蛋白浓度检测。病情持续稳定 24 小时以上,可以降低这些检查的频率。对于 1 级脾损伤,CT 是不必要的。一项研究指出,1 级脾损伤不到 2%的患者需要延迟性干预,而死亡的患者多是病程早期即有血红蛋白下降[20]。对于 2 级脾损伤,再次行脾脏 CT 是否有必要仍存在争议,不过损伤发生后 24~48 小时的 CT 可以帮助判断有无血管损伤(如假性动脉瘤)。对于非手术的患者,使用低分子肝素预防血栓形成是有必要的,并不会增加输血或治疗失败的风险[21]。

在 R Adams Cowley 创伤中心,出院前所有接受脾切除术或血管栓塞治疗的患者都将接种疫苗,以降低脾切除术后脓毒症的发生率。在我们看来,延迟接种疫苗不能弥补失去部分出院患者随访的损失。有证据表明,血管栓塞可以保留脾脏的免疫功能[30-32]。随着进一步的研究,也许会证明血管栓塞的患者没有必要接种疫苗,但目前的数据尚不能排除疫苗的接种。

预后

关于脾损伤的死亡数据没有系统的报道,但若根据当前治疗指南治疗,脾损伤的死亡率会很低。大多数患者死于多发性创伤。总的来说,非手术治疗成功率>96%。在有丰富血管栓塞经验的创伤中心,脾损伤保脾率可达 99%[16]。对于较严重的脾损伤(AAST 等级>3),脾损伤在不同中心的保脾率区别更为明显,有丰富血管栓塞经验的创伤中心此时脾损伤的保脾率仍>90%,而无丰富血管栓塞的创伤中心保脾率只有 79%。一般情况下,脾脏出血很少是致命的,除非患者入院时一般情况非常差。在严重的脾损伤时同样可以采用非手术治疗。在严密监测患者生命体征的前提下,即便保守治疗失败再采取外科干预依然是安全有效的。

并发症

脾切除术后并发症包括一般剖腹手术常见并发症,如切口疝和小肠梗阻等。与脾切除相关的并发症主要有脾切除术后脓毒症。最近一项研究表明,即使调整了脾损伤程度和其他一些混杂因素后,脾切除术仍然是院内感染的有效预测因子[33]。脾切除术后脓毒症发生率可达3.2%,因此患者出院后仍必须警惕有无脓毒症的征象。脾切除术后,脓毒症患者的死亡率也高于普通患者[34]。

尽管以血管栓塞方式进行保守治疗能够提高预后并减少感染的发生,但也应了解其相应并发症,包括栓塞相关出血、治疗失败、假性动脉瘤、邻近血管血肿、造影剂肾病、麻醉并发症等。约 20%的患者有较严重的并发症。血管栓塞后另一个常见并发症是脾梗死导致的感染,发生率约为 4%[35-37]。脾梗死一般选择保守治疗,若患者有严重疼痛或全身性脓毒症迹象,此时应行脾切除术。对于局部梗死或脓肿也可采用影像学引导下置管引流。老年患者应尽量避免行剖腹脾切除,因其并发症发生率较一般患者更高[38]。使用不同的血管栓塞方法,其并发症也不同。脾动脉近端线圈栓塞与选择性远端栓塞治疗成功率相似,但其脾梗死[39]和其他常见并发症风险更低[37]。

总之,对于合适的患者,非手术疗法的好处通常大于风险,因为保脾手术的并发症往往比剖腹手术要少。在保守治疗失败的情况下,必须注意不能让患者因保脾而大量失血进而危及生命。

尽管在解剖上脾脏结构较为简单,但在治疗理念上却很复杂。保守治疗是病情稳定的患者最好的选择,但是医生必须能准确判断何时保守治疗失败,从而避免患者大量失血或发生严重并发症。对于病情不稳定的患者,早期行脾切除和控制出血对预后同等重要。

(董黎明 译　李占飞 校)

参考文献

1. Peitzman AB, Heil B, Rivera L, et al. Blunt splenic injury in adults: multi-institutional study of the eastern association for the surgery of trauma. J Trauma. 2000;49:177–87.
2. Wilkens B. Historical review: the spleen. Br J Haematol. 2002;117:265.
3. McClusky DA, Skandalakis LJ, Colborn GJ, et al. Tribute to a triad: History of splenic anatomy, physiology, and surgery—part 1. World J Surg. 1999;23:311–25.
4. McClusky DA, Skandalakis LJ, Colborn GJ, et al. Tribute to a triad: history of splenic

anatomy, physiology, and surgery—part 2. World J Surg. 1999;23:514–26.
5. King H, Shumacker HB. Splenic studies. I. Susceptibility to infection after splenectomy performed in infancy. Ann Surg. 1952;136:239–42.
6. Gerritsen GP, Madern GC. Conservative management of splenic trauma. Neth J Surg. 1980;32:62–5.
7. Boscak A, Shanmuganathan K. Splenic trauma: what is new? Radiol Clin North Am. 2012;50:105–22.
8. Boscak AR, Shanmuganathan K, Mirvis SE, et al. Optimizing trauma multidetector CT protocol for blunt splenic injury: need for arterial and portal venous phase scans. Radiology. 2013;268:79–88.
9. Murken DR, Weis JJ, Hill GC, et al. Radiographic assessment of splenic injury without contrast: is contrast truly needed? Surgery. 2012;152:676–82.
10. Tinkoff G, Esposito TJ, Reed J, Kilgo P, Fildes J, Pasquale M, et al. American association for the surgery of trauma organ injury scale I: spleen, liver, and kidney, validation based on the national trauma data bank. J Am Coll Surg. 2008;207:646–55.
11. Marmery H, Shanmuganathan K, Mirvis SE, et al. Correlation of multidetector CT findings with splenic arteriography and surgery: prospective study in 392 patients. J Am Coll Surg. 2008;206:685–93.
12. Haan J, Ilahi ON, Kramer M, et al. Protocol-driven nonoperative management in patients with blunt splenic trauma and minimal associated injury decreases length of stay. J Trauma. 2003;55:317–21.
13. Stassen NA, Bhullar I, Cheng JD, et al. Selective nonoperative management of blunt splenic injury: an eastern association for the surgery of trauma practice management guideline. J Trauma Acute Care Surg. 2012;73:S294–300.
14. Olthof DC, van der Vlies CH, Joosse P, et al. Consensus strategies for the nonoperative management of patients with blunt splenic injury: a Delphi study. J Trauma Acute Care Surg. 2013;74:1567–74.
15. Bhangu A, Nepogodiev D, Lal N, et al. Meta-analysis of predictive factors and outcomes for failure of non-operative management of blunt splenic trauma. Injury. 2012;43:1337–46.
16. Banerjee A, Duane TM, Wilson SP, et al. Trauma center variation in splenic artery embolization and spleen salvage: a multicenter analysis. J Trauma Acute Care Surg. 2013;75:69–74.
17. Brault-Noble G, Charbit J, Chardon P, et al. Age should be considered in the decision making of prophylactic splenic angioembolization in nonoperative management of blunt splenic trauma: a study of 208 consecutive civilian trauma patients. J Trauma Acute Care Surg. 2012;73:1213–20.
18. Bhullar IS, Frykberg ER, Siragusa D, et al. Age does not affect outcomes of nonoperative management of blunt splenic trauma. J Am Coll Surg. 2012;214:958–64.
19. Olthof DC, Joosse P, van der Vlies CH, et al. Prognostic factors for failure of nonoperative management in adults with blunt splenic injury: a systematic review. J Trauma Acute Care Surg. 2013;74:546–57.
20. Haan JM, Boswell S, Stein D, et al. Follow-up abdominal CT is not necessary in low grade splenic injury. Am Surg. 2007;73:13–8.
21. Eberle BM, Schnüriger B, Inaba K, et al. Thromboembolic prophylaxis with low-molecular-weight heparin in patients with blunt solid abdominal organ injuries undergoing nonoperative management: current practice and outcomes. J Trauma. 2011;70:141–6.
22. Haan J, Scott J, Boyd-Kranis R, et al. Admission angiography for blunt splenic injury: advantages and pitfalls. J Trauma. 2001;51:1161–5.

23. Skattum J, Naess PA, Eken T, et al. Refining the role of splenic angiographic embolization in high-grade splenic injuries. J Trauma Acute Care Surg. 2013;74:100–3.
24. Haan JM, Bochicchio GV, Kramer N, et al. Nonoperative management of blunt splenic injury: a 5-year experience. J Trauma. 2005;58:492–8.
25. Bhullar IS, Frykberg ER, Siragusa D, et al. Selective angiographic embolization of blunt splenic traumatic injuries in adults decreases failure rate of nonoperative management. J Trauma Acute Care Surg. 2012;72:1127–34.
26. Jeremitsky E, Kao A, Carlton C, et al. Does splenic embolization and grade of splenic injury impact nonoperative management in patients sustaining blunt splenic trauma? Am Surg. 2011;77:215–20.
27. Bhullar IS, Frykberg ER, Tepas III JJ, et al. At first blush: absence of computed tomography contrast extravasation in grade IV or V adult blunt splenic trauma should not preclude angioembolization. J Trauma Acute Care Surg. 2013;74:105–11.
28. Haan JM, Marmery H, Shanmuganathan K, et al. Experience with splenic main coil embolization and significance of new or persistent pseudoaneurysm: reembolize, operate, or observe. J Trauma. 2007;63:615–9.
29. Liu P, Liu H, Hsieh T, et al. Nonsurgical management of delayed splenic rupture after blunt trauma. J Trauma Acute Care Surg. 2012;72:1019–23.
30. Malhotra AK, Carter RF, Lebman DA, et al. Preservation of splenic immunocompetence after splenic artery angioembolization for blunt splenic injury. J Trauma. 2010;69:1126–30.
31. Skattum J, Naess PA, Gaarder C. Non-operative management and immune function after splenic injury. Br J Surg. 2012;99 Suppl 1:59–65.
32. Skattum J, Titze TL, Dormagen JB, et al. Preserved splenic function after angioembolisation of high grade injury. Injury. 2012;43:62–6.
33. Demetriades D, Scalea TM, Degiannis E, et al. Blunt splenic trauma: splenectomy increases early infectious complications: a prospective multicenter study. J Trauma Acute Care Surg. 2012;72:229–34.
34. Bisharat N, Omari H, Lavi I, et al. Risk of infection and death among post-splenectomy patients. J Infect. 2001;43:182–6.
35. Haan J, Bochicchio G, Kramer M, et al. Air following splenic embolization: infection or incidental finding? Am Surg. 2003;69:1036–9.
36. Haan JM, Biffl W, Knudson MM, et al. Splenic embolization revisited: a multicenter review. J Trauma. 2004;56:542–7.
37. Ekeh AP, Khalaf S, Ilyas S, et al. Complications arising from splenic artery embolization: a review of an 11-year experience. Am J Surg. 2013;205:250–4.
38. Wu S, Fu C, Chen R, et al. Higher incidence of major complications after splenic embolization for blunt splenic injuries in elderly patients. Am J Emerg Med. 2011;29:135–40.
39. Schnüriger B, Inaba K, Konstantinidis A, et al. Outcomes of proximal versus distal splenic artery embolization after trauma: a systematic review and meta-analysis. J Trauma. 2011;70:252–60.

第13章 胰腺和十二指肠损伤

Raymond Fang

简介

能吃的时候就吃，能睡的时候就睡，不要把胰腺弄得一团糟。

——外科格言

胰腺和十二指肠都是腹膜后位的器官，它们之间关系密切，并且位于中腹部很深的位置。孤立损伤不常见，不管是钝性伤还是穿透伤，因为这些器官被无数其他组织所包绕(表13.1和表13.2)[1]。早期血管或中枢神经系统损伤死亡率很高，但是胰腺和十二指肠损伤诊断的延误以及败血症和多器官功能障碍导致了晚期的死亡。即使是在高级创

表13.1 1086例胰腺损伤患者的合并伤组成

相关器官损伤	病例数(%)(共1086例)
肝脏	500(46)
胃	449(41)
大血管	300(28)
脾脏	277(26)
肾脏	240(22)
结肠	189(17)
十二指肠	173(16)
小肠	165(15)
胆囊/胆管	46(4)

Adapted from [1].

表 13.2　1234 例十二指肠损伤患者的合并伤组成

相关器官损伤	病例数(%)(共 1234 例)
大血管	596(48)
肝脏	543(44)
结肠	378(31)
胰腺	368(30)
小肠	363(29)
胃	279(23)
肾脏	237(19)
胆囊/胆管树	176(14)
脾脏	41(3)

Adapted from [1].

伤中心，这些损伤也是罕见的。因此，外科医生通常缺乏手术治疗的第一手经验和整体管理理念。一个严重创伤中心在 2000 年 1 月至 2013 年 9 月期间收治了 68 053 例创伤患者，仅发现 466 例胰腺癌和(或)十二指肠损伤(34 例/年)。

历史

> 如果胰腺导管或血管受损，那将是致命的，胰液或血液可能流入腹腔，导致组织的腐烂和死亡。
>
> Benjamin Gooch(Collected Works，1792)[2]

Travers 于 1827 年在《柳叶刀》上描述了一名醉酒女性被公共马车撞倒并在数小时后死亡，通常被认为是最早关于胰腺创伤的报道[3]。“尸体解剖发现胰腺完全被横断撕裂[3]。”

在 20 世纪之前，胰腺和十二指肠的损伤是致命的。1903 年，Mickulicz-Radicki 报道 45 例已发表的病例(21 例穿刺伤和 24 例钝性伤)并总结了关于胰腺创伤的集体医疗经验[4]。所有 20 例进行非手术治疗的患者均死亡，但 25 例经手术治疗的患者中仅 7 例(28%)死亡。100 多年前，Mickulicz 提出的对疑似胰腺损伤的管理建议成为今天外科手术的原则:①通过腹部正中切口全面探查腹腔;②缝合控制出血;③放置引流管。

第一次成功修复了钝性十二指肠损伤的外科手术由 Herczel 于 1896 年完成,穿透性十二指肠损伤由 Moynihan 于 1901 年完成。1946 年,Cave 报道了美国陆军在 1944—1945 年战争期间发生的 118 例十二指肠损伤[5]。在那个缺乏抗生素的年代,10 天的死亡率是 55.9%。1977 年,Vaughan 等人报道了他们的机构 7 年间使用幽门闭合和胃空肠吻合术治疗十二指肠创伤的经验,这种方法目前仍是治疗严重创伤的常用方法[6]。

手术技术

手术解剖

胰腺大约有 20cm 长,3cm 宽,1.5cm 厚,横卧在上腹部(图 13.1)。它被分为四个解剖学部分:头部位于正中线的右侧,在十二指肠 C 型环内;颈部在中间跨过肠系膜上动静脉;胰体继续向左边延伸;胰尾末

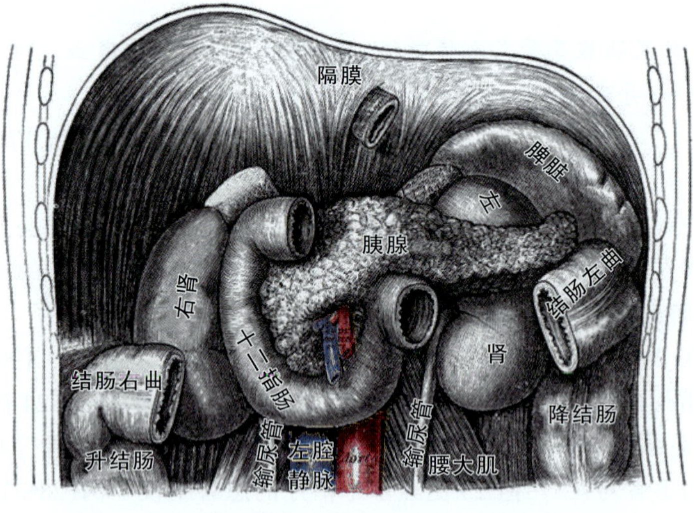

图 13.1　上腹部的解剖:Gray 解剖学,图 1056.1918。

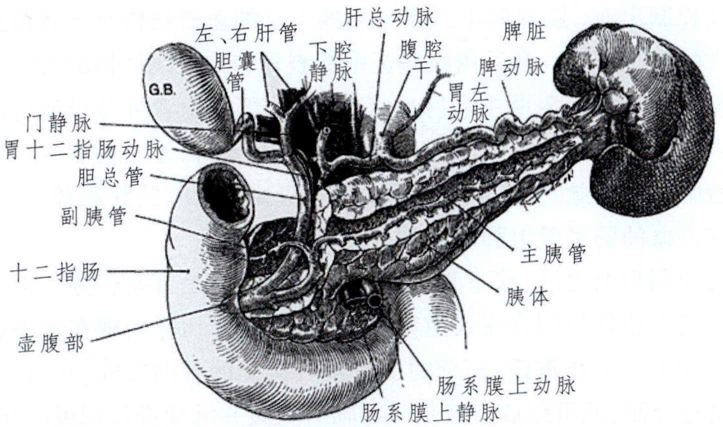

图 13.2 胰腺的解剖。(Reprinted with permission from Bulger EM,Jurkovich GJ. Operative management of pancreatic trauma. Oper Tech Gen Sur 2000;2(3):221–33.)

端靠近左侧脾门左肾前方(图 13.2)。勾突是一小段胰头的延伸,隐藏在肠系膜上血管后方。脾动脉沿胰腺的上后缘走行。在胰脏的后面,脾脏静脉靠近其下缘,于肠系膜上静脉和肠系膜下静脉汇合形成门静脉。胰腺后方还有主动脉、下腔静脉、左肾、两侧肾动脉和左肾静脉。胃和横结肠系膜覆盖在胰脏上方。

十二指肠从胃幽门延伸到 Treitz 韧带,大约长 30cm。十二指肠分为四个解剖学部分:上级(D1)、降部(D2)、横部(D3)及升部(D4)(图 13.2)。D1 和 D2 的过渡发生在十二指肠穿过胆总管和胃十二指肠动脉,从 D2 到 D3 的过渡都发生在 Vater 壶腹,从 D3 到 D4 的过渡发生在肠系膜上血管向前越过十二指肠。主动脉、下腔静脉、右肾、脊椎骨和腰肌位于十二指肠后方。肝脏、胆囊、右结肠、横结肠和胃覆盖十二指肠。

胰腺和十二指肠的血液供应来自胃十二指肠动脉、肠系膜上动脉、脾动脉。动脉和胰管/胆道结构常存在变异。

胰腺和十二指肠损伤的损害控制治疗

如果血流动力学不稳定需要进行紧急的腹腔探查,那么最重要的是快速控制出血。胰腺和十二指肠周围丰富的血管结构是导致出血早期死亡的常见原因。常采用腹部正中探查切口。中线结构的持续出血可能需要使用钳夹阻断主动脉血流。最近，部分患者可考虑通过股动脉置入主动脉内球囊阻断(REBOA)[7]。当有必要时，手术前置入球囊可以快速阻断主动脉[8]。需要使用手术订书机快速切除胰腺颈部，暴露胰腺后方出血的肠系膜上静脉以利于控制出血。

在控制出血之后，接下来尽量减少细菌污染是首要任务。损伤可以通过缝合或器械闭合来快速处理，也可以选择切除。现在还不能进行胰腺和十二指肠重建，充分的引流是可接受的救助方式。一旦出血和污染被控制，就可以放置腹部敷料临时关腹并继续进行积极的复苏，纠正酸毒症、凝血功能障碍和低体温。由于其分泌物消化液的特性，延误对胰十二指肠损伤的治疗及初始不理想引流会导致并发症和死亡率增加。第二次手术应该在患者的生理功能允许的情况下尽快进行。

胰腺和十二指肠的探查

有任何证据如CT结果、穿透伤口的轨迹或术中发现怀疑胰腺和十二指肠受伤时，对胰腺和十二指肠进行全面评估是强制性的。初次或再次腹部探查发现中央腹膜后血肿、腹膜后胆汁染色、腹膜脂肪皂化坏死、胰腺和小囊水肿(图13.3)。

> 良好的暴露是手术成功的关键。
>
> ——外科格言

充分暴露胰十二指肠损伤是至关重要的(图13.4)。胰脏的前表面可以通过切开胃结肠韧带暴露胃与横结肠之间的小网膜囊而显露。手持的弯曲撑开器(也被称为Harrington)，可以牵开胃以帮助暴露。游离胰脏下缘，向头旋转，会暴露出胰体和胰尾的后表面。(脾动脉沿着上缘走行，并将分支分布到胰腺，游离这个区域存在危险。)通过钝性分离脾和左肾之间的无血管平面，胰尾和脾脏可以从左上腹游离到中线附近。接着游离结肠肝曲和横结肠系膜，Kocher切口游离胰头和十二

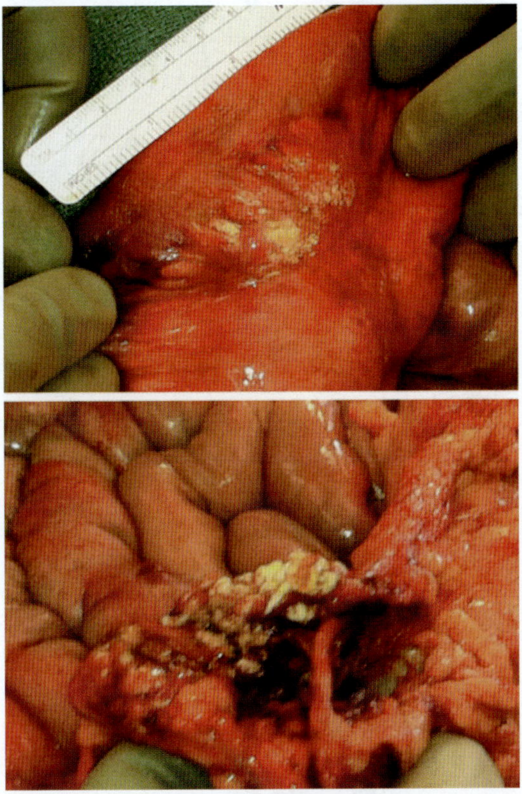

图 13.3 腹部探查时发现脂肪皂化，提示胰腺损伤可能。

指肠至中线。这样可以检查十二指肠的前后表面以及胰腺的头部和颈部。

胰腺损伤的治疗

主胰管的完整性在胰腺损伤所导致的结局中是起决定作用的因素。大多数情况下，术中要检查胰管是否完好无损。静脉注射(1U/kg)的促胰液素，利于胰腺管泄漏的鉴别[9]。导管完整性可通过术后内镜逆行胰胆管造影(ERCP)或术后磁共振胰胆管造影(MRCP)得到证实。术中胆囊穿刺胰胆管造影也可以尝试，虽然不一定能成功[10]。

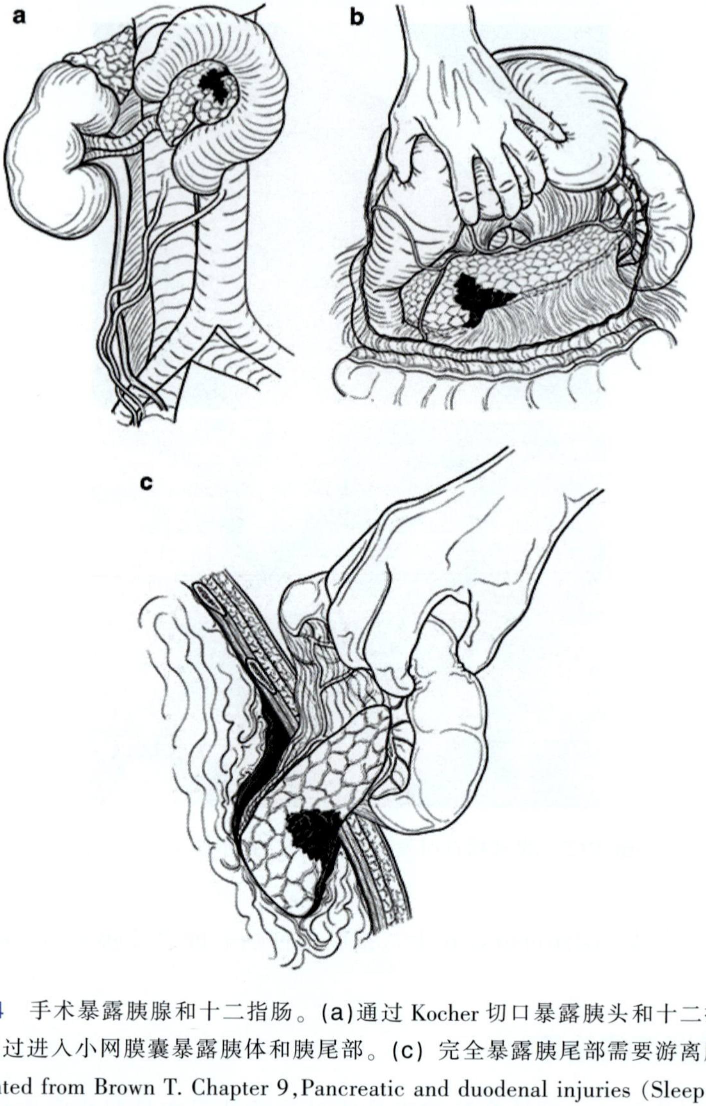

图 13.4 手术暴露胰腺和十二指肠。(a)通过 Kocher 切口暴露胰头和十二指肠。(b) 通过进入小网膜囊暴露胰体和胰尾部。(c) 完全暴露胰尾部需要游离脾脏。[Reprinted from Brown T. Chapter 9,Pancreatic and duodenal injuries (Sleep when you can...). In: Martin MJ,Beekley AC(eds). *Front Line Surgery*. New York: Springer 2011,p. 115–28.]

术中胰胆管造影的步骤：

1. 在胆囊底部使用 3–0 丝线荷包缝合。

2. 使用一根 16G 或 18G 的留置针从胆囊底进行穿刺(图 13.5)。

3. 用无损伤钳夹住的肝总管。

4. 在荧光成像下注射 30~75mL 的水溶性造影剂。

损伤的严重程度严格根据美国创伤外科协会(AAST)器官损伤分级(OIS)判定(表 13.3)[11,12]。2013 年,西部创伤学会出版了管理胰腺损伤的量表[13](图 13.6)。在所有的胰腺损伤中,关腹前强烈推荐常规放置空肠营养管。在低级别损伤患者中可以通过鼻肠管喂养,在高级别损伤中应该采用空肠造瘘或胃空肠管进行喂养。

Ⅰ~Ⅱ级损伤

低级别损伤占胰腺损伤的 75%，在 CT 成像诊断后通常采取非手术治疗。如果在手术中发现,只需要进行止血和在胰腺上下缘放置封闭引流。胰腺撕裂不应进行缝合封闭,因为这可能将一个简单的、自限性泄漏转化为假性囊肿。当患者耐受了肠内营养、没有持续渗出、引流液淀粉酶与血清淀粉酶相同时,可以拔除引流管。

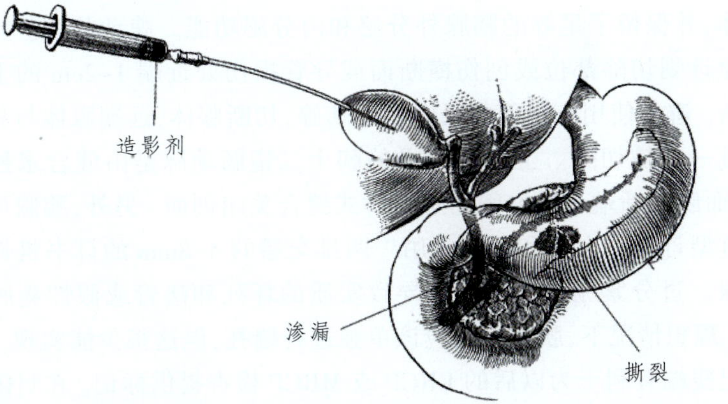

图 13.5　术中胰胆管造影。(Reprinted with permission from Bulger EM, Jurkovich GJ. Operative management of pancreatic trauma. Oper Tech Gen Surg 2000;2:221–33.)

表 13.3 美国创伤外科协会(AAST)胰腺损伤分级

分级	损伤	损伤的描述
Ⅰ级	血肿	小的钝挫伤不伴胰管损伤
	裂伤	浅表撕裂伤不伴胰管损伤
Ⅱ级	血肿	大的钝挫伤不伴胰管损伤或组织缺损
	裂伤	大的挫裂伤不伴胰管损伤或组织缺损
Ⅲ级	裂伤	远端胰腺横断或伴胰管损伤的实质损伤
Ⅳ级	裂伤	近端胰腺横断或伴有壶腹损伤的实质损伤
Ⅴ级	裂伤	胰头的毁损伤

注:多处损伤时损伤级别上升一级。

Modified with permission from Moore EE,Cogbill TH,Malangoni MA,Jurkovich GJ, Champion HR,Gennarelli TA,et al. Organ injury scaling,II: Pancreas,duodenum, small bowel,colon,and rectum. J Trauma. 1990 Nov;30(11):1427–9.

Ⅲ级损伤

外伤性胰腺横断(通常是将胰腺挤压至脊柱)或胰体、胰尾实质的损伤伴主胰管损伤需要手术治疗。这些损伤通常发生在胰腺颈部,可经远端胰切除术治疗(图 13.7)。胰腺颈部切除保留了超过 50%的剩余腺体,并保留了足够的胰腺外分泌和内分泌功能。脾动脉和静脉在胰腺原计划切除部位或创伤横断面或导管损伤处近端 1~2cm 的上下缘切断。避免使用有损伤的肠钳钳夹胰腺,切断腺体,远端腺体与相连的脾脏一起被切除。上下缘水平的胰十二指肠动脉是由缝合术控制出血,而胰腺断端可采取间断水平褥式缝合关闭创面。另外,胰腺可以使用直型订书机夹紧和关闭, 用一两排交错的 4~8mm 的订书机针切断胰腺。过分紧绷的残端可以导致实质的坏死和瘘管或假性囊肿的形成。理想情况下,胰腺导管应该单独进行缝扎,但这很少能实现。钛夹标记残端有利于为以后的 ERCP 或 MRCP 检查提供标记。在封闭的残端附近通常放置封闭引流以利于控制暂时性渗漏,不管使用哪种闭合技术都应放置引流。

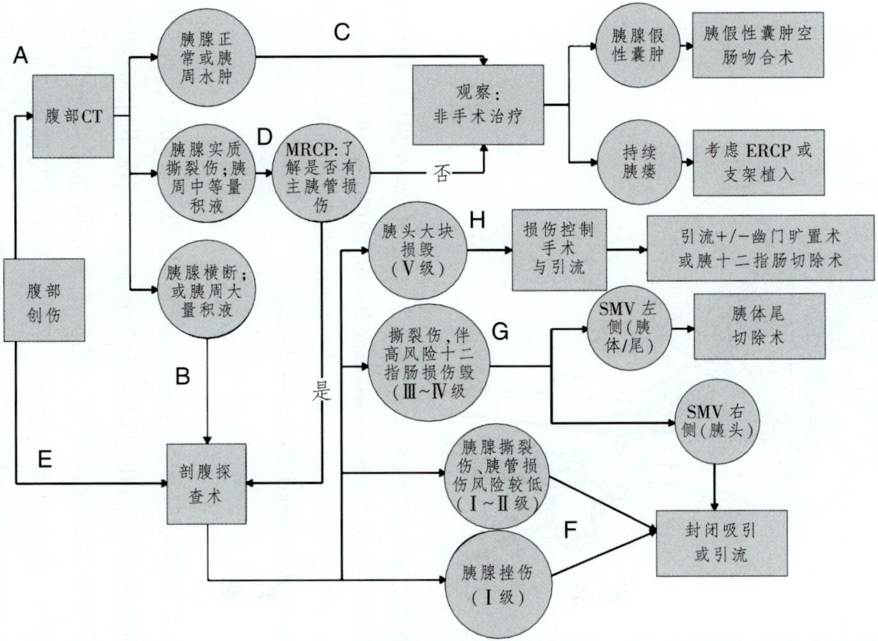

JOURNAE OF TRAUMA AND ACUTE CARE SURGERY

图 13.6 西部创伤学会胰腺损伤的诊疗流程。(Reprinted with permission from Biffl WL, Moore EE, Croce M, et al. Western Trauma Association Critical Decisions in Trauma: Management of pancreatic injuries. J Trauma 2013;75(6):941–6.)

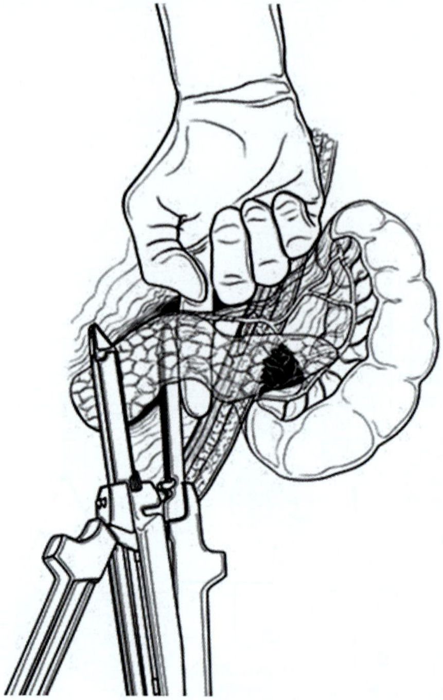

图 13.7　用切缝器切除远端胰腺的技术。用手指或钝性仪器环绕胰腺并引导直型切缝器通过胰腺后隧道。[Reprinted from Brown T. Chapter 9, Pancreatic and duodenal injuries (Sleep when you can...). In: Martin MJ, Beekley AC (eds). Front Line Surgery. New York: Springer 2011, p. 115-28.]

成人创伤后行脾切除术发生脓毒症较为罕见[14]。在成人，脾保留仅在患者有单独的胰腺损伤和生理功能完全正常的情况下才考虑[15]。在远端胰腺切除术中尝试保留脾脏，熟练的手术医生需要平均增加50分钟的手术时间，增加手术出血量，平均需要结扎与胰腺有联系的7根脾动脉分支和22根脾脏静脉分支，这仅仅带来尚不确定的益处[16]。

若准备保留脾脏，脾脏和远端胰腺需要充分游离。供应胰腺远端的脾动脉和静脉小分支必须单独识别并妥善结扎。然后细致分离胰脏，避免损伤脾动脉和静脉。

Ⅳ和Ⅴ级损伤

Ⅳ级和Ⅴ级损伤的治疗仍然存在争议，目前尚缺乏有力的文献支持。不应在早期急性损伤时就确定胰头的最终处理方案,因为胰头导管解剖结构的理清尤为重要。即使在术中胰胆管造影或 ERCP 是可以实施的,充分外引流、术后进行 ERCP/MRCP 检查也是一个合适的选择。在这种情况下,损害控制治疗不仅仅是针对患者病情不稳定,也是为了寻求额外的专业知识来帮助为这一极具挑战性损伤制订最合适的方案。

轻微胰腺导管和壶腹的损伤可单独采取引流来治疗。近端导管损伤和十二指肠损伤可以通过广泛的(次全)胰腺切除术来治疗。这就造成了胰腺功能不全的可能性，但只需要保留 10%~20%的腺体组织就可以维持正常功能。胰管支架治疗创伤已被报道,但它依赖于当地的 ERCP 专业知识,发表的结果仅限于小的案例报道[17]。虽然很少进行，但外科医生可能会非常谨慎地选择病例,闭合近端胰腺断端,远端胰腺断端与空肠行 Roux-en-Y 吻合(图 13.8)以引流未受伤的远端腺体。这种方法能保留剩余的胰腺功能,但是由于有很高的并发症发生率而被放弃。胰头损伤合并十二指肠乳头损伤时,可能需要行胰十二指肠切除术来进行明确的治疗。“创伤性 Whipple 手术”可能有两种方式。在一些稳定的患者中,例如孤立的壶腹部低能量损伤,由于组织特性较好便于重建缝合,可以实施 Whipple 手术。在损害控制方案中,手术分两步,首先快速切除十二指肠和胰头控制出血和污染,充分复苏患者,待生理功能稳定后再进行重建。和单次手术相反,再次手术重建时可能有更坚固的胰腺、肠道水肿减弱、胆管扩张,均利于重建[18]。额外的外科技术和辅助支持也可应用于这项具有挑战性的治疗。即使限制晶体输注以避免过度的复苏,有些患者再次手术时仍然会因为肠道过分水肿而无法进行重建。在这些患者中:①胆总管内置入一根细管进行外引流;②胃造口和空肠造瘘,经空肠喂养;③大范围的胰腺引流是最好的选择。确定的重建通常可以在 6 个月后进行。胆囊切除术并不是 Whipple 手术的一部分。对于创伤患者,胆囊可以用于未来的胆道重建。

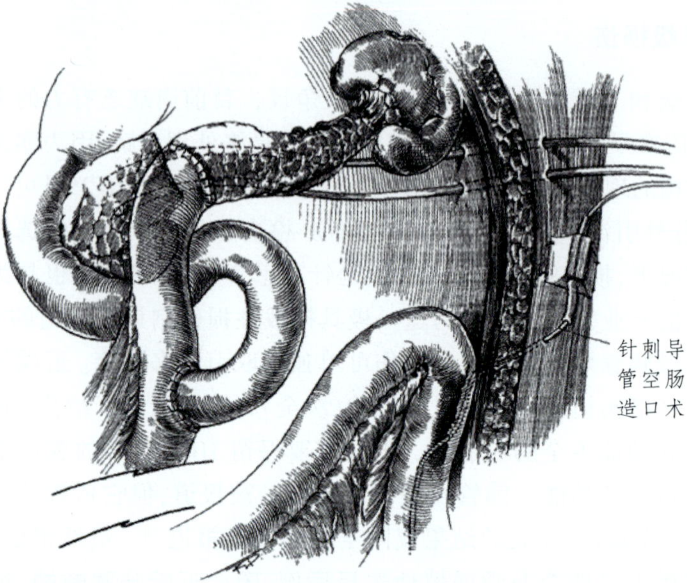

图 13.8　胰腺和空肠 Roux-en-Y 吻合。(Reprinted with permission from Bulger EM, Jurkovich GJ. Operative management of pancreatic trauma. Oper Tech Gen Surg 2000;2:221–33.)

十二指肠损伤的治疗

大多数十二指肠损伤都是由穿透伤造成的，属于低级别损伤，可通过一期修补治疗[19]。钝性伤可能会隐匿，导致延迟诊断和更有挑战性的治疗。十二指肠损伤应根据 AAST-OIS(表 13.4)[11]分类的伤害严重程度进行治疗。在所有十二指肠损伤中，强烈推荐关腹前在远端肠管放置营养管。在低级别损伤患者中可以通过鼻肠管喂养，在高级别损伤中应该采用空肠造瘘或胃空肠管进行喂养。

Ⅰ和Ⅱ级损伤

黏膜内血肿

如果通过 CT 成像诊断，十二指肠血肿造成的近端阻塞最初采用支持性护理措施来治疗，如鼻胃管减压、静脉注射补液、肠外营养。大

表 13.4 美国创伤外科协会(AAST)十二指肠损伤分级

分级	损伤类型	损伤情况
Ⅰ级	血肿	仅累及十二指肠的一部分
	裂伤	局部增厚,没有穿孔
Ⅱ级	血肿	不止累及十二指肠的一部分
	裂伤	裂伤小于十二指肠周径的 50%
Ⅲ级	裂伤	裂伤长度为十二指肠降部(D2)周径的 50%~75%
		裂伤长度为十二指肠(D1、D3、D4)周径的 50%~100%
Ⅳ级	裂伤	裂伤长度大于十二指肠降部(D2)周径的 75%
		累及壶腹部或远端胆总管
Ⅴ级	裂伤	十二指肠复合体大规模破坏
	血管	十二指肠血运障碍

注:每增加一个损失部位,损伤级别上升一级,最高到Ⅲ级。D1,十二指肠第一段;D2,十二指肠第二段;D3,十二指肠第三段;D4,十二指肠第四段。

Modified with permission from Moore EE,Cogbill TH,Malangoni MA,Jurkovich GJ,Champion HR,Gennarelli TA,et al. Organ injury scaling,II: pancreas,duodenum,small bowel,colon,and rectum. J Trauma. 1990 .Nov;30(11):1427–9.

多数病例将在 3 周内自行缓解。对于 7~10 天临床没有改善的患者,术前重复 CT 扫描,通过开腹或腹腔镜下进行手术减压。也有经皮穿刺引流治疗成功的报道[20]。

术中对十二指肠进行游离时应仔细评估, 包括对前表面和后表面。如果在剖腹手术中发现,小于 50%管腔的小血肿可以像之前描述的那样进行处理。超过 50%管腔的大血肿应该被清除。切开血肿下侧的浆膜,清除血肿,仔细检查十二指肠以排除全层损伤。确保清除血瘀后,缝合浆膜层,如果条件允许,可以用网膜覆盖创面。

撕裂伤

部分较深的撕裂可以使用单纯间断缝合修补。小于 50%周径的全层撕裂,一般都能一期缝合修复。边缘失去活力的组织必须去除,以确保用健康的组织疏松缝合。缝合通常分两层:一层使用可吸收线连续缝合黏膜，外面使用不可吸收线间断缝合，有条件时使用网膜。

Ⅲ级损伤

有些超过十二指肠周径 50%的撕裂伤可以接受一期修复。D1、D3 和 D4 段十二指肠断裂伤采用切除、游离、无张力的端端吻合术是恰当的（图 13.9），但在 D2 区由于它与胰腺的血供限制了游离，切断吻合是不可行的。涉及周围胰腺的全层撕裂伤，需要在十二指肠腔黏膜侧进行修补，在损伤对侧的肠壁切开。

若发生十二指肠漏的风险很高，建议行幽门旷置术，使胃内容物远离修补处。

幽门旷置[21]：

1. 通过触诊确认幽门位置。

2. 在胃大弯处做一个 5cm 长的切口。

3. 把幽门翻转到胃里，然后间断缝合（与不可吸收线相比较，可吸收线会影响关闭的时间）。使用非切割的直型切缝器关闭幽门。必须小心谨慎，避免在缝合远端形成孤立的胃黏膜，这易导致溃疡。

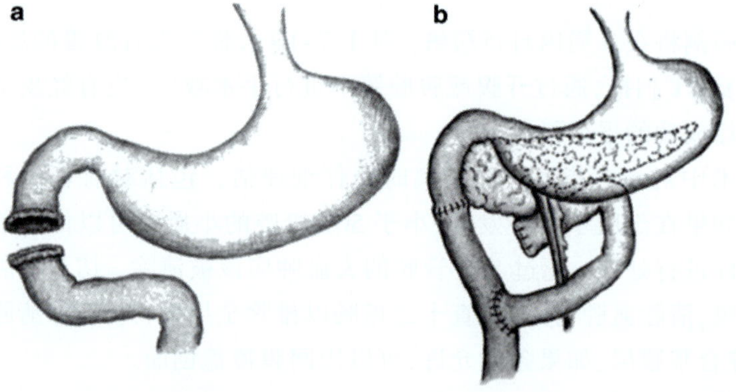

图 13.9 Ⅲ级十二指肠损伤的治疗。(a)清创后一期无张力修补。(b)远端十二指肠封闭后行十二指肠空肠 Roux-en-Y 吻合。[Reprinted with permission from Britt LD. Duodenal primary repair, diversion and exclusion. Oper Tech Gen Surg 2000;2(3):234–9.]

4. 在胃切开处双层缝合完成胃空肠吻合术。

5. 将 G–J 管放入胃底,通过吻合口进入空肠,提供胃减压(G-port)和肠内营养(J-port)。

6. 或者放置鼻胃管减压,鼻空肠管进行肠内营养。

7. 放置一个逆行的空肠管在修复处进行减压。

8. 在腹膜腔内靠近修补处放置封闭引流管(图 13.10)。

高级别十二指肠损伤的损害控制治疗需要周密的重建计划,包括在损伤部位附近引流,以最大限度地减少流出物。壶腹部的损伤可能需要进行十二指肠憩室化治疗,包括胃窦切除、十二指肠封闭、胃空肠吻合(图 13.11)。远端损伤可行十二指肠远端封闭及近端十二指肠空肠 Roux-en-Y 吻合(图 13.9)。

Ⅳ 和 Ⅴ 级损伤

广泛的 D2 撕裂、壶腹和远端胆总管损伤以及毁损性胰十二指肠损伤均需要小心操作。损害控制治疗过程中很少紧急采用 Whipple 手术来止血和重建。相反,损害控制应该使用腹腔外引流和腹腔内吸引

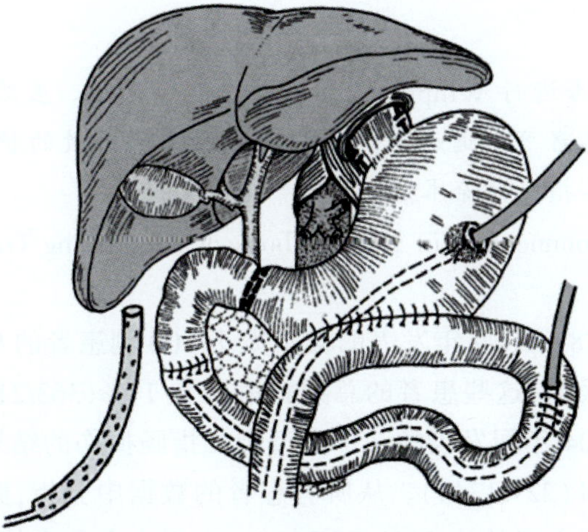

图 13.10 幽门旷置术。(Reprinted with permission from Vargish T. Pyloric exclusion. Oper Tech Gen Surg 2000;2(4):278–82.)

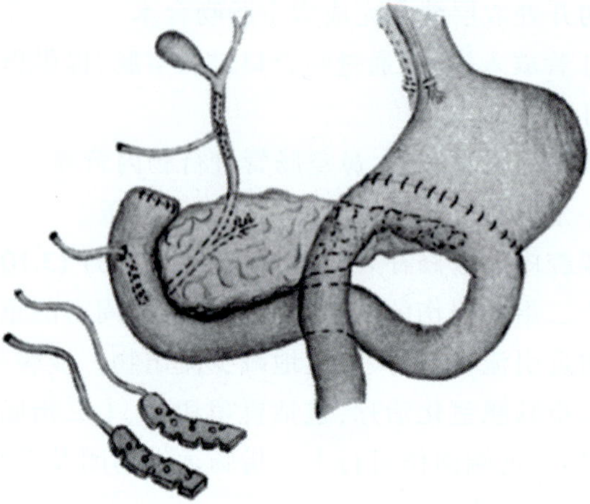

图 13.11　十二指肠憩室化治疗。包括胃窦切除、十二指肠封闭、胃空肠吻合。(Reprinted with permission from Britt LD. Duodenal primary repair, diversion and exclusion. Oper Tech Gen Surg 2000;2(3):234-9.)

以减少渗漏,出血控制后可制订全面的计划来处理这些罕见的、极具挑战性的伤害。

预后

最后,是否进行 Whipple 手术? 这是一个问题。虽然很少见,但是越来越多的患者可以通过引流、全肠外营养和细致的护理获得康复,而不行胰十二指肠切除术。

A. J. Walt(commentary in The Textbook of Penetrating Trauma, 1996)[22]

总结 1978—2009 年发表的样本大于 100 例患者的 9 个系列的大型胰腺损伤报道,这些患者的总死亡率约为 17%(363/2174)。与此类似,1977—2004 年间发表的 7 个大型十二指肠损伤的结果显示, 总死亡率约为 17%(227/1344)。从所有患者的数据中分析,胰十二指肠联合损伤的总死亡率约为 29%(83/285)。由于出血和中枢神经损伤,早期死亡约占所有死亡的 74%(105/142)[1]。

并发症

并发症在胰腺和十二指肠损伤后都很常见,这些并发症与晚期死亡有关[23]。高并发症的发生率通常反映了损伤的复杂程度和不恰当的治疗。

胰腺损伤的并发症

胰瘘是胰腺损伤后最常见的并发症,发生率高达 38%[24]。引流液淀粉酶浓度比血清浓度高 3 倍就可以诊断。幸运的是,大多数瘘管经充分引流、营养支持和控制感染后,1~2 周内会自行闭合。如果远端肠内营养增加了瘘量,应该采取肠外营养。CT 成像证实,如果积液没有被充分引流形成局部积液,则需要额外的穿刺引流。瘘被分为低漏量(200mL/d)和高漏量(700mL/d)。高流量的瘘是罕见的,可能提示严重的胰管断裂。持续 1 周的高流量瘘建议行 ERCP/MRCP 检查胰管,证实后建议内镜下置入胰管支架或手术治疗。

对胰瘘的患者常规使用奥曲肽的效果还没有得到验证。如果开处方,剂量从 50μg 开始,每 12 小时皮下注射一次。剂量可以逐渐增加,增加到 200μg 每 8 小时皮下注射。应该预料到胰岛素抵抗可能引起高血糖[12]。

创伤后胰腺炎和假性囊肿是未被发现的胰腺导管损伤的后续表现。23%的患者会发生胰腺炎,表现为腹部疼痛、恶心、高淀粉酶血症。CT 成像可排除其他诊断,如胰周脓肿、假性囊肿和坏死。治疗原则是支持治疗。晚期的创伤性胰腺炎可能由胰腺纤维化或导管狭窄引起。高达 22%的患者发生假性囊肿,一般发生于受伤后几个星期到几个月。如果 ERCP/MRCP 证实胰管完整未受损,经皮穿刺引流术可以治愈。如果假性囊肿与胰管相通,经典的干预措施可以避免产生慢性外瘘,如内镜引流、胰管支架和远端胰腺切除术。

十二指肠损伤的并发症

17%的患者因为缝合修补失败导致十二指肠瘘。在十二指肠周围引流的患者中,出现胆汁样引流液可以确诊。在没有引流的患者中,临床表现可能是腹部败血症。最初的处理包括CT成像确认诊断、十二指肠引流、引流腹腔内任何积聚的液体、静脉注射抗生素以及营养支持。如果已经实施了幽门旷置术或十二指肠转流术,瘘管是一种末端瘘,通常情况下会闭合。如果不是,持续2周以上的高流量瘘经常需要进行十二指肠液转流手术干预。

(董黎明 译　张连阳 校)

参考文献

1. Biffl WL. Trauma. 7th ed. New York: McGraw-Hill; 2013. Chapter 32, Duodenum and pancreas. p. 603–19.
2. Howard JM, Hess W. History of the pancreas: mysteries of a hidden organ. New York: Kluwer Academic; 2002. Chapter 7, Trauma to the pancreas. p. 363–98.
3. Travers B. Rupture of the pancreas. Lancet. 1827;12:384.
4. Mickulicz-Radicki JV. Surgery of the pancreas. Ann Surg. 1903;38:1–8.
5. Cave WH. Duodenal injuries. Am J Surg. 1946;72:26–31.
6. Vaughan III GD, Frazier OH, Graham DY, et al. The use of pyloric exclusion in the management of severe duodenal injuries. Am J Surg. 1977;134:785–90.
7. Stannard A, Eliason JL, Rasmussen TE. Resuscitative endovascular balloon occlusion of the aorta (REBOA) as an adjunct for hemorrhagic shock. J Trauma. 2011;71:1869–72.
8. Brenner ML, Moore LJ, DuBose JJ, et al. A clinical series of resuscitative endovascular balloon occlusion of the aorta for hemorrhage control and resuscitation. J Trauma Acute Care Surg. 2013;75:506–11.
9. Subramanian A, Dente CJ, Feliciano DV. The management of pancreatic trauma in the modern era. Surg Clin North Am. 2007;87:1515–32.
10. Jurkovich GJ. ACS surgery: principles and practice. Hamilton, Ontario: BC Decker Inc; 2008. Chapter 9, Injuries to the pancreas and duodenum. p. 1–15.
11. Moore EE, Cogbill TH, Malangoni MA, et al. Organ injury scaling II: pancreas, duodenum, small bowel, colon, and rectum. J Trauma. 1990;30:1427–9.
12. Bulger EM, Jurkovich GJ. Operative management of pancreatic trauma. Oper Tech Gen Surg. 2000;2:221–33.
13. Biffl WL, Moore EE, Crocc M, et al. Western Trauma Association Critical Decisions in Trauma: management of pancreatic injuries. J Trauma. 2013;75:941–6.
14. Heuer M, Taeger G, Kaiser GM, et al. No further incidence of sepsis after splenectomy for severe trauma: a multi-institutional experience of the trauma registry of the DGU with 1,630 patients. Eur J Med Res. 2010;15:258–65.
15. Pachter HL, Hofstetter SR, Liang HG, et al. Traumatic injuries to the pancreas: the

role of distal pancreatectomy with splenic preservations. J Trauma. 1989;29:1352–5.
16. Dawson D, Scott-Conner C. Distal pancreatectomy with splenic preservation: the anatomic basis for a meticulous operation. J Trauma. 1986;26:1142.
17. Lin BC, Liu NJ, Fang JF, et al. Long-term results of endoscopic stent placement in the management of blunt major pancreatic duct injury. Surg Endosc. 2006;20:1551–5.
18. Thompson CM, Shalhub S, DeBoad ZM, et al. Revisiting the pancreaticoduodenectomy for trauma: a single institution's experience. J Trauma. 2013;75:225–8.
19. Britt LD. Duodenal primary repair, diversion and exclusion. Oper Tech Gen Surg. 2000;2:234–9.
20. Gullotto C, Paulson EK. CT-guided percutaneous drainage of a duodenal hematoma. AJR. 2005;184:231–3.
21. Vargish T. Pyloric exclusion. Oper Tech Gen Surg. 2000;2:278–82.
22. Walt AJ. Textbook of penetrating trauma. Baltimore: Williams & Wilkins; 1996. Commentary. p. 641–2.
23. Jurkovich GJ. Digestive tract surgery: a text and atlas. Philadelphia: Lippincott-Raven Publishers; 1996. Chapter 29, Pancreaticoduodenal trauma. p. 943–61.
24. Recinos G, DuBose JJ, Teixeira PGR, et al. Local complications following pancreatic trauma. Injury. 2009;40:516–20.

第 14 章 胃、小肠和结肠损伤

Mayur Narayan

简介

胃肠道(GI)包括胃、小肠和结肠。穿透伤和钝性伤均可导致胃肠道损伤,其中穿透伤时胃肠道损伤更为常见。胃肠道损伤包括挫伤、血肿和肠壁全层损伤,常合并肠系膜和血管损伤。胃肠道损伤漏诊可导致腹腔内污染、感染甚至患者死亡。东部创伤外科学会(EAST)报道,超过 275 000 例钝性伤患者中胃肠道损伤的发生率为 0.3%。在腹部钝性伤的患者中,4%~7%存在空腔脏器损伤。腹部实质器官损伤时,合并空腔脏器损伤的可能性增加[1]。

腹部枪弹伤(GSW)时,其穿透伤速度更高,因此比腹部刺伤发生(SW)空腔脏器损伤的概率更高(70%对 30%)。虽然有一些文献报道,部分腹部穿透伤患者可以保守治疗,作者所在医院对腹部枪弹伤患者常规施行剖腹探查术,而对部分经过选择的腹部刺伤患者施行保守治疗[2-6]。

腹部钝性伤时,胃破裂相对少见,但可导致腹腔严重污染和脓毒症。胃破裂更多见于高速交通工具发生的交通事故,如机动车撞击行人。由于胃顺应性很高,因此引起胃破裂需要很大的机械力量,此力量多同时作用于身体的其他部位。手术时若发现存在胃破裂,应全面探查腹部所有器官[7]。

机动车撞击(MVC)仍然是钝性小肠破裂最常见的致伤因素。虽然安全带确实能挽救生命,但安全带也可能引起小肠损伤。事实上,研究显示三点式安全带可使小肠损伤风险增加 4.38 倍,腹部安全带使小肠损伤风险增加高达 10 倍。经典的"安全带"体征包括一个符合安全带形状的腹壁瘀斑,有或没有腹壁挫伤。体格检查时若发现此征象,提示腹部损伤和小肠损伤概率显著增加。一项多中心研究结果发现,机动车撞击后若出现“安全带”征,发生小肠穿孔的风险增加 4.7%[1,8,9]。

机械暴力向后传导可导致腰椎骨折,同时常引起空腔脏器(小肠或结肠)损伤。

腹部穿透伤中结肠损伤更为常见,腹部钝性伤时结肠伤发生率则低于 5%[10]。过去 40 年里,结直肠损伤的处理有了很大的变化。在第二次世界大战期间,普通外科医生办公室要求对所有结肠损伤施行结肠切除术治疗。直到 20 世纪 50 年代,人们才考虑肠初次修补术,直到 20 世纪 70 年代才对施行结肠切除术治疗结肠损伤的原则提出挑战。1999 年,Chaping 进行了前瞻性随机研究,研究结论是以结肠修补术治疗腹部穿透伤所致的结肠损伤,其并发症发生率并不会升高。2003 年,Nelson 等的荟萃分析包括了 5 项前瞻性研究,发现结肠修补术和结肠切除术治疗结肠损伤的死亡率没有区别[10,11]。

历史

早期关于消化道损伤的文献主要来自战伤。直到 19 世纪晚期,由于缺乏有效的麻醉、手术技术不足、缺乏有效的抗感染措施,消化道损伤常导致患者早期死亡。

第二次世界大战期间、朝鲜战争和越南战争期间,消化道损伤的死亡率有了显著改善。通过以上多次战争期间战伤救治中的经验积累,伤员检伤分类、运送、消毒技术以及对腹部各部位损伤的诊治均取得显著进步,相关知识也被民用医院外科医生广泛应用。阿富汗和伊拉克战争中获得的战伤救治经验也持续被应用于平民创伤的救治[13-15]。

一般治疗

怀疑患者存在消化道损伤时,应首先进行初次评估。虽然现在越来越依赖于影像学检查,但不应该忽视病史询问和体格检查。详细了解病史和体格检查有助于诊断和确定治疗决策。应检查腹部有无伤口,并观察有无腹膜炎征象。重要的是确定切口的解剖位置,包括腹部、肋部和背部有无伤口。观察穿透伤的伤道有助于了解损伤情况。

胃肠道创伤早期,常规实验室检查对小肠和结肠损伤的诊断帮助不大。复苏的实验室标志物,如乳酸和碱剩余,可以反映复苏是否充分以及有无活动性出血[16]。患者入院24~72小时以后,实验室检查有助于漏诊的空腔脏器损伤的诊断。腹膜炎表现和血流动力学不稳定是紧急剖腹探查术的绝对指征。若患者腹部有压痛,但没有腹膜炎体征,则可考虑进行系统的影像学检查。

目前创伤超声重点检查(FAST)是一个标准的检查方法。它能发现腹腔游离液体,但诊断空腔脏器损伤不够敏感[17]。FAST已取代了诊断性腹腔灌洗或腹腔吸引(DPL/DPA),成为诊断腹腔游离液体的主要检查方法。但是,DPL/DPA仍然是腹部创伤有价值的检查方法, 特别是FAST结果有疑问时。FAST和DPL/DPA对于诊断腹膜后血肿帮助都不大。诊断性腹腔灌洗发现肠道内容物、粪便和食物成分,都提示存在空腔脏器损伤[18]。腹腔灌洗液碱性磷酸酶水平高于10国际单位诊断空腔脏器损伤的敏感性为99.8%,特异性为94.7%[19]。

腹部CT扫描是血流动力学稳定患者钝性伤常用的影像学检查方法。CT发现肠壁增厚、造影发现肠壁缺乏增强、肠系膜血肿、腹腔游离液体或造影剂溢出以及气腹征,都是空腔脏器损伤可能的表现[20-22]。CT诊断肠道损伤的敏感性和特异性分别为88.3%和99.4%[23]。腹腔游离液体有时不一定是由空腔脏器损伤导致,大量液体复苏也可能导致出现腹腔游离液体。Fahkry等发现,在有腹腔游离液体的患者中,仅29%存在肠道全层破裂。另一项研究则发现腹部CT正常的患者,12%随后发现存在肠道损伤[24]。

文献已证实腹部CT在钝性伤中的诊断价值, 但CT在腹部穿透伤中的价值尚无定论。Velmahos等报道在腹部枪弹伤患者施行保守治疗时,应用CT评估腹腔内情况[25]。作者所在医院,腹部穿透伤患者如血流动力学稳定且没有发现需要行剖腹探查术的绝对指征,可做CT检查并保守治疗。分析枪弹伤道也有助于决定施行手术治疗还是保守治疗。

最后，腹腔镜越来越多地应用于消化道损伤的诊治。在存在腹部实质性脏器损伤但没有明确的空腔脏器损伤表现的患者，腹腔镜有助于明确诊断。很多研究表明，对于合适的腹部钝性伤和穿透伤患者，腹腔镜都是安全的。它有助于减少非治疗性剖腹探查术，可以对部分腹内脏器损伤进行微创治疗。外科医生的经验和医院设备条件是应用腹腔镜时需要考虑的因素[26-28]。

各器官损伤：处理和个人技巧

胃

胃血液供应非常丰富。胃饱胀时，若受到直接挤压或腹腔内压力急剧增高，很容易发生破裂。腹腔探查时，首先要对胃食管交界到直肠的整个胃肠道进行系统检查，观察有无损伤。胃钝性伤通常发生于前壁。分离肝胃韧带和胃结肠韧带有助于增加显露。分离过程中，应注意避免损伤结肠中动脉。

患者取反 Trendelenburg 体位，分离肝左叶的左侧三角韧带，都有助于增加胃显露。

应仔细检查膈肌，排除有无损伤和胸腔污染。所有患者都应该探查小网膜囊，检查有无胃后壁损伤。可用一只手轻柔地抓住胃，用另一只手抓住横结肠并抬起。分离胃结肠韧带，即可进入小网膜囊。完全切断胃结肠韧带，并分离胃短血管直至胃食管交界，可完全显露整个胃（图 14.1）。若视诊未能发现胃损伤，外科医生可请麻醉科医生向胃内注入生理盐水和少量亚甲蓝。轻柔地阻断胃食管交界处和幽门，然后轻轻地挤压胃，有助于发现胃损伤的部位。

表 14.1 至表 14.4 为美国创伤外科协会（AAST）器官损伤分级中关于胃损伤的分级。Ⅰ级胃损伤是胃挫伤、血肿或胃壁非全层裂伤。Ⅱ级胃损伤是胃食管交界处或幽门裂伤<2cm，或近端 1/3 裂伤<5cm，或远端 2/3 裂伤<10cm。Ⅲ级胃损伤是胃食管交界处或幽门裂伤>2cm，或近端 1/3 裂伤>5cm，或远端 2/3 裂伤>10cm。Ⅳ级胃损伤是有明显组织丢失或血管损伤。

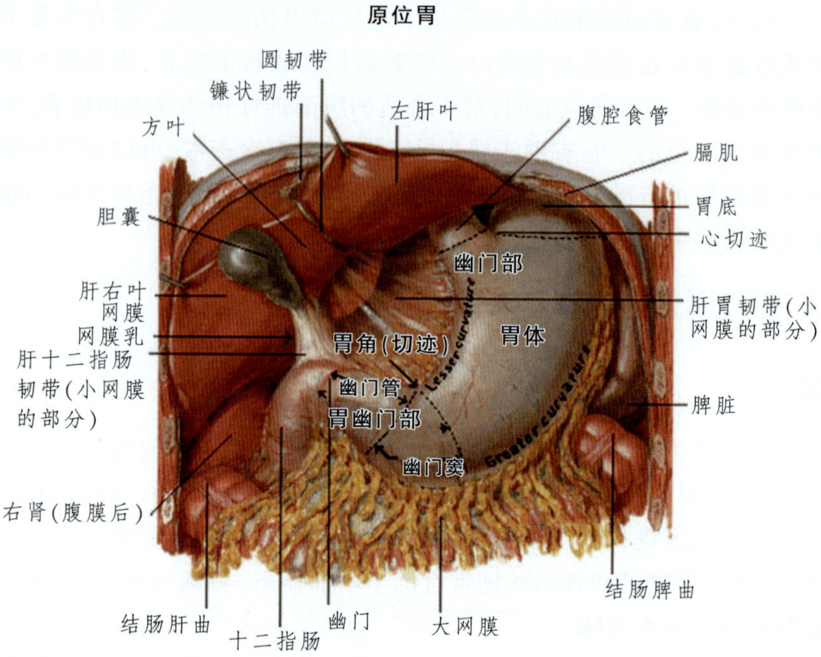

图 14.1 胃解剖及手术显露。

表 14.1 美国创伤外科协会(AAST)胃损伤分级

分级	损伤情况	AIS-90
Ⅰ级	挫伤/血肿	2
	胃壁部分裂伤(非全层)	2
Ⅱ级	胃食管交界处或幽门裂伤<2cm	3
	胃近端 1/3 裂伤<5cm	3
	胃远端 2/3 裂伤<10cm	3
Ⅲ级	胃食管交界处或幽门裂伤>2cm	3
	胃近端 1/3 裂伤>5cm	3
	胃远端 2/3 裂伤>10cm	3
Ⅳ级	胃组织缺损或去血管化<2/3	4
Ⅴ级	胃组织缺损或去血管化>2/3	4

表 14.2 美国创伤外科协会(AAST)小肠损伤分级

分级	损伤类型	损伤情况	AIS-90
Ⅰ级	血肿	挫伤/血肿,无去血管化	2
	裂伤	肠壁部分裂伤,非穿孔	2
Ⅱ级	裂伤	裂伤<50%周径	3
Ⅲ级	裂伤	裂伤>50%周径,无横断	3
Ⅳ级	裂伤	小肠横断伤	4
Ⅴ级	裂伤	小肠横断伤,伴节段性组织丢失	4
	血管损伤	节段性去血管化	4

表 14.3 美国创伤外科协会(AAST)结肠损伤分级

分级	损伤类型	损伤情况	AIS-90
Ⅰ级	血肿	挫伤/血肿,无去血管化	2
	裂伤	肠壁部分裂伤,非穿孔	2
Ⅱ级	裂伤	裂伤<50%周径	3
Ⅲ级	裂伤	裂伤≥50%周径,无横断	3
Ⅳ级	裂伤	结肠横断伤	4
Ⅴ级	裂伤	结肠横断伤,伴节段性组织丢失	4
	血管损伤	节段性去血管化	4

表 14.4 美国创伤外科协会(AAST)直肠损伤分级

分级	损伤类型	损伤情况	AIS-90
Ⅰ级	血肿	挫伤/血肿,无去血管化	2
	裂伤	肠壁部分裂伤,非穿孔	2
Ⅱ级	裂伤	裂伤<50%周径	3
Ⅲ级	裂伤	裂伤≥50%周径	4
Ⅳ级	裂伤	全层裂伤,延伸入腹腔内	5
Ⅴ级	血管损伤	节段性去血管化	5

发现胃损伤后,应立即手术修补。小的损伤可在清除失活组织后缝合修补。多数Ⅰ级胃损伤或小穿孔,可用丝线单层或双层间断Lembert缝合关闭。大穿孔需要双层缝合修补。内层用可吸收线连续锁边缝合,外层用浆肌层丝线间断Lembert缝合。Ⅲ级胃损伤若累及胃大弯,可通过胃小肠吻合修复(图14.2)。应注意避免胃腔狭窄。幽门损伤严重者需要行幽门成形术。Ⅳ级胃损伤胃组织丢失或去血管化小于2/3者,常需要行胃大部切除及胃十二指肠吻合(Billroth Ⅰ式)或胃空肠吻合(Billroth Ⅱ式)(图14.3)。Ⅴ级胃损伤较为少见,需要行全胃切除术及Roux-en-Y食管空肠吻合[29-33]。

胃损伤后并发症包括再出血、窦道形成、胃麻痹、吻合口漏和脓毒症。另外,在行胃切除和重建的患者,还可能出现胃切除术后综合征,表现为胃饱胀感和排空延迟。其他并发症还包括Roux-en-Y术后综合征、早期和晚期倾倒综合征、碱性反流性胃炎、迷走神经切断术后腹泻、输入袢和输出袢综合征、内疝所致肠梗阻及溃疡。处理方法包括调整饮食、应用促胃动力药物以及再次手术重建吻合[30,33,34]。

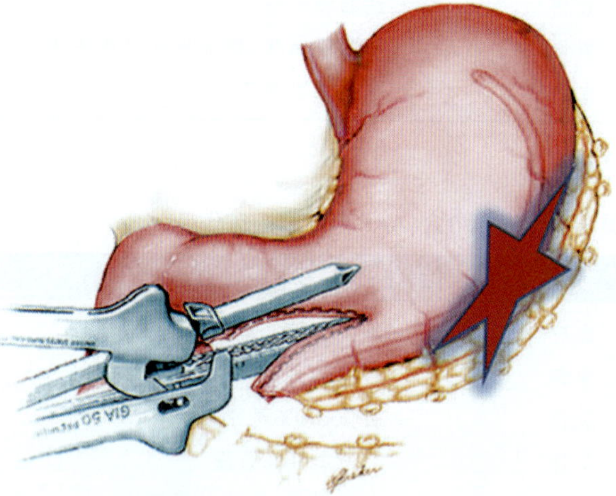

图14.2 Ⅲ级胃损伤累及胃大弯,以吻合器行胃小肠吻合修复。

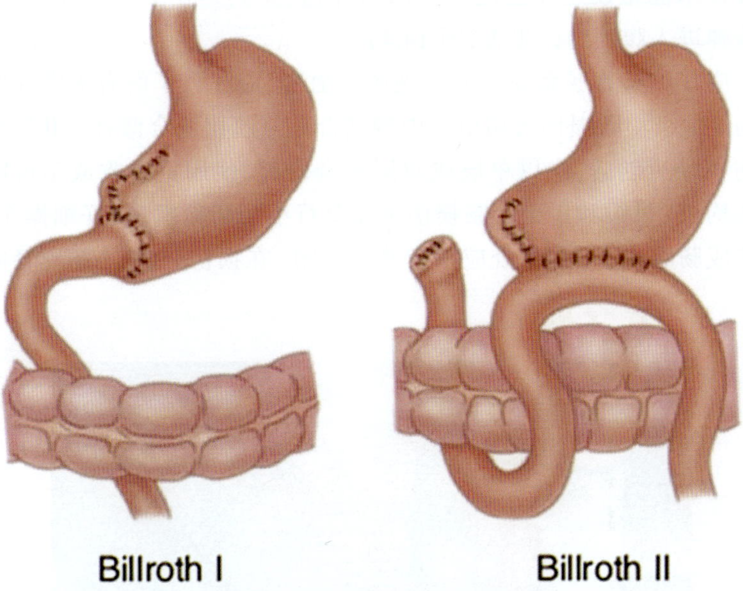

图 14.3　消化道 Billroth 重建术。

小肠

小肠血液供应非常丰富，与结肠相比，更不容易出现缺血性损伤。小肠位于 Treitz 韧带以远，悬挂固定于肠系膜，血液供应主要来源于肠系膜上动脉(SMA)形成的血管弓。手术时进入腹腔后，首先应控制出血。肠系膜裂伤是大出血的重要来源之一。应全面探查从 Treitz 韧带到回盲部的全部小肠及肠系膜，观察有无肠系膜裂伤及出血。控制出血后，下一步应控制腹腔内污染，可使用无创肠钳钳夹、缝合修补或切割器闭合。有学者报道应用皮肤缝合器临时关闭小肠破裂，但作者无相关经验。

在腹部穿透伤，检查小肠时应特别小心。作者通常用双手的示指和中指控制小肠，外科医生站在手术台的左侧，将右手示指和中指放在 Treitz 韧带处，而左手的示指和中指沿肠管轻柔地滑动一小段距离。

这种技术能帮助避免遗漏肠壁内的异物，尤其是在腹部枪弹伤、有多个枪弹进入腹腔内的患者(图 14.4)。

应仔细检查肠系膜。若发现肠壁血肿，应注意了解有无潜在肠壁裂伤。Ⅰ级小肠损伤可用单纯内翻缝合和浆肌层缝合修补。Ⅱ级小肠损伤予以清创后，应以单层或双层缝合修补，使用可吸收或不可吸收缝线均可。Ⅲ级和Ⅳ级小肠损伤常需要行小肠切除术。应仔细操作，以免造成肠腔狭窄。损伤处应横行缝合关闭。在损伤>50%小肠周径的患

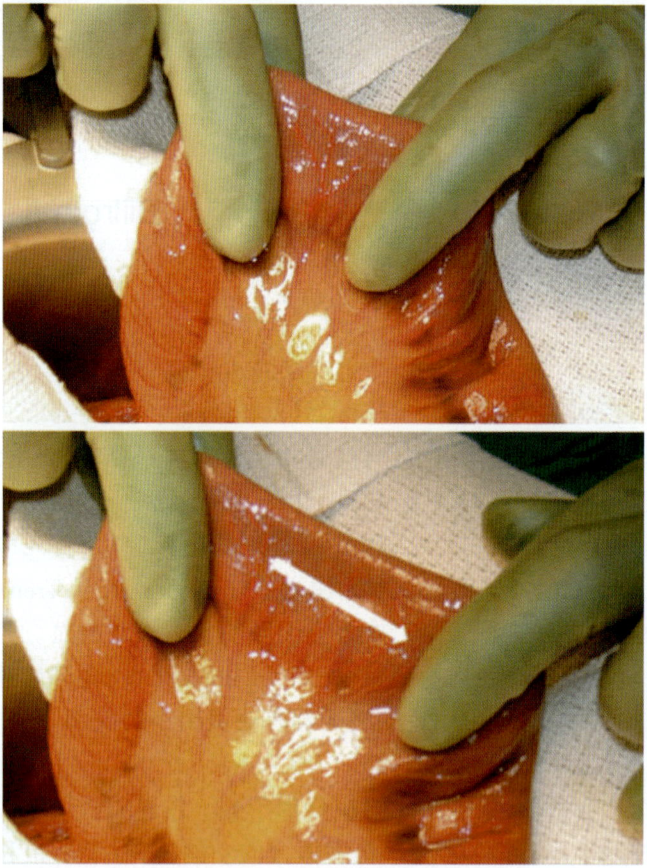

图 14.4　检查小肠的手法。

者，若血流动力学和碱剩余结果允许，应做部分小肠切除和一期吻合（图 14.5）。小肠吻合完毕后，应缝合关闭肠系膜间隙以避免术后形成腹内疝，缝合方法采用间断缝合或连续缝合均可。若患者全身情况不允许行小肠一期吻合，应在 72 小时后返回手术室行确定性手术。若对小肠的活力存在疑问，可采用超声多普勒、Wood 灯荧光显像以及新的 SPY 术中灌注评估系统等方法评估小肠活力。

小肠吻合的理想方法尚无定论。有些学者倾向于采用订书机式吻合器，有些学者则倾向于手工单层或双层缝合。在创伤患者中，吻合器吻合术后漏的发生率高于手工吻合。作者临床工作中，若肠切除后断端无水肿，则采用吻合器吻合；若断端有明显水肿，则采用手工双层吻合（图 14.6）。目前，作者所在医院受 AAST 委托正在牵头进行一项多中心研究：吻合器与手工缝合在急诊外科的效果前瞻性研究（SHAPES）。该研究将评估吻合器和手工吻合的优缺点。V 级小肠损伤伴有大量小肠组织缺失或小肠节段去血管化，需要行小肠节段切除。在部分患者，初次手术后 24 小时内再次探查评估小肠活力，效果可能会更好。可用多种负压辅助创面关闭（VAC）暂时性关闭腹腔。如“1010 铺单”（C3M™ Steri-Draye; catalog no.1010 3M, St Paul, MN）、Kerlix 纱

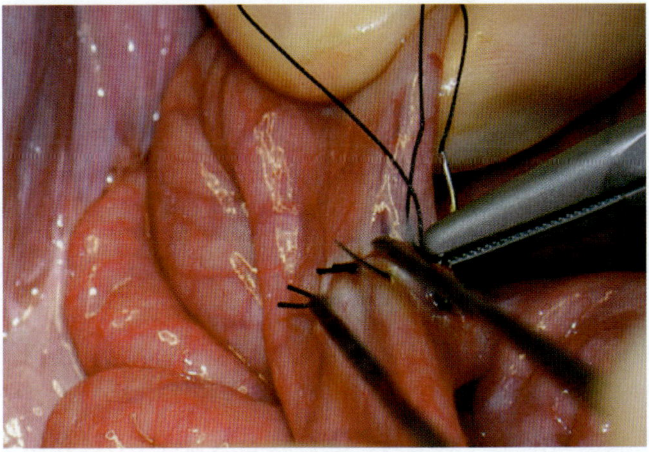

图 14.5　小肠一期吻合。

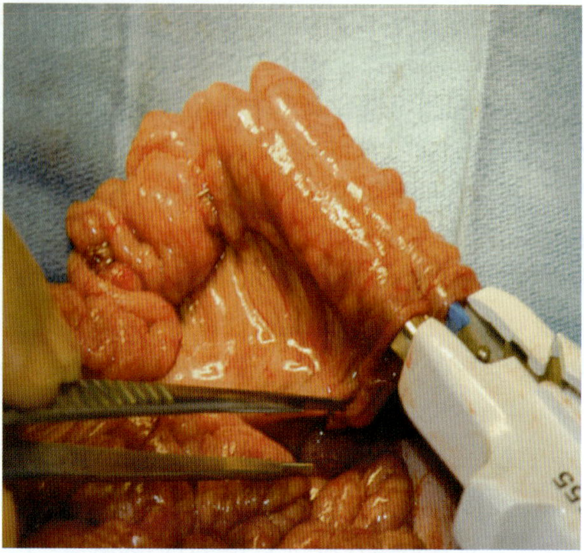

图 14.6 应用订书机式吻合器行小肠吻合。

布、鼻胃管、Ioban®敷料，以及传统黑色海绵负压疗法 KCI 的 VAC®或更新的 AB Thera™ 的 VAC[35-36]。

小肠损伤的并发症

小肠损伤后有多种并发症，可于术后早期发生，也可发生于几天或几周后。术后 72 小时内，可出现出血、伤口感染、伤口裂开或内脏脱出，以及腹腔间隙综合征（ACS）。其他罕见并发症包括胃或小肠缺血、肠外瘘和脓胸。

所有外科伤口术后都有发生感染的可能。术后可能快速出现腹部软组织坏死性感染，甚至导致患者死亡。一旦出现，应积极行外科清创，以减少患者死亡。

腹腔内脓肿也是一种较为常见的并发症，它可能是小肠损伤后腹腔内残留污染所致，也可能是由吻合口漏或肠瘘引起。术后 1 周患者若出现发热及白细胞计数增高，应行腹腔及盆腔 CT 检查以了解有无脓肿形成。若存在腹腔脓肿，首先考虑行经皮引流。少数患者可能需要再次手术探查。

胃损伤患者有时可能合并膈肌损伤，这些患者术后可能出现脓胸。早期可采用电视辅助胸腔镜手术(VATS)处理脓胸。部分患者最终需要采用开胸术清理脓胸。

所有腹部创伤患者术后早期都应该监测是否出现腹腔间隙综合征，尤其是施行损害控制外科技术或接受大量液体复苏的患者。应注意观察患者血流动力学状况、腹部是否膨隆、每小时尿量，以及有无呼吸困难。膀胱内压是腹腔高压或腹腔间隙综合征的重要观察指标。有些文献建议术后应早期常规监测膀胱内压[37]。

短肠综合征是一种较为少见但很严重的并发症，多出现于切除大量小肠后。无结肠的情况下，需要约 100cm 小肠才能满足经口进食后的营养吸收。若结肠完整，至少需要 50~60cm 小肠。如果可能，应尽量保留回盲瓣[38]。

结直肠

结直肠损伤多由穿透伤引起。当然，钝性伤和穿透伤均可引起结直肠损伤。钝性伤时，结肠损伤的机制是：结肠形成一个闭环结构，受外力作用时，局部压力突然增高，产生的剪切力作用于结肠固定部分和游离部分交界处，造成结肠“爆胎样”破裂。同时，减速作用力造成结肠系膜撕裂伤。

结直肠损伤的诊断，首先需要进行全面的体格检查。应仔细检查会阴、肛门、直肠穹隆和男性前列腺。肛门撕裂、出血、骨盆骨性结构断裂、前列腺肿大或会阴部剧烈疼痛，均提示可能存在直肠损伤。腹部和盆腔 CT 扫描观察肠腔外有无游离气体、造影剂外溢、结肠壁增厚或肠系膜造影剂潴留，均有助于诊断直肠损伤。三重对比造影检查有助于直肠损伤的诊断，尤其是对侧腹部损伤。怀疑结直肠损伤的患者，应取截石位行乙状结肠镜检查，随后行剖腹探查术。从腹腔内比较难以发现直肠损伤，这种体位有助于显露直肠穹隆，可同时行乙状结肠镜检查。应全面探查结肠壁及结肠系膜，观察有无血肿和其他损伤以免遗漏[39]。

一些回顾性研究报道认为几乎所有结肠损伤都可以行直接修补。

高速战伤可能是一个例外，往往需要行粪便转流。20世纪70年代早期，Lavenson和Cohen通过总结越南战争中救治直肠高能量损伤的经验，总结了直肠损伤的“4D”原则，即是转流、清创、直肠后间隙引流和远端直肠旷置。但目前已不需要常规应用这一原则[40-42]。

结直肠损伤诊断明确后可行剖腹探查术，术前应用广谱抗生素，并持续到术后24小时。治疗原则与其他创伤一致，首先控制出血，然后控制污染[43]。沿Toldt线切开，游离结肠。外科医生需要训练自己的判断能力，决定哪些患者可以直接修补，哪些患者需要行粪便转流[44]。作者的经验是，根据患者的全身情况、生理指标和碱剩余，在没有低血压/休克、粪便污染轻微的患者，可以施行一期修补[45]。

与小肠损伤相同，结肠损伤既可以用订书机式吻合器吻合，也可以手工吻合。腹膜内直肠损伤与结肠损伤处理方式一致。邻近肛门的腹膜外结肠损伤应经肛门处理。中段及下1/3直肠损伤应行近端粪便转流。

结直肠损伤的并发症

结直肠损伤患者最常见的死亡原因是伴有肠系膜损伤所致的大出血。脓毒症及其所致的多系统器官功能衰竭，尤其是损伤被漏诊的患者，是第二位死亡原因。结直肠损伤患者中感染是常见并发症。若患者出现感染征象，应反复行影像学检查，以了解有无腹腔内脓肿。若发现存在腹腔内脓肿，首选治疗方法是经皮穿刺引流。避免伤口感染的方法有开放皮肤伤口以及应用负压辅助创面治疗(VSD或VAC)。若未能早期手术，则应考虑二期闭合伤口。后期并发症包括缝线断裂或窦道形成。处理窦道时，应注意远端肠道有无梗阻、伤口内有无异物以及活动性炎症。可行CT扫描或窦道造影确定窦道位置。无脓毒症的患者通常可采用非手术治疗。另外，胃肠道远端窦道通常是低流量窦道(<500mL/d)，因此患者可以持续经口进食。多处窦道、小肠近端窦道或高流量窦道通常需要行全肠外营养[46-50]。

(董黎明 译　张连阳 校)

参考文献

1. Watts D, Fakhry S, Scalea T, et al. Blunt hollow viscus injury (HVI) and small bowel injury (SBI): prevalence, mortality, and morbidity results from a large multi-institutional study. J Trauma. 2001;51:1233.
2. Biffl WL, Kaups KL, Cothren CC, et al. Management of patients with anterior stab wounds: a Western Trauma Association Multicenter trial. J Trauma. 2009; 66:1294–301.
3. Velmahos GC, Demetriades D, Toutouzas KG. Selective non-operative management in 1,856 patients with abdominal gunshot wounds should laparotomy still be the standard of care? Ann Surg. 2001;234:395–403.
4. Inaba K, Branco BC, Moe D, et al. Prospective evaluation of selective nonoperative management of torso gunshot wounds: when is it safe to discharge? J Trauma Acute Care Surg. 2012;72(4):884–91.
5. Fikry K, Velmahos GC, Bramos A, et al. Successful selective nonoperative management of abdominal gunshot wounds despite low penetrating trauma volumes. Arch Surg. 2011;146(5):528–32.
6. Inaba K, Demetriades D. The nonoperative management of penetrating abdominal trauma. Adv Surg. 2007;41:51–62.
7. Zeppa R. Stomach and duodenum. In: Nora PF, editor. Operative surgery: principles and techniques. 2nd ed. Philadelphia, PA: Lea & Febiger; 1980. p. 371–80.
8. Kahane CJ. Injury vulnerability and effectiveness of occupant protection technologies for older occupants and women. National Highway Traffic Safety Administration Washington, DC. Report No. DOT HS 811 766. 2013; May.
9. Anderson PA, Rivara FP, Maier RV, et al. The epidemiology of seatbelt associated injuries. J Trauma. 1991;31:60.
10. Chaping CW, Fry DJ, Dietzen CD, et al. Management of penetrating colonic injuries. A prospective randomized trial. Ann Surg. 1999;213:492–7.
11. Nelson R, Singer M. Primary repair for penetrating colon injuries. Cochrane Database Syst Rev. 2003;(3):CD002247.
12. Miller S. The President and the assassin. New York: Random House; 2011.
13. Weiner SL, Barrett J. Abdominal injuries. In: Weiner SL, Barrett J, editors. Trauma management for civilian and military physicians. 1st ed. Philadelphia, PA: WB Saunders Co; 1986. p. 212–50.
14. Palm K, Apodaca A, Spencer D, et al. Evaluation of military trauma system practices related to damage-control resuscitation. J Trauma Acute Care Surg. 2012;73(6 Suppl 5): S459–64.
15. Prat N, Pidcoke HF, Sailliol A, et al. Evolution of US military transfusion support for resuscitation of trauma and hemorrhagic shock. Transfus Clin Biol. 2013; 20(2):225–30.
16. Chiara O, Pelosi P, Segala M, et al. Mesenteric and renal oxygen transport during hemorrhage and reperfusion: evaluation of optimal goals for resuscitation. J Trauma. 2001;51(2):356–62.

17. Udobi KF, Rodriguez A, Chiu WC, et al. Role of ultrasonography in penetrating abdominal trauma: a prospective clinical study. J Trauma. 2001;50(3):475–9.
18. Rhodes CM, Smith HL, Sidwell RA. Utility and relevance of diagnostic peritoneal lavage in trauma education. J Surg Educ. 2011;68(4):313–7.
19. Jaffin JH, Ochsner G, Cole FL, et al. Alkaline phosphatase levels in diagnostic peritoneal lavage fluid as a predictor of hollow visceral injury. J Trauma. 1993;34:829.
20. Donahue JH, Federle MP, Griffiths BG, et al. Computed tomography in the diagnosis of blunt intestinal and mesenteric injuries. J Trauma. 1987;27:11–7.
21. Phillips T, Sclafani SJ, Goldstein A, et al. Use of the contrast-enhanced CT enema in the management of penetrating trauma to the flank and back. J Trauma. 1986; 26(7):593–601.
22. Donohue JH, Federle MP, Griffiths BG, et al. Computed tomography in the diagnosis of blunt intestinal and mesenteric injuries. J Trauma. 1987;27(1):11–7.
23. Malhotra AK, Fabian TC, Katsis SB, et al. Blunt bowel and mesenteric injuries: the role of screening computed tomography. J Trauma. 2000;48(6):991–8. discussion 998–1000.
24. Fahkry SM, et al. Current diagnostic approaches lack sensitivity in the diagnosis of perforated blunt small bowel injury: analysis from 275,557 trauma admissions from the EAST Multi-Institutional HVI trial. J Trauma. 2003;54:295–306.
25. Velmahos GC, Constantinou C, Tillou A, et al. Computed tomographic scanning for patients with gunshot wounds of the abdomen selected for non-operative management. J Trauma. 2005;59:1155–61.
26. Ivatury RR, Simon RJ, Stahl WM. A critical evaluation for laparoscopy in penetrating abdominal trauma. J Trauma. 1993;34:822.
27. Kaban GK, Novitsky YW, Perugini RA, et al. Use of laparoscopy in evaluation and treatment of penetrating and blunt abdominal injuries. Surg Innov. 2008;15(1):26–31.
28. Johnson JJ, Garwe T, Raines AR, et al. The use of laparoscopy in the diagnosis and treatment of blunt and penetrating abdominal injuries: 10-year experience at a level 1 trauma center. Am J Surg. 2013;205(3):317–20. discussion 321.
29. Como JJ, Bokhari F, Chiu WC, et al. Practice management guidelines for selective management of penetrating abdominal trauma. J Trauma. 2010;68:721–33.
30. Jordan Jr PH. Stomach and duodenum. In: Hardy JD, editor. Hardy's textbook of surgery. 1st ed. Philadelphia, PA: JB Lippincott; 1983. p. 497–521.
31. Rodkey GV, Welch CE. Injuries to the stomach and duodenum. In: Schwartz SI, Ellis H, editors. Maingot's abdominal operations. 8th ed. Norwalk, CT: Appleton-Century-Crofts; 1985. p. 605–99.
32. Moore EE, Jurkovich GJ, Knudson MM, et al. Organ injury scaling VI: extrahepatic biliary, esophagus, stomach, vulva, vagina, uterus, fallopian tube ovary. J Trauma. 1995;39:1069–70.
33. Carvajal SH, Mulvihill SJ. Postgastrectomy syndromes: dumping and diarrhea. Gastroenterol Clin North Am. 1994;23(2):261–79.
34. Karamanolis G, Tack J. Nutrition and motility disorders. Best Pract Res Clin Gastroenterol. 2006;20(3):485–505.
35. Fahkry SM, Brownstein M, Watts DD, et al. Relatively short diagnostic delays

(<8 hours) produce morbidity and mortality in blunt small bowel injury. J Trauma. 2000;48:409–15.
36. Burch JM, Franciose RJ, Moore EE. Single-layer continuous versus two-layer interrupted intestinal anastomosis: a prospective randomized trial. Ann Surg. 2000; 231:832–7.
37. Luckianow GM, Matthew Ellis M, Governale D, et al. Abdominal compartment syndrome: risk factors, diagnosis, and current therapy. Crit Care Res Pract. 2012;2012:8.
38. Dabney A, Thompson J, DiBaise J, et al. Short bowel syndrome after trauma. Am J Surg. 2004;188(6):792–5.
39. Stone H, Fabian TC. Management of perforating colon trauma: randomization between primary closure and exteriorization. Ann Surg. 1990;1979:430–6.
40. Lavenson GS, Cohen A. Management of rectal injuries. Am J Surg. 1971;122(2): 226–30.
41. Murray JA, Demetriades D, Colson M, et al. Colonic resection in trauma: colostomy versus anastomosis. J Trauma. 1999;46:250.
42. Gonzalez RP, Faliminsky ME, Holevar MR. The role of pre-sacral drainage in the management of penetrating rectal injuries. J Trauma. 1998;45:656–61.
43. Woodhall JP, Ochsner A. The management of perforating injuries of the colon and rectum in civilian practice. Surgery. 1951;29:305–20.
44. Demitriades DD, Rabinowitz B, Sofianos C, et al. The management of colonic injuries by primary repair or colostomy. Br J Surg. 1985;72:881–3.
45. Cayten CG, Fabian TC, Garcia VF, et al. Patient management guidelines for penetrating colon injuries. Trauma Practice Guidelines. Eastern Association for the Surgery of Trauma; 1998. http://www.east.org.
46. Demetriades D, Murray JA, Chan LC, et al. Penetrating colon injuries requiring resection: diversion or primary anastomosis? An AAST Prospective Multicenter Study. J Trauma. 2005;59:1155–61.
47. Zmora D, Manhajna A, Bar-Zakai B, et al. Colon and rectal surgery without mechanical bowel preparation: a randomized prospective trial. Ann Surg. 2003;237:363–7.
48. Velmahos GG, Degiannis E, Wells M, et al. Early closure of colostomy in trauma patients: a prospective randomized trial. Ann Surg. 1995;118:815–20.
49. Jeffrey Jr RB, Federle MP, Stein SM, et al. Intramural hematoma of the cecum following blunt trauma. J Comput Assist Tomogr. 1982;6:4040405.
50. Moore EE, Cogbill TH, Malongoni MA, et al. Organ injury scaling. II. Pancreas, duodenum, small bowel, colon, and rectum. J Trauma. 1990;30:1427–9.

第 15 章 肾脏、尿道及膀胱损伤

Stacy A. Shackelford

简介

泌尿生殖系统创伤占腹部损伤患者的 10%[1]，占所有多发伤患者的 0.5%~3.1%[2-4]。在多发伤中泌尿生殖系统损伤很常见，虽然不会造成严重的休克，但泌尿生殖系统损伤的漏诊率很高[5]。在泌尿生殖系统损伤中，80%~90%是钝性伤[6,7]，但是在城市患者中穿透伤比例可高达 20%[8]。在需要手术治疗的案例中，75%以上是穿透伤[7]。在所有钝性伤中，肾脏损伤占 43%，膀胱损伤占 9%，外生殖道损伤占 47%。尿道损伤较少见[2]，在所有泌尿系统损伤中发生率低于 1%[5]。

肾脏损伤分级

肾脏损伤分级最先由美国创伤外科协会(AAST)于 1989 年提出(表 15.1)[9]。另有学者建议将所有集合系统损伤以及节段性血管损伤归为Ⅳ级(表 15.1)，仅将主要的肾动静脉损伤归为Ⅴ级[7]，然而这种分类方法并未被广泛接受。

影像学

血流动力学稳定的钝性伤或穿透伤患者，应该首选进行 CT 检查。合并骨盆环损伤的钝性伤患者，应注意检查尿道口是否有出血。尿道口没有出血时可考虑尝试留置尿管。出现肉眼血尿时，应该行膀胱造影或 CT 膀胱造影，以确定膀胱受伤情况。同样，对于骨盆和耻骨上区的穿刺伤，患者情况稳定时应行膀胱造影。进行 CT 膀胱造影前需向膀胱内注射 350mL 造影剂，同时夹闭尿管。常规 CT 检查发现膀胱被动

表 15.1　AAST 肾脏损伤分级[9]

分级	损伤情况
Ⅰ级	挫伤:镜下或肉眼血尿,其他尿检正常
	血肿:包膜下、非扩展性,无肾实质损伤
Ⅱ级	血肿:非扩展性肾周血肿,局限于腹膜后
	裂伤:肾皮质裂伤深度<1cm,无尿液外渗
Ⅲ级	裂伤:肾皮质裂伤深度>1cm,无集合系统破裂或尿外渗
Ⅳ级	裂伤:肾实质裂伤延伸通过皮质、髓质和集合系统
	血管:肾主动脉或静脉损伤,但出血仍可控
Ⅴ级	裂伤:肾脏完全破碎
	血管:肾门撕脱和肾脏去血管化

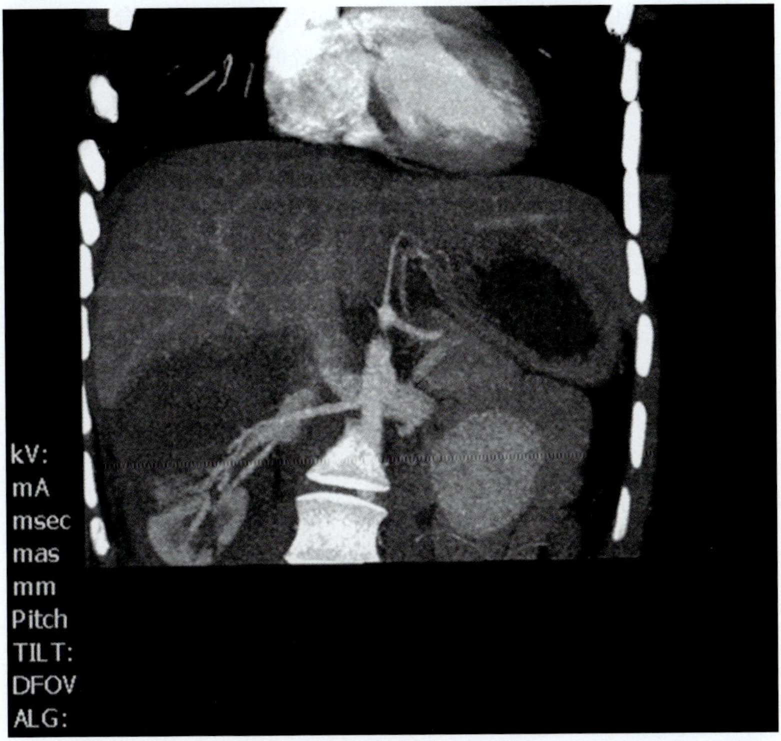

图 15.1　右肾Ⅳ级钝性伤,近 60%无血供。

性充盈，不能排除膀胱损伤的可能[10-12]。当尿道口有出血时，在置入尿管前必须先进行逆行性尿道造影。

一般情况下，肾脏损伤不需要常规复查造影，但是当出现脓毒症、腹痛、血红蛋白下降或持续血尿时应复查。定期复查可用于检测Ⅴ级肾脏损伤的并发症情况[13]。

肾脏损伤的治疗

Ⅰ~Ⅲ级肾脏损伤可以暂时观察。Ⅳ级损伤且血流动力学不稳定的患者需要进行血管造影或手术探查。Ⅴ级损伤大部分需要进行手术探查(图 15.2)。没有其他剖腹探查指征时，集合系统的损伤首选经皮肾造瘘术、置入支架或尿管，并不一定需要进行手术修补。图 15.3 为 1 例集合系统穿透伤，采用了肾造瘘术及输尿管支架术进行治疗。

手术探查注重于控制出血、清除坏死组织及修补集合系统。手术方式包括肾修补、肾部分切除以及全肾切除[14]。大部分情况下，视合并伤情况决定是否行剖腹探查术。

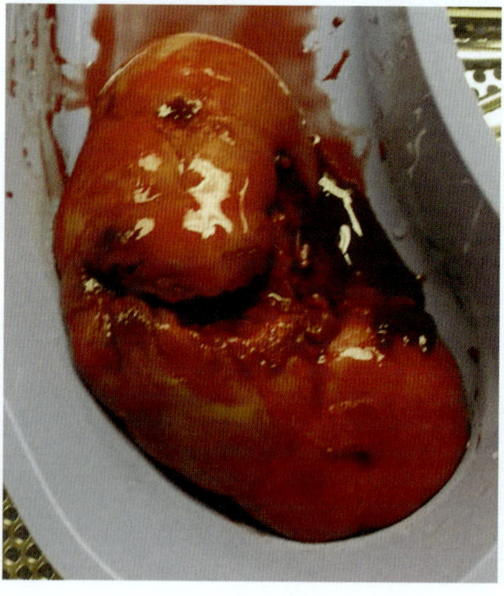

图 15.2　肾切除标本显示Ⅴ级肾脏裂伤伴肾门撕脱。

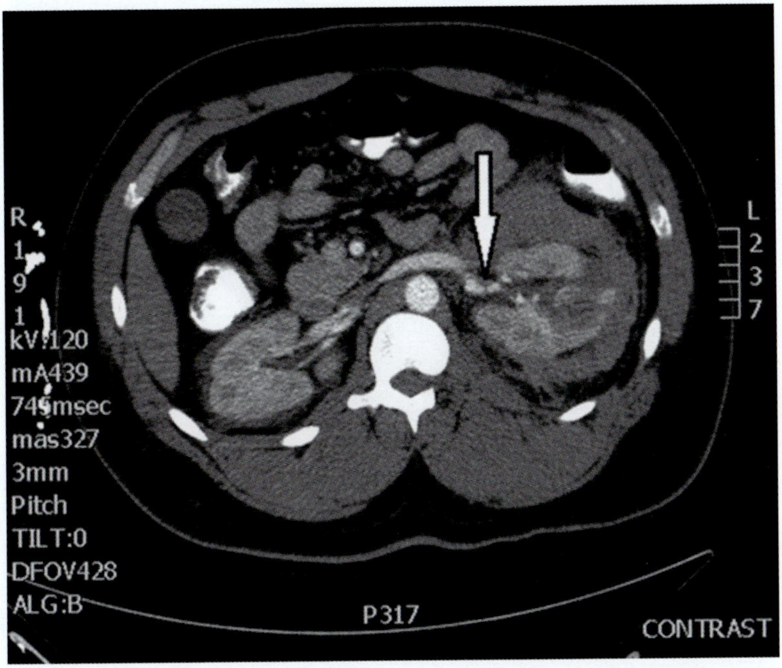

图 15.3　左肾枪击伤伴肾周血肿。箭头所示为尿液外渗。最终采用肾造瘘术和支架置入术治疗。

术中发现Ⅱ区腹膜后损伤时，若腹膜内有血肿或持续出血，应探查肾脏。缺乏术前影像学资料时，应进行探查。根据穿透伤的轨迹，有可能损伤输尿管时也应进行探查。

肾脏损伤的手术入路包括在打开 Gerota 筋膜前控制肾蒂，或者从侧路直接打开 Gerota 筋膜，不需要提前控制肾蒂。近期一些研究发现，在打开 Gerota 筋膜前控制肾脏血管并不会提高保肾的成功率，也不会减少出血量[15–17]。但是也有研究者指出这些研究存在瑕疵，因此，对于是否需要控制肾脏血管目前尚存在争议[18]（图 15.4）。将肾门及肾周组织一同迅速夹闭，可以达到夹闭血管的效果，避免耗费时间进行肾动静脉的分离，是一种有效的措施（图 15.5）。

向内侧牵拉升结肠或降结肠可以有效暴露肾脏。纵行切开 Gerota

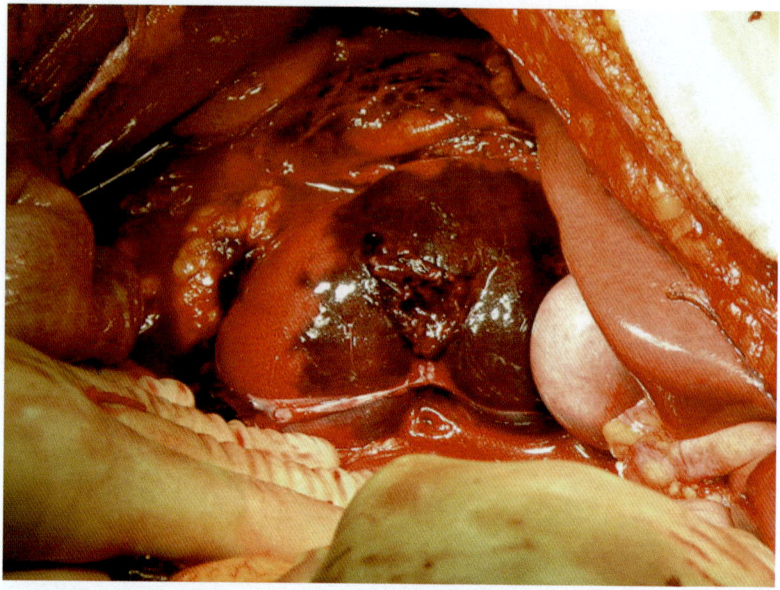

图 15.4 术中所见右肾枪击伤,伴肾门损伤及肾上极缺血。控制肾门有助于修补。

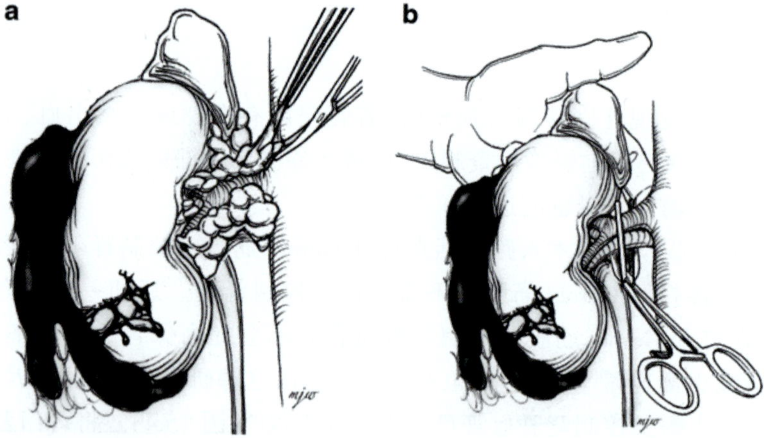

图 15.5 (a,b)控制肾门。在进行探查前,通过整体钳夹肾门的所有血管迅速控制肾门,不需要耗时分离血管。

筋膜显露肾脏。不要将受损的肾脏直接拉出，以免加重损伤。在清除血肿后，找到肾包膜，直视下将其与周围蜂窝组织分离。在受损部位以外可以进行钝性分离。游离肾脏后，尤其是游离肾脏上极后，可以将肾脏向前旋转。压迫受损部位止血，或者用海绵棒压迫肾门，或者使用肾蒂钳夹住肾蒂。

用可吸收线褥式缝合肾包膜止血。可以使用局部止血剂。简单清除明显坏死的组织，清创范围不宜过多。集合系统损伤应用可吸收线缝合(图 15.6)。如果合并结肠或胰腺损伤，游离部分组织将受损肾脏与结肠或胰腺隔开。如果有漏尿的可能，需要在受损处做引流。如果术中需要紧急切除肾脏，应触诊对侧肾脏；若对侧肾脏大小正常，则能保证患者术后的肾功能。

血管造影

血管造影是治疗肾脏损伤的有效措施，可以用于肾脏出血的早期治疗、肾动脉内膜损伤时的支架治疗或治疗迟发性假性动脉瘤。与传统手术相比，血管栓塞可能提高保肾治疗的成功率(图 15.7)。血管造

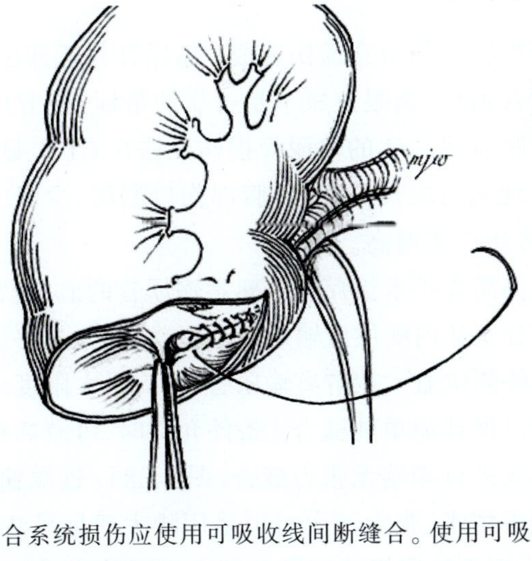

图 15.6　肾脏集合系统损伤应使用可吸收线间断缝合。使用可吸收线褥式缝合止血，或使用局部止血剂或电凝止血。

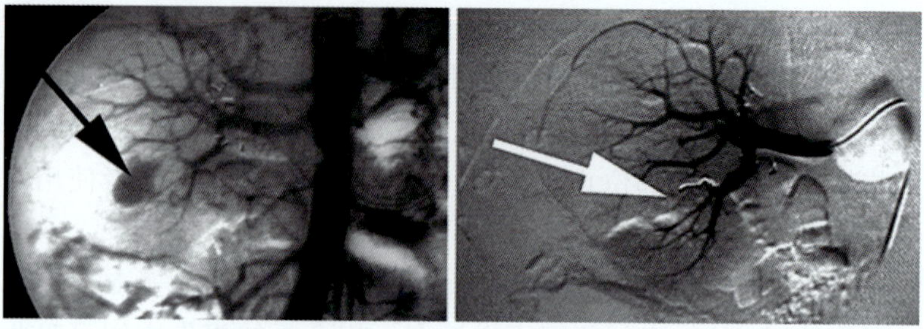

图 15.7 肾脏血管造影显示肾下极动脉损伤、造影剂外渗，以及置入弹簧圈后的显影。

影没有明确的适应证。在Ⅲ、Ⅳ级肾损伤中，如果CT上观察到造影剂外渗且肾周血肿直径≥2.5cm，则有血管栓塞的指征[19-21]。对于有活动性出血的患者，血管栓塞治疗的失败率为27%，最终需要手术治疗[22]。也有研究报道，再次行血管栓塞治疗的成功率高达97%[23]。对于Ⅴ级肾损伤的患者，血管栓塞的失败率较高，不推荐使用[24]。然而，近期有研究报道，针对有选择的Ⅴ级肾损伤患者，在伤后早期通过反复的大范围的血管栓塞可成功治疗[23,25]。

输尿管损伤的治疗

大多数输尿管损伤由穿透伤造成。输尿管邻近部位有损伤时必须高度怀疑输尿管损伤。肉眼血尿不是可靠的指标，近1/3的输尿管损伤中没有出现肉眼血尿。2/3的输尿管损伤无法在CT上显示[26,27]。输尿管损伤的漏诊表现为迟发性肠梗阻、腹部伤口漏尿、少尿、脓毒症或尿毒症，可造成患者死亡率增高。

输尿管损伤需要手术治疗。要熟悉输尿管的血供：肾动脉、性腺动脉及髂总动脉分支从内侧供应输尿管上段。骨盆入口平面往下，输尿管由髂内动脉从外侧供血。在游离输尿管时，应最大限度地保证其血供。

保守清创以保证能单纯缝合。条件允许时，可游离输尿管，置入支架后用可吸收线进行端端无张力缝合(图15.8)。远端输尿管损伤时采用输尿管膀胱再植术，张力过大时可采用腰大肌悬吊法。近端输尿管损伤严重时，采用膀胱肌瓣或回肠膀胱术进行重建。

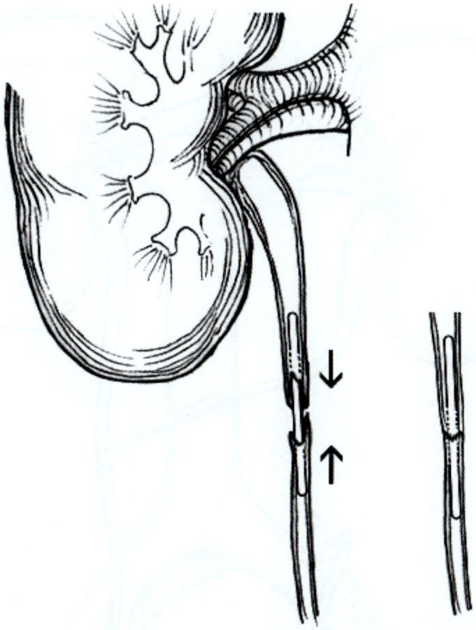

图 15.8　支架外做输尿管吻合。必要时游离输尿管，进行端端无张力吻合。

谨慎采用经输尿管输尿管吻合术，吻合可造成健侧输尿管狭窄，从而影响双侧肾功能(图 15.9)。输尿管损伤也可以采用损害控制法进行治疗，在受损输尿管内置入单 J 管或小儿胃管直至肾盂，结扎远端输尿管，在腹壁另做切口引出尿液，随后再择期行二次重建 [14](图 15.10)。

输尿管支架在术后应保留 6 周，尿管应至少再保留 7 天。

膀胱损伤的治疗

钝性伤和穿透伤均可造成膀胱损伤。85%~94%的膀胱损伤合并其他损伤[28,29]。83%~88%的膀胱损伤合并骨盆骨折，是最常见的合并伤[28,29]。膀胱损伤可以由高能量损伤传导至腹部，使得局部压力过大造成膀胱破裂，也可以由骨盆骨折造成膀胱周围筋膜撕裂或是骨折断端直接刺破膀胱造成。95%的膀胱破裂患者出现血尿[30,31]，同时出现血尿和骨盆损伤时，有 29%的概率合并膀胱损伤[32]。由于膀胱解剖位置较

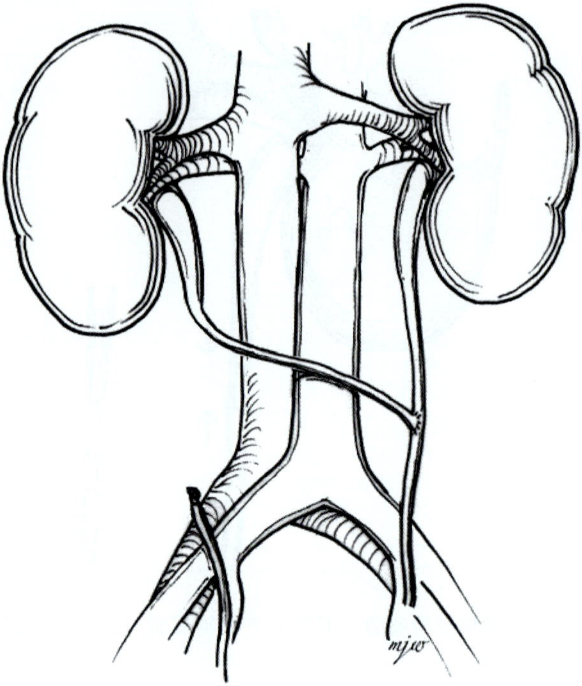

图 15.9 谨慎采用经输尿管输尿管吻合术，以防出现狭窄影响双肾功能。

深，膀胱破裂可能位于腹膜内，破入腹腔，或者位于腹膜反折处下方的腹膜外区域。

腹膜内的膀胱损伤所造成的腹腔积液，仅通过 FAST 检查无法与腹腔内出血相区分，易造成误诊[33]。所有的腹膜内膀胱破裂都需要手术治疗，骨盆损伤伴血流动力学不稳定的患者应先控制骨盆出血。枪击伤是最常见的膀胱穿透伤的致伤原因。膀胱枪击伤需要手术探查。82%合并小肠损伤，90%有两处透壁伤，因此术中要仔细检查膀胱和膀胱颈，避免遗漏[34]。

手术探查要仔细、彻底。从膀胱破裂处将切口延伸至膀胱底以便探查，修补时从膀胱内进行缝合。缝合前应直视下确认双侧输尿管入口位置。随后用可吸收线双层缝合破裂处(图 15.11)。

腹膜外膀胱破裂与骨盆骨折密切相关。10%~29%合并尿道损伤。

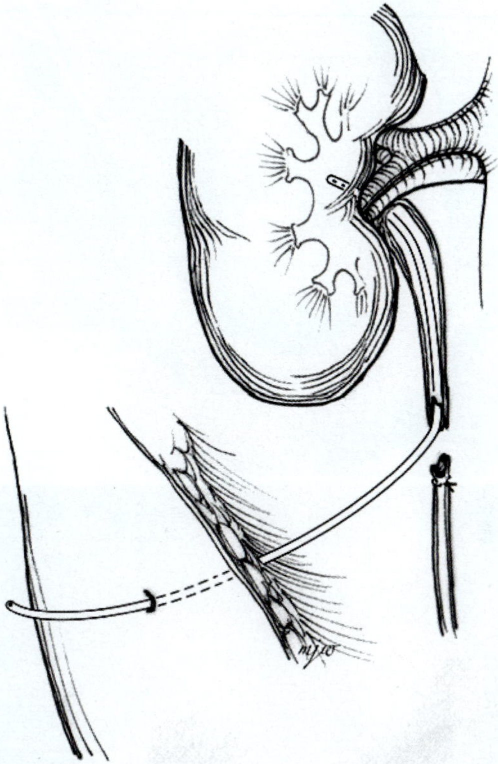

图 15.10　采用损害控制技术治疗输尿管损伤。通过受损输尿管向肾盂置入引流管，另一端从腹壁引出。

当出现血尿或无法置入尿管时，应考虑尿道损伤可能[35]。不复杂的腹膜外膀胱破裂可采用导尿管引流治疗[36-38]。复杂的损伤包括阴道或直肠损伤、膀胱颈损伤、骨折片插入膀胱、需要做内固定的开放性骨盆骨折。手术治疗此类损伤可以减少尿失禁、尿道瘘、尿道狭窄及脓毒症等并发症的发生率[39]。

并发症

肾脏损伤的并发症包括继发性出血、尿道囊肿、肾周脓肿、动静脉瘘、高血压及肾衰竭[18,35]。肾脏再出血时，根据患者的血流动力学情况

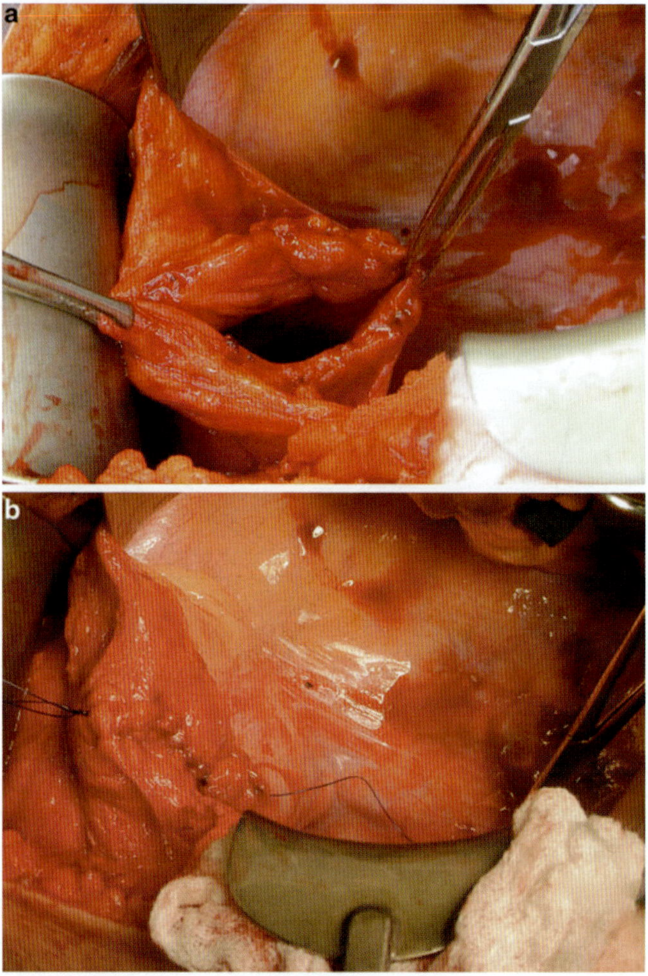

图 15.11　(a)钝性伤造成的腹膜内膀胱破裂术中所见。(b)术后所见。

选择手术探查或血管栓塞。大多数尿道囊肿可以自行消失。对于体积较大的囊肿或脓肿，经皮引流能达到很好的治疗效果。合并胰腺或结肠损伤，或肾脏局部坏死时，发生肾周脓肿的可能性变大。动静脉瘘可采用介入治疗，门静脉瘘可选择置入支架治疗，对于更远端血管的病变可采用血管栓塞。缺血或受损的肾组织释放肾素可以造成肾血管性高血压,发病率不到 5%。高血压可以选用药物治疗。如果存在肾动脉狭窄,可考虑支架置入术。如果肾显像显示受损肾功能明显下降,则需要行肾切除术[18]。

集合系统、输尿管或膀胱损伤漏诊时可出现尿漏。受损部位修复后开裂或高级别肾损伤采取保守治疗时也可以出现尿漏。尿漏可以表现为酸中毒、尿毒症、发热、脓毒症、尿量少、腹膜炎、肠梗阻、尿性腹水或呼吸困难。小的尿漏通常能自行闭合,不需要特殊处理。患者情况允许时,在第 1 周内发现的漏诊可以进行一期修补。超过 1 周时,由于受损组织太脆无法进行修复,通常需要做尿路改道术。绝大多数情况下可以通过微创技术进行尿路改道,包括经皮肾造口术、输尿管支架、导尿管以及尿性囊肿/脓肿经皮引流[5,18,35]。

(刘沁心　译　李占飞　校)

参考文献

1. McAninch JW. Genitourinary trauma. World J Urol. 1999;17:95–6.
2. Paparel P, N'Diaye A, Laumon B, et al. The epidemiology of trauma of the genitourinary system after traffic accidents: analysis of a register of over 43,000 victims. BJU Int. 2006;97:338–41.
3. Baverstock R, Simons R, McLoughlin M. Severe blunt renal trauma: a 7-year retrospective review from a provincial trauma centre. Can J Urol. 2001;8:1372–6.
4. Herschorn S, Radomski SB, Shoskes DA, et al. Evaluation and treatment of blunt renal trauma. J Urol. 1991;146:274–6.
5. Texval H, Texval M, von Klot C, et al. Urinary tract injuries in patients with multiple trauma. World J Urol. 2007;25:177–84.
6. Dreitlein DA, Suner S, Basler J. Genitourinary trauma. Emerg Med Clin North Am. 2001;19:569–90.
7. Buckley JC, McAninch JW. Revision of current American Association of the Surgery of Trauma Renal Injury Grading System. J Trauma. 2011;70:35–7.
8. Kansas BT, Eddy MJ, Mydlo JH, et al. Incidence and management of penetrating renal trauma in patients with multiorgan injury: extended experience at an inner city trauma center. J Urol. 2004;172:1355–60.
9. Moore EE, Shackford SL, Pachter HL, et al. Organ injury scaling: spleen, liver, and kidney. J Trauma. 1989;29:1664–6.
10. Horstman WG, McClennan BL, Heiken JP. Comparison of computed tomography and conventional cystography for detection of traumatic bladder rupture. Urol Radiol. 1991;12:188–93.

11. Ishak C, Kanth N. Bladder trauma: multidetector computed tomography cystography. Emerg Radiol. 2011;18:321–7.
12. Gomez RG, Ceballos L, Coburn M, et al. Consensus statement on bladder injuries. BJU Int. 2004;94:27–32.
13. Davis P, Bultitude MF, Koukounaras J, et al. Assessing the usefulness of delayed imaging in routine followup for renal trauma. J Urol. 2010;184:973–7.
14. Brandes SB, McAninch JW. Reconstructive surgery for trauma of the upper urinary tract. Urol Clin North Am. 1999;26:183–99.
15. Atala A, Miller FB, Richardson JD, et al. Preliminary vascular control for renal trauma. Surg Gynecol Obstet. 1991;173:386–90.
16. Corriere Jr JN, McAndrew JD, Benson GS. Intraoperative decision-making in renal trauma surgery. J Trauma. 1991;31:1390–2.
17. Gonzalez RP, Falimirski M, Holevar MR, et al. Surgical management of renal trauma: is vascular control necessary? J Trauma. 1999;47:1039–42.
18. Santucci RA, Wessels H, Bartsch G, et al. Evaluation and management of renal injuries: consensus statement of the renal trauma subcommittee. BJU Int. 2004;93:937–54.
19. Nuss GR, Morey AF, Jenkins AC, et al. Radiographic predictors of need for angiographic embolization after traumatic renal injury. J Trauma. 2009;67:578–82.
20. Charbit J, Manzanera J, Millet I, et al. What are the specific computed tomography scan criteria that can predict or exclude the need for renal angioembolization after high-grade renal trauma in a conservative management strategy? J Trauma. 2011;70: 1219–28.
21. Lin WC, Lin CH, Chen JH, et al. Computed tomographic imaging in determining the need of embolization for high-grade blunt renal injury. J Trauma Acute Care Surg. 2013;74:230–5.
22. Menaker J, Joseph B, Stein DM, et al. Angiointervention: high rates of failure following blunt renal injuries. World J Surg. 2011;35:520–7.
23. Hotaling JM, Sorensen MD, Smith TG, et al. Analysis of diagnostic angiography and angioembolization in the acute management of renal trauma using a national data set. J Urol. 2011;185:1316–20.
24. Broghammer JA, Risk MC, Sorensen MD, et al. Use of angiography and embolization for blunt renal trauma (American Urological Association Annual Meeting, Orlando, FL, May 17, 2008). J Urol. 2008;179:11.
25. Brewer Jr ME, Strnad BT, Daley BJ, et al. Percutaneous embolization for the management of grade 5 renal trauma in hemodynamically unstable patients: initial experience. J Urol. 2009;181:1737–41.
26. Campbell EW, Filderman PS, Jacobs SC. Ureteral injury due to blunt and penetrating trauma. Urology. 1992;40:216–20.
27. Brandes SB, Chelsky MJ, Buckman RF, et al. Ureteral injuries from penetrating trauma. J Trauma. 1994;36:766–9.
28. Cass AS. The multiple injured patient with bladder trauma. J Trauma. 1984;24:731–4.
29. Volpe MA, Pachter EM, Scalea TM, et al. Is there a difference in outcome when treating traumatic intraperitoneal bladder rupture with or without a suprapubic tube. J Urol. 1999;161:1103–5.

30. Hsieh CH, Cheb RJ, Fang JF, et al. Diagnosis and management of bladder injury by trauma surgeons. Am J Surg. 2002;184(2):143–7.
31. Myers JB, Taylor MB, Brant WO, et al. Process improvement in trauma: traumatic bladder injuries and compliance with recommended imaging evaluation. J Trauma Acute Care Surg. 2013;74:264–9.
32. Morey AF, Iverson AJ, Swan A, et al. Bladder rupture after blunt trauma: guidelines for diagnostic imaging. J Trauma. 2001;51:683–6.
33. Jones AE, Mason PE, Tayal VS, et al. Sonographic intraperitoneal fluid in patients with pelvic fracture: two cases of traumatic intraperitoneal bladder rupture. J Emerg Med. 2003;25:373–7.
34. Cinman NM, McAninch JW, Porten SP, et al. Gunshot wounds to the lower urinary tract: a single institution experience. J Trauma Acute Care Surg. 2013;74:725–31.
35. Shewakremani S, Reed KC. Genitourinary trauma. Emerg Med Clin North Am. 2011;29:501–18.
36. Cass AS, Luxenberg M. Features of 164 bladder ruptures. J Urol. 1987;138:743–5.
37. Corriere Jr JN, Sandler CM. Management of the ruptured bladder: seven years of experience with 111 cases. J Trauma. 1986;26:830–3.
38. Cass AS, Luxenberg M. Management of extraperitoneal ruptures of bladder caused by external trauma. Urology. 1989;33:179–83.
39. Elliott SP, McAninch JW. Extraperitoneal bladder trauma: delayed surgical management can lead to prolonged convalescence. J Trauma. 2009;66:274–5.

第 16 章 外生殖器和尿道创伤及常见外科急症

Richard C. Bryson, Meagan Dunne,
Andrew Kramer

创伤

离断伤

阴茎离断伤通常是自残造成的(图 16.1)。由于潜在精神疾病的高发病率,所有患者均需要接受精神状态评估。理想状态下,离断的阴茎应该保存在用生理盐水浸湿的纱布中,外面再用其他容器包裹,置于冰块中。冷缺血时间在 16 小时内或热缺血时间在 6 小时内,理论上都

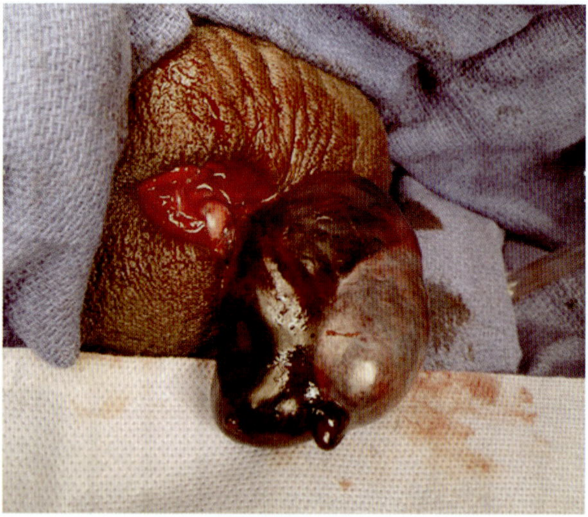

图 16.1 外伤性阴茎断裂。

可以进行吻合。如果离断的阴茎不可用,需要处理阴茎残端,手术方式与远端阴茎切除术相似,需要切除海绵体并重建尿道。与普通的大血管吻合相比,吻合微血管能有效提高术后功能和感觉。两种手术方式都能使超过 50%的患者得到满意的勃起功能。离断或修补后常见的并发症有感觉消失、皮肤坏死、尿道狭窄等,在传统手术中这些并发症更常见。辅助治疗包括高压氧以及抽血治疗,可促进愈合并提高局部血供[1,2]。

拉链伤

在青少年和成年醉酒患者中,拉链伤最为常见。治疗前应给予润滑和阴茎神经阻滞。首先应该尝试拉开拉链,如果失败则不应该再尝试第二次。剪掉拉链齿之间的布料有助于松解阴茎,使用骨切割器切断拉链的中间条同样可行[1]。

绞窄伤

阴茎绞窄伤多由头发、橡皮筋、线状物体等造成。阴茎绞窄伤多见于儿童,应注意是否有虐童行为。在成年人中,多由性行为造成。患者表现为阴茎水肿、排尿困难。由于患者感到尴尬,经常会延迟就诊。初步治疗应该着重于阴茎减压。在移除异物前应该充分润滑,可采用远端止血带或龟头穿刺进行消肿。患者长时间不能排尿时应做耻骨上膀胱造瘘。塑料或非金属的缠绕物可用手术刀或线锯切断。金属缠绕物可能需要工业设备。长时间的压迫可导致皮肤坏死,需要进行皮肤移植重建[1]。

穿透伤

大多数阴茎穿透伤是由枪击伤造成。80%的患者合并腹部、骨盆或下肢等周围部位的损伤[3]。在明确并稳定潜在的致命伤后,再考虑进行生殖器探查。几乎所有的穿透伤都需要手术治疗。早期手术的预后较好。术中大量冲洗、除去异物、清除坏死组织并预防性使用抗生素可以较好地保留阴茎的功能和外观。最常见的手术切口是环形切口,可以较好地暴露阴茎[4]。使用可吸收线缝合海绵体。除去失活组织，紧密缝合白膜层，外层的皮肤可以松弛缝合。人工勃起阴茎，检查是否有阴茎弯曲。可采用折叠技术矫正弯曲的阴茎。性功能障碍和排尿障碍也是常见的并发症。

50%的阴茎枪击伤都合并尿道损伤[4]。出现尿道口出血、排尿困难或明显的尿道周围损伤时，都应该进行逆行性膀胱造影和(或)术中膀胱镜检查。没有尿道口出血时仍有尿道损伤的可能，要避免被误导。手术采取常规的尿道成形术进行一期修复，可达到较好的效果。损伤范围较大时，有必要进行耻骨上膀胱造瘘以及分期尿道成形术[1]。

睾丸损伤

睾丸损伤可见于钝性伤和穿透伤。钝性伤更为常见，通常由运动损伤、机动车事故或袭击造成。穿透伤可累及两侧，并造成邻近组织损伤，通常需要手术探查(图 16.2)。无论弹道轨迹或体格检查的结果如何，手术时均需要进行双侧睾丸探查[1]。

睾丸损伤的鉴别诊断包括血肿、睾丸扭转(图 16.3)、睾丸破裂以及脱位。睾丸钝性伤的初步治疗包括体格检查和超声。水肿和瘀斑很常见，但并不能据此判断睾丸损伤的严重程度。超声可以评估血管损伤和睾丸破裂情况。睾丸内回声不均可诊断睾丸破裂。若超声检查结果不明确，应该根据体格检查情况进行手术探查，不得延误治疗。手术旨在保留存活的睾丸组织。清除坏死的组织，并一期缝合白膜。若缺损范围太大，可采取鞘膜游离移植[5]。即使睾丸没有破裂，睾丸内存在巨大血肿时也应手术治疗。引流积血可以有效地预防压力性坏死，降低后期睾丸切除的可能。另外，80%的巨大血肿源于潜在的睾丸破裂。手术延迟超过3天将大大增加创伤患者的死亡率。保守治疗的并发症包括感染、坏死、慢性疼痛，以及后期可能需要进行睾丸切除术。72小时内手术睾丸的成活率高达90%，72小时后手术睾丸的成活率仅为45%[1]。

常见的外科急症

虽然阴茎异常勃起和外生殖器感染并不是直接由创伤引起的，但

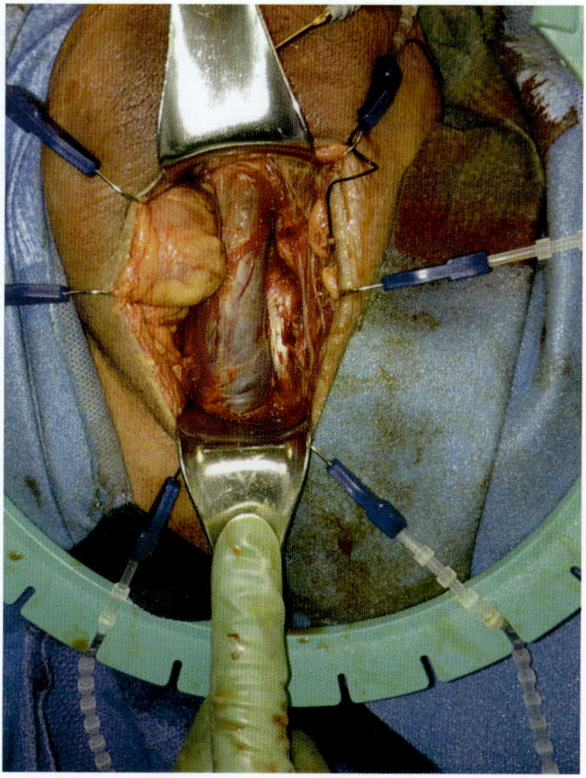

图 16.2　阴囊穿透伤。

通常都需要急诊处理,因此在此处加以探讨。

异常勃起

阴茎异常勃起是指在性刺激或性高潮后，或在无性刺激条件下，阴茎持续全部勃起或部分勃起时间超过 4 小时。异常勃起分两型:缺血型(低流量)和非缺血型(高流量,动脉型)。

非缺血型(高流量)是由海绵体动脉损伤引起的,通常为部分勃起且无勃起疼痛,不伴缺氧和酸中毒,并不需要急诊干预。非缺血型勃起障碍通常由骑跨伤或骨盆骨折损伤海绵体动脉造成。在伤后可迅速出现勃起障碍,也可能在数天后出现勃起障碍。多普勒超声通常可以检

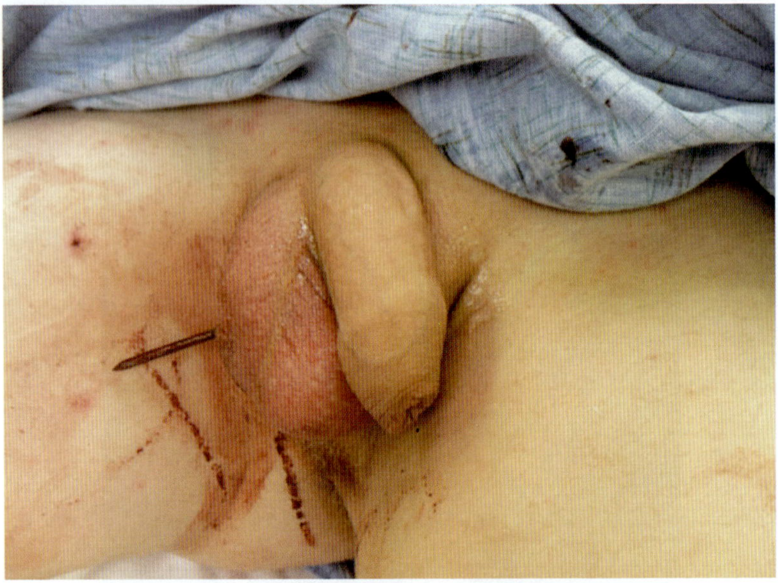

图 16.3 睾丸扭转。

查出海绵体动脉瘘。该型不需要急诊处理，约 62%的患者可自行缓解。

与非缺血型不同，缺血型勃起障碍需要急诊手术进行消肿，以保全阴茎的勃起功能。缺血型的特征是持续勃起，阴茎坚硬和阴茎疼痛，海绵体动脉无血流或血流较少，通常造成局部组织缺氧和酸中毒。查体时，龟头和尿道海绵体较软，而阴茎体坚硬，有压痛。如不加治疗，需几天才能消退。在 48~72 小时内治疗可以减轻疼痛，但是并不能保留勃起功能。

处理异常勃起时，首先要明确其类型。单纯的体格检查即可辨别缺血型和非缺血型，阴茎海绵体血气和(或)多普勒彩超可以明确诊断。根据患者症状和体格检查怀疑缺血型异常勃起时，应在进行海绵体抽吸和冲洗前分析海绵体动脉血气。两种类型的典型血气特点见表 16.1[6]。

缺血型勃起障碍需要急诊治疗进行消肿，以保全阴茎的勃起功能。海绵体减压和阴茎海绵体分流术可以消除急性缺血和缓解疼痛，

表 16.1　典型血气分析结果

来源	PO_2(mmHg)	PCO_2(mmHg)	pH
正常动脉血(室内空气)	>90	<40	7.40
正常混合静脉血(室内空气)	40	50	7.35
缺血性异常勃起(第一次海绵体抽吸)	<30	>60	<7.25

Montague DK, Jarow J, Broderick GA, et al. AUA guideline on the management of priapism. J Urol 2003; 170:1318–24.

但可能会造成勃起障碍。综上所述,如果明确异常勃起造成阴茎缺血,需要手术治疗。美国泌尿外科协会(AUA)指导小组不推荐使用口服药物(伪麻黄碱类)或前列腺按摩、冰敷等保守治疗[7]。

由于海绵体和尿道海绵体具有各自独立的静脉回流,手术治疗是将海绵体内的血分流到尿道海绵体。通过分流可以导出淤滞的血液。可以通过床边操作进行简易的分流,也可以通过手术建立更永久的分流。Winter 手术是最基本的分流法,将针头通过龟头刺入阴茎海绵体,将阴茎海绵体内积血排出。阴茎海绵体-尿道海绵体分流术(Quackles)则通过吻合阴茎海绵体和尿道海绵体,将阴茎海绵体内的淤血排入尿道海绵体(图 16.4)。该手术需要在手术室内进行,建立永久性分流,术后极易发生勃起障碍。

阴茎骨折

勃起的阴茎受到外力弯曲后易造成阴茎骨折,常见于粗暴的性交和海绵体充血时(图 16.5)。海绵体内平滑肌收缩挤压,造成阴茎内出血,形成血肿。骨折可以发生在阴茎的任何位置。在性交过程中出现阴茎快速肿胀或血肿时,即有手术探查指证。多数情况下,阴茎骨折合并有尿道损伤。如果出现血尿,则需要进行膀胱镜检查并置入导尿管。MRI 也可诊断阴茎骨折,表现为阴茎海绵体表面白膜连续性中断。

手术可采用环切切口,将阴茎掀起后可以暴露受损的白膜。也可以采用经阴囊手术入路从下方暴露受损白膜。明确损伤部位后,采用 Vicryl 线间断缝合,并确保吻合部位不会渗液。理想的缝合不仅要阻止

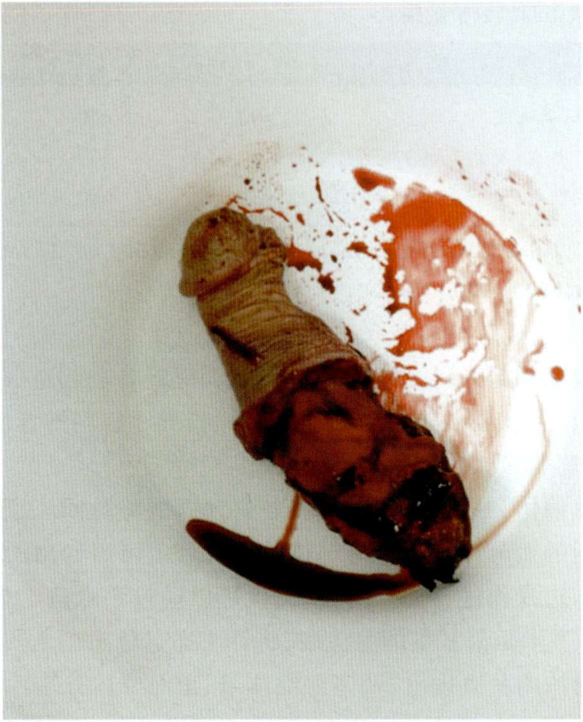

图 16.4 阴茎海绵体–尿道海绵体分流术(Quackles)。

急性出血,还要确保患者的勃起功能正常。

对于手术时机的选择仍有争议,但普遍认为应该在 36 小时内进行手术探查。急诊手术通过减少受损部位瘢痕组织形成来预防阴茎纤维性海绵体炎及勃起功能障碍。急诊修补后出现阴茎弯曲的概率不到 5%,而延迟修补时出现阴茎弯曲的概率大于 10%,出现脓肿或部分部位组织薄弱的概率为 25%~30%[1]。

阴茎植入物感染

阴茎植入物感染通常需要取出植入物(图 16.6 至图 16.8)。由于植入物周围瘢痕组织血供较差,同时细菌分泌的生物膜阻碍抗生素的扩散,单纯使用抗生素通常无效。生物膜由细菌分泌的黏多糖组成,它不

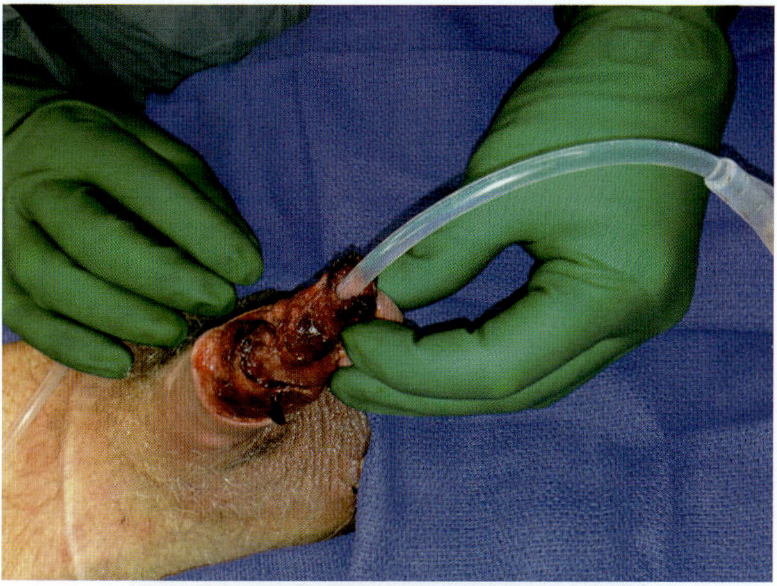

图 16.5 急性阴茎骨折。

仅减弱了机体对感染原的清除能力,也给细菌繁殖提供了适宜的微环境。将感染的植入物取出后,至少间隔 2 个月才能再次植入新的植入物。延迟替换植入物会造成瘢痕组织增生,从而增加手术难度并影响手术成功率[8]。更为积极的手术方法是在取出感染的植入物后采用七步冲洗-灌洗法,随后植入新的植入物。在一项 101 例患者参与的研究中,该灌洗法的成功率为 84%[9]。另一种折中的手术方法是使用半刚性装置替代植入物,后期可以选择置入可充气装置[10]。随着术前及术中技术的提高,植入物感染的风险减少,也大大减少了这些补救性手术的应用。

随着常规皮肤消毒、预防性使用抗生素、"不接触"技术以及抗菌涂层的应用,阴茎假体相关的感染已经不常见。同时补救性手术也得到发展,在取出假体的同时可以植入新的假体,使患者可以保留勃起功能。

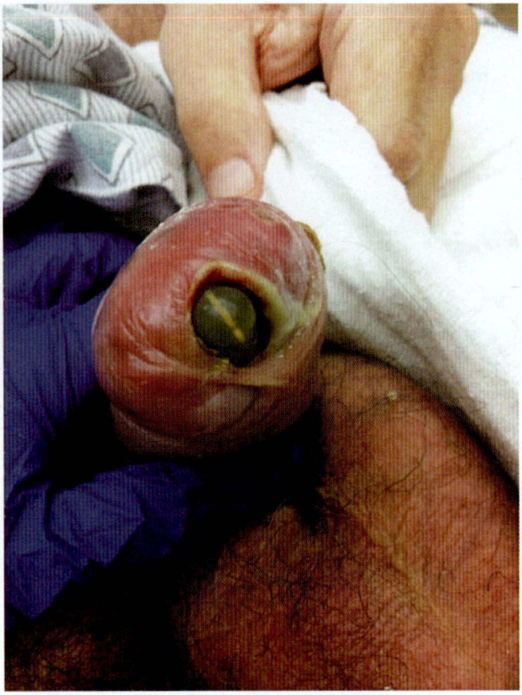

图 16.6 阴茎植入物感染。

人工尿道括约肌

人工尿道括约肌(AUS)主要用于治疗男性压力性尿失禁。压力性尿失禁主要见于为治疗前列腺癌而进行前列腺切除术后的患者。人工尿道括约肌包括一个环绕近端尿道的袖套和一个可向袖套内充液、排液的储液囊,由此使患者可以自由排尿。袖套腐蚀侵入尿道使手术治疗十分困难。感染、装置正常磨损或者置入导尿管前未将袖套内液体排出都可引起这种情况。急诊时出诊医生必须详细询问病史,仔细进行体格检查,了解患者是否植入人工尿道括约肌。如果患者有人工尿道括约肌,应在置入导尿管前关闭装置。膀胱镜可以检查袖套是否侵入尿道。人工尿道括约肌的任何组件侵入尿道都应该移除整个装置[11]。发生尿道损伤时,应该使用导尿管引流或进行耻骨上膀胱造瘘。

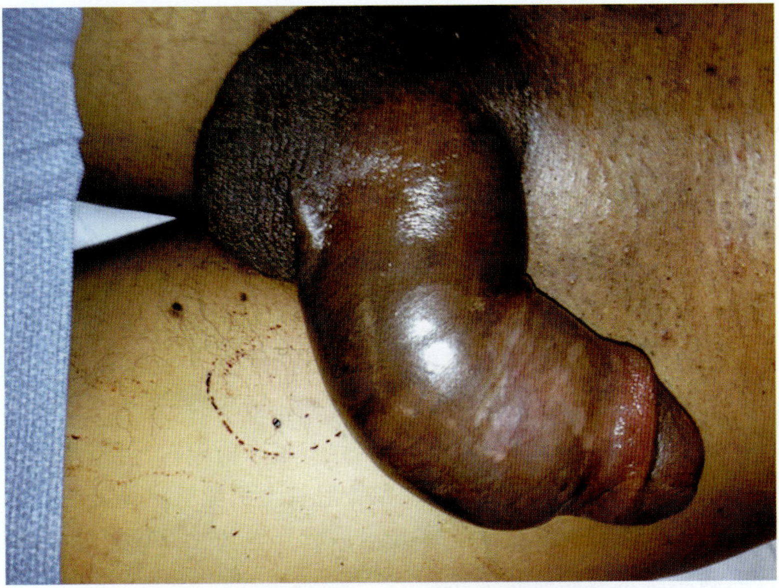

图 16.7　阴茎植入物感染清创术后。

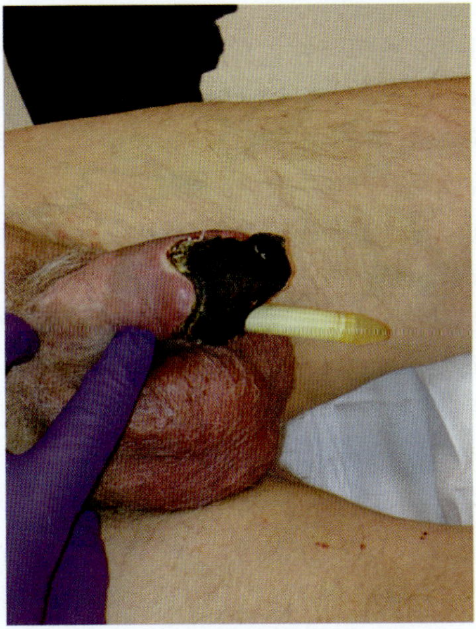

图 16.8　阴茎植入物经尿道口腐蚀。

尿道损伤

急性和慢性导尿管相关损伤

所有置入导尿管的患者都可能发生导尿管相关尿道损伤。急性导尿管损伤可发生于任何置管的患者。由于创伤后患者精神状态异常或无意中牵拉导尿管导致尿道损伤。损伤膀胱颈或前列腺时,可以造成严重的尿道出血和血尿。常规治疗措施是更换导尿管。置入困难时可以使用膀胱镜辅助。必要时在内镜下电凝止血。

慢性导尿管相关性尿道损伤即创伤性尿道下裂,是由于导尿管长期压迫尿道造成尿道溃烂。当尿道溃烂发生在前侧时,可以侵入阴茎基底部。治疗方法是取出导尿管,留置耻骨上引流管。需要长期置管时,首选耻骨上膀胱造瘘,而不是留导尿管。需要长期导尿的患者,最好行回肠膀胱术或膀胱扩大术。

骨盆损伤引起的尿道损伤

骨盆损伤可以导致骨盆骨折有关的后尿道损伤。由于出现血尿、尿道口出血、尿潴留或单纯鉴于损伤机制而怀疑有尿道损伤时,不能直接尝试置入导尿管,需要先进行逆行尿路造影以明确受伤情况。尿道损伤的早期治疗目前仍有争议[12]。通过置入导尿管或内镜辅助下置入导尿管初步重建尿道是合理的首要步骤。如果后期由于严重的尿道狭窄或较大的尿道缺损而需要行内镜治疗,内镜下尿道会师术并不会对正式的尿道成形术造成影响[13]。受伤部位会不可避免地形成瘢痕组织,因此一期进行尿道重建有利于保证尿道的完整性。我们发现,在可以间歇性自行导尿的患者中,早期行内镜治疗后出现的尿道狭窄,通常可以在内镜下治疗。

少数情况下,患者不能进行早期内镜下尿道会师术。膀胱与近段尿道完全离断,影像学上可见典型的“空中馅饼”(pie in the sky)征。采用耻骨上膀胱穿刺引流进行导尿,二期进行尿道成形术。不过,我们发现一期修复也是可行的,尤其是当患者由于身体其他部位损伤需要手术时。一期手术采用低位正中切口，暴露膀胱颈后置入导管。导管置入后可以进行缝合，但是通常由于视线受阻或组织损伤严重，不易进行缝合。需要长期置管时，通常需要耻骨上膀胱造瘘进行辅助引流。

（刘沁心 译　李占飞 校）

参考文献

1. Morey AF, Dugi DD. Genital and lower urinary tract trauma. In: Campbell-Walsh urology. 10th ed. p. 2507–20.
2. Jordan GH. Initial management and reconstruction of male genital amputation injuries. In: McAninch JW, editor. Traumatic and reconstructive urology. Philadelphia: WB Saunders; 1996. p. 673–81.
3. Gomez RG, Castanheira AC, McAninch JW. Gunshot wounds to the male external genitalia. J Urol. 1993;150:1147–9.
4. Miles BJ, Poffenberger RJ, Farah RN, et al. Management of penile gunshot wounds. Urology. 1990;36:318–21.
5. Ferguson GG, Brandes SB. Gunshot wound injury of the testis: the use of tunica vaginalis and polytetrafluoroethylene grafts for reconstruction. J Urol. 2007;178:2462–5.
6. Broderick GA. Priapism in Campbell-Walsh urology. 10th ed. p. 749–69.
7. Montague DK, Jarow J, Broderick GA, et al. AUA guideline on the management of priapism. J Urol. 2003;170:1318–24.
8. Mulcahy JJ. Penile prosthesis infection: progress in prevention and treatment. Curr Urol Rep. 2010;11:400–4.
9. Mulcahy JJ. Surgical management of penile prosthesis complications. Int J Imp Res. 2000;12:108–11.
10. Köhler TS, Modder JK, Dupree JM, Bush NC, McVary KT. Malleable implant substitution for the management of penile prosthesis pump erosion: a pilot study. J Sex Med. 2009;6:1474–8.
11. Kowalczyk JJ, Spicer DL, Mulcahy JJ. Long-term experience with the double cuff AMS 800 artificial urinary sphincter. Urology. 1996;47:895–7
12. Koraitim MM. Pelvic fracture urethral injuries: evaluation of various methods of management. J Urol. 1996;156:1288–91.
13. Mouraviev VB, Coburn M, Santucci RA. The treatment of posterior urethral disruption associated with pelvic fractures: comparative experience of early realignment versus delayed urethroplasty. J Urol. 2005;173:873–6.

第 5 篇

血管创伤手术技术

第17章 颈部血管损伤

Joseph DuBose

简介

颈部复杂的解剖结构都集中在一个相对狭窄的区域，因此颈部血管穿透伤及钝性伤的诊断和治疗对外科医生来说是一个巨大的挑战。颈部血管损伤的评估需要综合应用多种侵袭性和非侵袭性放射影像手段。虽然近年来诊断和治疗技术都有了很大进步，但颈部血管损伤的最佳治疗方法仍在探索之中。

颈部血管穿透伤和钝性伤的流行病学特点显著不同。在穿透伤中，43%为火器伤所致，刺伤约占40%，枪弹伤约占4%，其他武器伤占12%[1]。总体而言，约35%的颈部枪弹伤(GSW)和20%的颈部刺伤(SW)导致严重损伤，但仅16%的枪弹伤和10%的刺伤需要外科治疗。即使73%经颈椎的枪弹伤导致严重损伤，仅21%需要外科治疗[2]。

颈部血管钝性伤的流行病学特征显著不同。虽然钝性伤较为常见，但排除颈椎损伤之后，其余结构的损伤较为少见。椎动脉和颈动脉损伤少见，但其死亡率很高。随着对颈部血管损伤认识的深入和非侵入性诊断手段的进步，这些损伤的死亡率目前在1.0%~2.0%[3-10]。

历史

历史上，开放性外科手术应用于颈部血管损伤的诊断和治疗。这种情况下，将颈部分为三个解剖区域有助于制订诊疗流程和手术计划(图17.1)。Ⅰ区是锁骨和环状软骨之间的区域，主要结构包括无名血管、颈总动脉起始部、锁骨下血管、椎动脉、臂丛、气管、食管、肺尖和胸导管。由于有锁骨和胸廓入口骨性结构的存在，Ⅰ区的外科显露非常

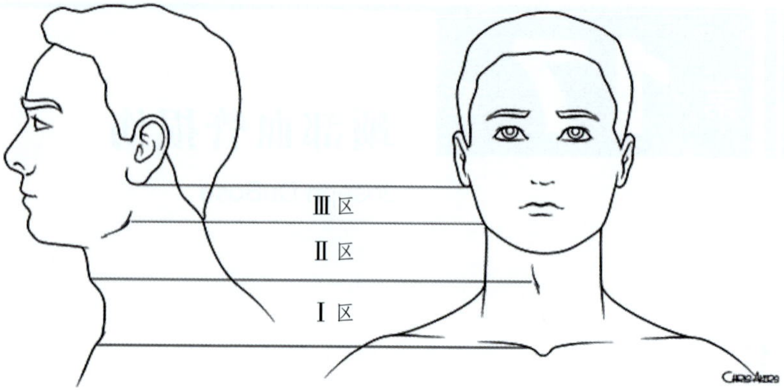

图 17.1　颈部外科分区：Ⅰ区位于锁骨和环状软骨之间，Ⅱ区是环状软骨和下颌角之间的区域，Ⅲ区位于下颌角以上至颅底之间。

困难。Ⅱ区是环状软骨和下颌角之间的区域，包括颈动脉、椎动脉、颈内静脉、气管和食管。这一区域最容易进行临床检查和外科显露。Ⅲ区是下颌角以上至颅底之间的区域，包括颈动脉和椎动脉远端及喉。该区域体格检查和手术显露均很困难。总体而言，穿透伤时，Ⅱ区损伤发生率最高(47%)，其次是Ⅲ区(19%)和Ⅰ区(18%)。16%的患者有超过一个区域的损伤[1]。

根据上述颈部分区，在过去很长时间里，认为对于所有损伤颈阔肌的颈部穿透伤患者，标准的治疗方法是必须施行手术。该原则认为颈部的临床检查不够可靠。另外，常规手术可避免昂贵的检查费用并且不会延长住院时间[11]。常规手术探查使得不必要的手术比例过高(30%~89%)[11,12]。随着对颈部体格检查认识的加深，明确了血管损伤的确定性情况和非确定性表现(表 17.1)，同时结合非侵入性诊断技术的进步，更多的创伤中心根据患者具体情况选择非手术治疗[1,13,14]。

枪弹伤比刺伤需要手术的比例更高。但是，超过80%的颈部枪弹伤不需要手术。有明确的证据显示，术前可以识别这些患者并减少不必要的手术[1,13–16]。

经颈椎的枪弹伤比未跨过中线的枪弹伤发生严重损伤的概率显

表 17.1　颈部穿透伤的表现

确定性表现	非确定性表现
活动性动脉出血	稳定的血肿
伤侧无周围动脉搏动	存在伤道
扩展性血肿	吞咽困难
伤口内出现气体或唾液	伤侧动脉搏动异常
听诊出现血管杂音	神经功能损伤
咯血	

著增加(73%对 31%)[17]。有学者建议,无论临床检查结果如何,所有患者都应该施行手术探查[18]。但是,很多这种损伤如脊髓和神经损伤不需要手术治疗。一项有关经颈椎的枪弹伤的回顾性研究显示,73%的患者有关键结构损伤,但仅 21%需要手术[14,17]。其他一些研究表明,CT 血管成像薄层扫描能可靠地决定患者是否需要进一步检查[18–23]。

手术技术和个人技巧

颈动脉损伤的手术治疗

患者取轻度 Trendelenburg 体位,颈部伸展,头转向对侧。消毒范围应包括下颌至膝, 准备可能需要行开胸术或取大隐静脉行血管桥接。显露单侧颈动脉最常见的切口是胸锁乳突肌前缘斜切口,自下颌角至胸锁关节。向外侧牵开胸锁乳突肌,即可显露颈内静脉。迷走神经位于颈动脉鞘后方。分离面静脉,可显露颈动脉分叉,并可游离和控制颈内动脉和颈外动脉。颈内静脉或颈外动脉单纯撕裂可行修补,但多数情况下颈内静脉可结扎,并且不会造成严重后果。

部分 I 区损伤可通过颈部切口进行修复,但 I 区近端损伤需要向下做正中胸骨劈开术延长切口。游离头臂静脉,向上牵开,即可显露主动脉弓、头臂动脉和颈总动脉近端。喉返神经位于这些血管后上方,应注意避免损伤。

Ⅲ区损伤的显露和控制最为困难。颈部切口向上延长至耳后区域，分离二腹肌，注意避免损伤舌下神经、舌咽神经和面神经。将下颌骨向前半脱位可增加显露，下颌骨截骨、切除茎突和前床突可进一步改善显露(图17.2)。若动脉有破口，可通过破口处或置入取栓导管并将球囊充气临时控制Ⅰ区或Ⅲ区的出血。若动脉无破口，可切开小切口置入取栓导管。

多数颈外动脉损伤可予以结扎，不会造成不良后果。若对侧供血不足，结扎颈总动脉或颈内动脉后会导致灾难性的神经后遗症。有些情况下，如合并缺血性脑梗死的颅底损伤，此时颈动脉损伤修复技术上难以施行，结扎颈动脉可保留作为最后的选择。在不稳定的患者，可临时放置腔内分流管，待患者稳定后再行确定性修复。

若无其他部位出血或颅内损伤，钳夹阻断颈动脉前最好静脉应用肝素，或者在损伤局部应用肝素。在需要移植物桥接的复杂修复手术中，如果没有足够的侧支血供，可使用腔内分流管临时保证血供。伤口彻底清创后，小的撕裂伤可直接缝合修复。若不能直接修复，可采用静脉或人工材料作为补片修补。刺伤导致的清洁的横断伤，可游离远近端后直接行端端吻合修复，应注意吻合口无张力，避免吻合口狭窄。

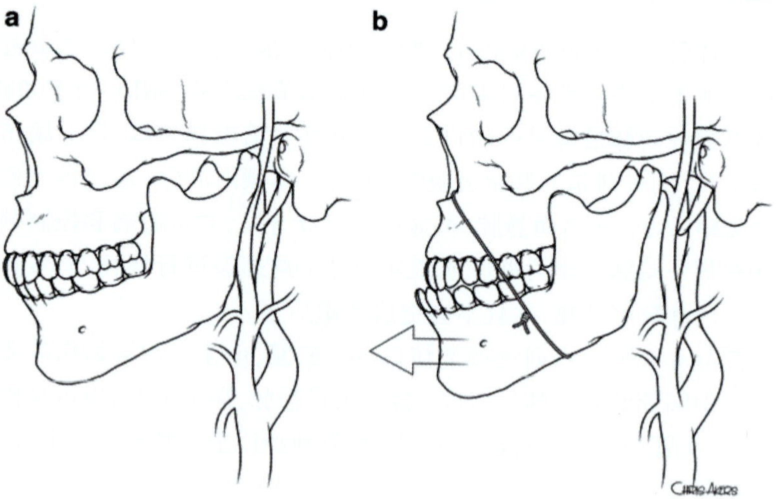

图17.2　Ⅲ区颈动脉损伤的手术显露。

很多颈动脉损伤，尤其是枪弹伤所致，清创后无法行直接修复或吻合。此时需要利用静脉或人工材料替代。隐静脉是修复颈内动脉的首选材料。研究资料显示，与人工血管材料相比，其通畅率更高，感染率更低[24,25]。另一种修复近端颈内动脉损伤的方法是通过横断颈外动脉，将近端颈外动脉与远端颈内动脉吻合(图 17.3)。

颈总动脉损伤最好采用薄壁聚四氟乙烯人工血管修复，其管径与损伤的血管管径更为匹配，远期通畅率更好。也可以采用腔内分流管。若同时存在邻近消化道和呼吸道损伤，可将具有良好血供的组织(如胸锁乳突肌瓣)放置于消化道/呼吸道与血管之间[26]。

若损伤累及颈内动脉远端(Ⅲ区)，其显露与修复更为困难。若患者无症状，或缺乏具备重建远端血供能力的专家，应考虑结扎血管或利用导管介入方法行血管栓塞。可施行颅外与颅内颈内动脉旁路手术，但该手术需要充分显露颅内颈动脉。另外，也可以采用大隐静脉作为桥接材料，将颈动脉近端与岩部颈内动脉或大脑中动脉桥接。该方法不需要解剖颅内颈动脉，患者远期预后和移植血管通畅性均很好[24,27]。

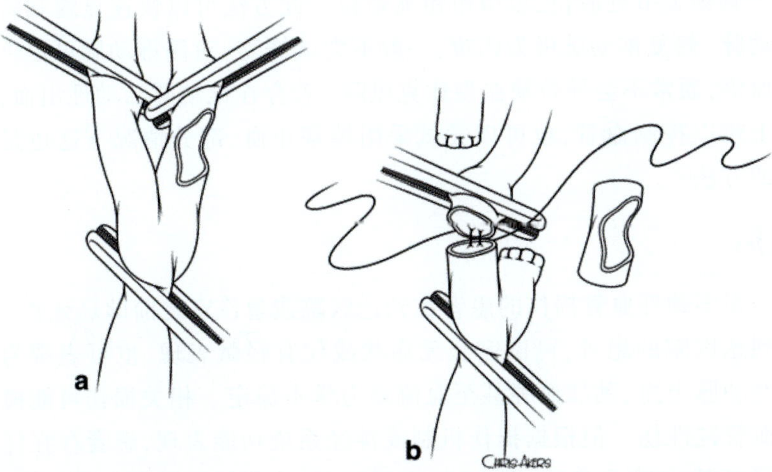

图 17.3　近端颈内动脉重建方法：将近端颈外动脉横断，然后将横断的颈外动脉近端与颈内动脉远端吻合。

椎动脉损伤的手术治疗

若椎动脉损伤伴明显活动性出血，必须行手术处理。将头部偏向对侧，颈部稍伸展。沿胸锁乳突肌前缘做长切口。切开筋膜，将胸锁乳突肌向侧方牵开，经中间组织(食管与气管)向中部牵开。切开椎前肌前面的筋膜层，注意避免损伤交感神经节。然后纵行切开前纵韧带，触摸横突，用骨膜剥离器将其上的颈长肌和头最长肌向外侧游离。用咬骨钳咬除椎动脉孔前面的部分骨质，即可显露椎动脉孔及其下的椎动脉。由此可结扎椎动脉。颈神经根就在椎动脉后面，应注意避免损伤。应避免盲目钳夹或修剪。虽然在横突间可辨认椎动脉，但此操作技术上非常困难。另外，颈静脉丛也是手术操作的一大障碍。

另一个控制近端椎动脉的方法是在颈部的基底部即椎动脉从锁骨下动脉发出的部位控制它。一种方法是将切口向锁骨延长，将胸锁乳突肌从锁骨上切断，向尾侧牵开锁骨下静脉，将前斜角肌向外侧牵开。锁骨下动脉的第一部分在中间，它发出椎动脉、甲状颈干和内乳肌。椎动脉自锁骨下动脉上升部的背侧上方发出。显露左侧椎动脉时，应注意避免损伤胸导管。另一种方法是直接切断锁骨，打开骨膜。将锁骨于胸锁关节处脱位，以巾钳钳夹牵拉。此方法可以快速显露和辨认椎动脉。修复椎动脉极为困难，一般不尝试修复。对侧椎动脉可提供足够血供，通常不会导致缺血型休克风险。若存在椎动脉活动性出血，技术上难以控制血管，也可以尝试采用填塞止血，部分情况下这也是可行的方法[28]。

预后

很多颈部血管损伤的患者在到达医院或急诊室之前即已死亡。活着到达医院的患者，可以完全无症状或仅有轻微表现，也可表现为活动性动脉出血、颈部血肿甚至血流动力学不稳定。相关损伤可能掩盖脑血管钝性伤。但根据损伤机制或神经系统功能表现，患者存在任何可疑表现(如安全带征，图17.4)或颅脑CT不能解释的表现，都应该怀疑存在脑血管损伤的可能。

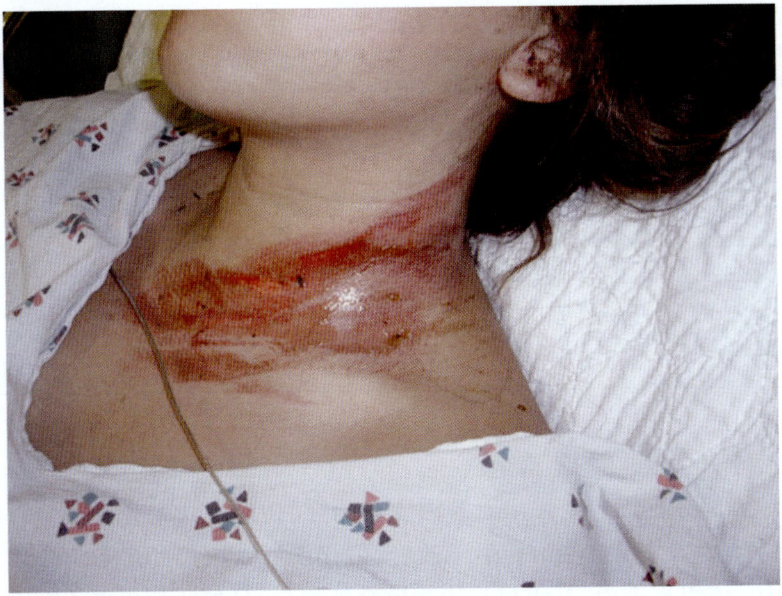

图 17.4　机动车事故所致“安全带征”。

应该认识到，相当比例的患者最初无症状，仅在数小时或数天后出现症状，从而丧失治疗的时间窗。1996 年，Fabian 等发现平均诊断时间为 53 小时，其范围为 2~672 小时[29]。大部分患者(78%)在诊断前出现神经功能障碍。启动筛查标准后，可将平均诊断时间降低至 20 小时，其中 38%仅根据筛查标准得到诊断。只有 34%的患者在诊断前出现缺血性症状[28]。

随着影像学检查技术的进步，颈部血管损伤的诊断率得到提高。其治疗方法包括保守治疗(观察)、抗凝、抗血小板治疗、血管内支架和手术。但这些治疗方法如何选择，尚无一致的观点。Biffl 等[7,8]等建立了一个分级系统，用于指导选择治疗方法和判断预后，已得到广泛应用(表 17.2)。他们发现，无论是否给予抗凝治疗，大部分 Ⅰ 级损伤可愈合。使用抗凝治疗时，仅 10%的 Ⅱ 级损伤可愈合；复查血管造影显示，大部分(60%)会进展为 Ⅲ 级病变(假性动脉瘤)。虽然大部分 Ⅲ 级病变(85%)保持不变，13 例中有 1 例静脉应用肝素治疗后痊愈。但若不予

表 17.2 颈部血管损伤分级

颈部血管损伤分级	
Ⅰ级	管腔不规则或形成夹层/腔内血肿、管腔狭窄<25%
Ⅱ级	夹层或腔内血肿占管腔≥25%
Ⅱa级	夹层或腔内血肿占管腔25%~50%
Ⅱb级	夹层或腔内血肿占管腔≥50%或形成内膜瓣
Ⅲ级	假性动脉瘤
Ⅳ级	血管堵塞
Ⅴ级	血管横断

以治疗,Ⅲ级病变均不会愈合。

大部分Ⅲ级病变采用血管内支架治疗,初次成功率为89%。Ⅳ级损伤(堵塞)采用抗凝治疗后无改变,但接受肝素治疗的患者均未发生卒中。该组报道中,Ⅴ级损伤均为致命性损伤,虽然4例患者中有2例施行了血管造影栓塞治疗。作者建议将无明显症状的动静脉瘘或颈动脉海绵窦瘘定义为Ⅱ级损伤,血流动力学不稳定的动静脉瘘或颈动脉海绵窦瘘定义为Ⅴ级损伤。

血管造影栓塞、球囊堵塞或成形及支架置入可作为确定性外科修复之前的临时治疗手段。下列患者应考虑血管造影和腔内介入治疗:①血流动力学稳定的患者,体格检查或放射学证据显示存在远端颈内动脉损伤;②稳定患者,存在动静脉瘘或颈动脉海绵窦瘘的证据;③来自颈外动脉分支的颌面部或口腔内持续性出血;④在外科技术难以到达的部位或不适宜施行外科手术的患者,发现小的内膜缺损或假性动脉瘤。对于创伤后假性动脉瘤、动静脉瘘或动脉狭窄患者,支架/移植物是非常有用的治疗方法。随着介入技术越来越广泛地应用于动脉损伤的治疗,人们能更好地确定治疗的最佳指征、时机、技术和效果[30]。

现有Ⅲ级循证医学证据表明,全身应用抗凝治疗或抗血小板治疗可提高颈动脉钝性伤的存活率和神经功能[28,29]。抗凝治疗颈动脉夹层的效果比假性动脉瘤更好[31]。有些研究发现全身应用肝素并无益处[32]。

Stein 等最近进行的一项研究强调了治疗颈部血管钝性伤存在困

难,1/3 的患者不适合治疗[5]。虽然能降低梗死的风险,但无法预防卒中。目前尚缺乏前瞻性、随机研究资料,应根据损伤机制、伴随损伤、患者的临床状况以及现有的方法选择治疗措施。图 17.5 为 R Adams

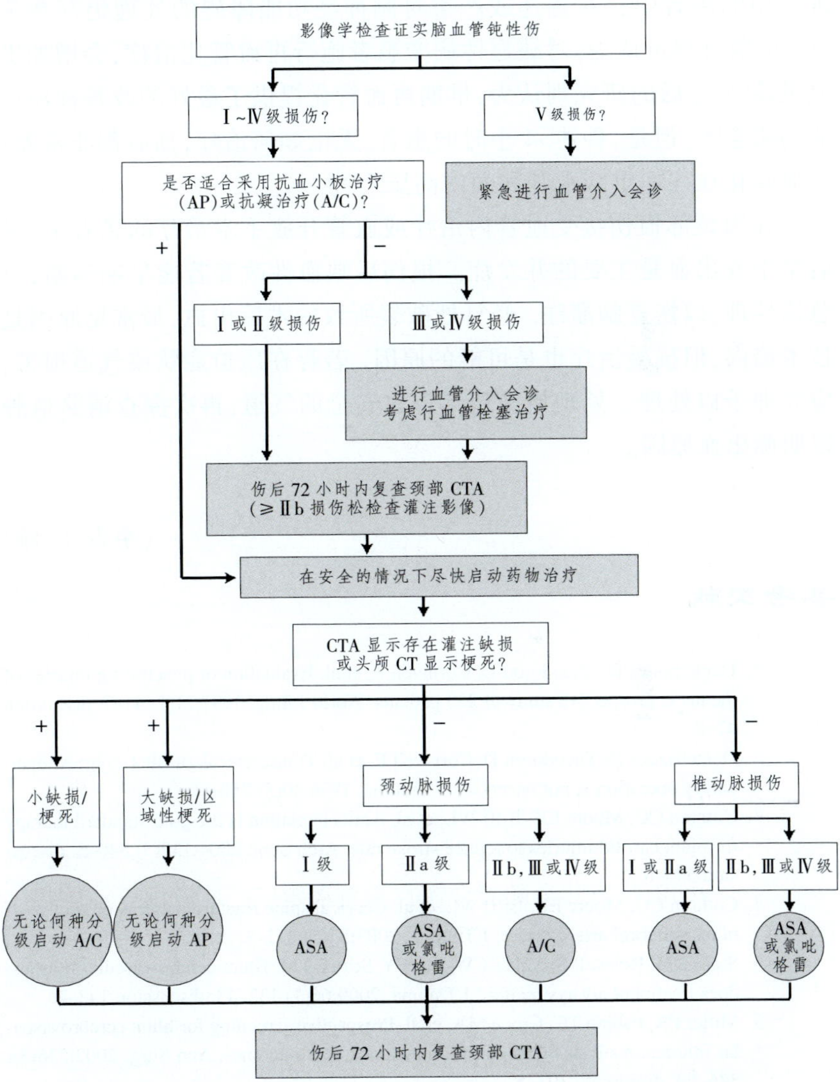

图 17.5　R Adams Cowley 严重创伤中心脑血管钝性伤的治疗流程。

Cowley 严重创伤中心的颈部血管损伤治疗流程。

并发症

初次损伤后存活的患者中,缺血性改变是主要的术后问题。在出现卒中的患者中，对昏迷或严重对侧神经功能障碍的处理仍存在争议。早期有报道认为,对缺血性病变患者施行再血管化治疗,会增加出血风险[33]。之后的研究则认为,早期再血管化提供了最好的改善神经功能的机会[34]。但是,昏迷>4 小时的患者,无论如何治疗,预后都非常差;再血管化往往加重脑水肿和颅内高压[35,36]。

在因颈部损伤接受血管内治疗或血管开放手术治疗的患者中,术后卒中或出血是主要的并发症。损伤后缺血性改变若能早期诊断,可急诊处理,以恢复脑灌注。修复处破裂所致的术后出血,最常见原因是技术错误,但抗凝治疗也是可能的原因。若存在压迫症状或气道损害,应立即予以处理。处理措施包括重建安全的气道,再次探查清除血肿以明确出血原因。

(李占飞 译)

参考文献

1. Demetriades D, Theodorou D, Cornwell E, et al. Evaluation of penetrating injuries of the neck: prospective study of 223 patients. World J Surg. 1997;21(1):41–7. discussion 47–8.
2. Demetriades D, Theodorou D, Cornwell E, et al. Transcervical gunshot injuries: mandatory operation is not necessary. J Trauma. 1996;40(5):758–60.
3. Cothren CC, Moore EE, Biffl WL, et al. Anticoagulation is the gold standard therapy for blunt carotid injuries to reduce stroke rate. Arch Surg. 2004;139(5):540–5. discussion 545–6.
4. Cothren CC, Moore EE, Biffl WL, et al. Cervical spine fracture patterns predictive of blunt vertebral artery injury. J Trauma. 2003;55(5):811–3.
5. Stein DM, Boswell S, Sliker CW, Lui FY, Scalea TM. Blunt cerebrovascular injuries: does treatment always matter? J Trauma. 2009;66(1):132–43. discussion 143–4.
6. Miller PR, Fabian TC, Croce MA, et al. Prospective screening for blunt cerebrovascular injuries: analysis of diagnostic modalities and outcomes. Ann Surg. 2002;236(3):386–93. discussion 393–5.
7. Biffl WL, Ray Jr CE, Moore EE, et al. Treatment-related outcomes from blunt

cerebrovascular injuries: importance of routine follow-up arteriography. Ann Surg. 2002;235(5):699–706. discussion 706–7.

8. Biffl WL, Moore EE, Offner PJ, et al. Optimizing screening for blunt cerebrovascular injuries. Am J Surg. 1999;178(6):517–22.
9. Berne JD, Reuland KS, Villarreal DH, McGovern TM, Rowe SA, Norwood SH. Sixteen-slice multi-detector computed tomographic angiography improves the accuracy of screening for blunt cerebrovascular injury. J Trauma. 2006;60(6):1204–9. discussion 1209–10.
10. Mayberry JC, Brown CV, Mullins RJ, Velmahos GC. Blunt carotid artery injury: the futility of aggressive screening and diagnosis. Arch Surg. 2004;139(6):609–12. discussion 612–3.
11. Apffelstaedt JP, Muller R. Results of mandatory exploration for penetrating neck trauma. World J Surg. 1994;18(6):917–9. discussion 920.
12. Meyer JP, Barrett JA, Schuler JJ, Flanigan DP. Mandatory vs selective exploration for penetrating neck trauma. A prospective assessment. Arch Surg. 1987;122(5):592–7.
13. Eddy VA. Is routine arteriography mandatory for penetrating injury to zone 1 of the neck? Zone 1 penetrating neck injury study group. J Trauma. 2000;48(2):208–13. discussion 213–4.
14. Demetriades D, Theodorou D, Cornwell 3rd E, et al. Penetrating injuries of the neck in patients in stable condition. Physical examination, angiography, or color flow doppler imaging. Arch Surg. 1995;130(9):971–5.
15. Ordog GJ, Albin D, Wasserberger J, Schlater TL, Balasubramaniam S. 110 bullet wounds to the neck. J Trauma. 1985;25(3):238–46.
16. Hirshberg A, Wall MJ, Johnston Jr RH, Burch JM, Mattox KL. Transcervical gunshot injuries. Am J Surg. 1994;167(3):309–12.
17. van As AB, van Deurzen DF, Verleisdonk EJ. Gunshots to the neck: selective angiography as part of conservative management. Injury. 2002;33(5):453–6.
18. Inaba K, Munera F, McKenney M, et al. Prospective evaluation of screening multislice helical computed tomographic angiography in the initial evaluation of penetrating neck injuries. J Trauma. 2006;61(1):144–9.
19. Osborn TM, Bell RB, Qaisi W, Long WB. Computed tomographic angiography as an aid to clinical decision making in the selective management of penetrating injuries to the neck: a reduction in the need for operative exploration. J Trauma. 2008;64(6): 1466–71.
20. Nunez Jr DB, Torres-Leon M, Munera F. Vascular injuries of the neck and thoracic inlet: helical CT-angiographic correlation. Radiographics. 2004;24(4):1087–98. discussion 1099–100.
21. Armstrong WB, Detar TR, Stanley RB. Diagnosis and management of external penetrating cervical esophageal injuries. Ann Otol Rhinol Laryngol. 1994;103(11): 863–71.
22. Fan ST, Lau WY, Yip WC, Poon GP, Yeung C, Wong KK. Limitations and dangers of gastrografin swallow after esophageal and upper gastric operations. Am J Surg. 1988;155(3):495–7.
23. Srinivasan R, Haywood T, Horwitz B, Buckman RF, Fisher RS, Krevsky B. Role of

flexible endoscopy in the evaluation of possible esophageal trauma after penetrating injuries. Am J Gastroenterol. 2000;95(7):1725–9.

24. Vishteh AG, Marciano FF, David CA, Schievink WI, Zabramski JM, Spetzler RF. Long-term graft patency rates and clinical outcomes after revascularization for symptomatic traumatic internal carotid artery dissection. Neurosurgery. 1998;43(4): 761–7. discussion 767–8.
25. Becquemin JP, Cavillon A, Brunel M, Desgranges P, Melliere D. Polytetrafluoroethylene grafts for carotid repair. Cardiovasc Surg. 1996;4(6):740–5.
26. Losken A, Rozycki GS, Feliciano DV. The use of the sternocleidomastoid muscle flap in combined injuries to the esophagus and carotid artery or trachea. J Trauma. 2000;49(5):815–7.
27. Rostomily RC, Newell DW, Grady MS, Wallace S, Nicholls S, Winn HR. Gunshot wounds of the internal carotid artery at the skull base: management with vein bypass grafts and a review of the literature. J Trauma. 1997;42(1):123–32.
28. Miller PR, Fabian TC, Bee TK, et al. Blunt cerebrovascular injuries: diagnosis and treatment. J Trauma. 2001;51(2):279–85. discussion 285–6.
29. Fabian TC, Patton Jr JH, Croce MA, Minard G, Kudsk KA, Pritchard FE. Blunt carotid injury. Importance of early diagnosis and anticoagulant therapy. Ann Surg. 1996;223(5):513–22. discussion 522–5.
30. DuBose J, Recinos G, Teixeira PG, Inaba K, Demetriades D. Endovascular stenting for the treatment of traumatic internal carotid injuries: expanding experience. J Trauma. 2008;65(6):1561–6.
31. Biffl WL, Moore EE, Ryu RK, et al. The unrecognized epidemic of blunt carotid arterial injuries: early diagnosis improves neurologic outcome. Ann Surg. 1998; 228(4):462–70.
32. Eachempati SR, Vaslef SN, Sebastian MW, Reed 2nd RL. Blunt vascular injuries of the head and neck: is heparinization necessary? J Trauma. 1998;45(6):997–1004.
33. Thal ER, Snyder 3rd WH, Hays RJ, Perry MO. Management of carotid artery injuries. Surgery. 1974;76(6):955–62.
34. Ramadan F, Rutledge R, Oller D, Howell P, Baker C, Keagy B. Carotid artery trauma: a review of contemporary trauma center experiences. J Vasc Surg. 1995;21(1):46–55. discussion 55–6.
35. Bowley DM, Degiannis E, Goosen J, Boffard KD. Penetrating vascular trauma in Johannesburg, South Africa. Surg Clin North Am. 2002;82(1):221–35.
36. Teehan EP, Padberg Jr FT, Thompson PN, et al. Carotid arterial trauma: assessment with the Glasgow Coma Scale (GCS) as a guide to surgical management. Cardiovasc Surg. 1997;5(2):196–200.

第18章 胸部血管损伤

James V. O'Connor

简介

胸部血管创伤是临床医生面临的重大挑战。胸部血管创伤相对少见但却是致命的，其显露相对困难、出血凶猛、多数医生缺乏相关经验，所有这些都使胸部血管创伤的处理非常棘手。早期识别、恰当地选择影像学检查方法以及熟悉外科显露和修复技术有助于提高患者生存率。本章简要介绍胸部血管创伤的治疗历史、治疗方法的演变、特殊手术技术、外科并发症的处理以及预后。重点在于如何进行临床决策、临床判断和手术技术。

历史

虽然胸部血管创伤并不常见，但其病死率非常高。大部分胸部血管创伤由穿透伤引起，所有胸腔内血管均有受伤风险，病死率很高[1-5]。钝性伤主要累及左侧锁骨下动脉以远的降主动脉弓，其病死率也很高[6]。一些研究报道，穿透伤患者院前死亡率超过50%[1,7]；手术死亡率为0~40%[8]。Parmley在该领域的标志性论文描述了主动脉钝性伤(BAI)的历史及其致死性[6]。与穿透伤不同，主动脉钝性伤的治疗和生存率有了很大改善，包括胸腔主动脉腔内修复(TEVAR)、延期手术治疗和选择性非手术治疗。血管内技术在血管穿透伤中应用较少。影像学进步，特别是计算机断层血管造影(CTA)的发展，能更好地显示血管损伤的性质、程度和部位。这些信息有助于决定选择非手术治疗、血管内治疗或者手术治疗。损害控制原则也成功地应用于血管创伤和胸部创伤的治疗。

血管穿透伤

胸腔,特别是纵隔,包含多个大动脉和静脉。胸部闭合性损伤和穿透伤时,主动脉及其胸内分支,无名动脉、锁骨下动脉及近端颈动脉等均可能受伤。胸腔内静脉,包括上腔静脉、下腔静脉、左右无名静脉、锁骨下静脉、近端颈内静脉及奇静脉也可能受伤。肺动静脉也可能受伤,尤其是在肺门处。

大部分胸部大血管损伤由穿透伤引起,很多患者在得到确定性治疗之前即已死亡[9]。到达医院存活的患者,若怀疑存在胸部大血管损伤,应予以快速评估。存在休克的患者死亡率更高。这部分患者需要立即手术治疗。只有稳定的患者才能进行进一步影像学检查。

初次评估

所有胸部穿透伤患者都有大血管损伤的风险,应予以标准的 ABC 创伤评估。检查患者的生命体征、动脉血氧饱和度并予以快速而全面的体格检查,特别应关注有无外出血、扩展性血肿和上肢动脉搏动异常。若存在外出血,应直接手指压迫止血。桡动脉搏动消失提示动脉损伤,上肢神经功能障碍可能是臂丛损伤所致。FAST 检查应包括腹部和心包检查,可发现腹腔积血和心包积血。移动式 X 线检查仪可了解有无血胸、气胸或纵隔增宽。入院实验室检查中,应包括血型和交叉配血、乳酸和动脉血气分析。通过这些信息,临床医生能判断血流动力学稳定性、休克以及休克深度。低血压(通常定义为收缩压<90mmHg)是休克和酸中毒的不良表现。入院时血压正常的患者,若存在心动过速和脉压减小,应考虑为休克代偿。乳酸和碱剩余是判断有无休克及休克深度非常好的指标。

早期判断是否存在休克及血流动力学不稳定,是患者治疗决策中的关键步骤。不稳定的患者需要立即手术治疗。仅稳定的患者能进行额外的诊断措施和影像学检查,这一点无论如何强调都不过分。胸部穿透伤患者,若存在血流动力学不稳定和休克,需要立即手术治疗。

但是,详细的影像学检查对血流动力学稳定的患者有很大帮助。

在胸部穿透伤和钝性伤患者中，CTA 已经取代了血管造影，成为血管损伤主要的影像学方法。它能明确损伤的性质、程度和准确部位。CTA 结果能帮助医生决定采用血管介入技术还是开放手术，以及采用何种手术切口。CTA 能准确地诊断穿透伤所致的大血管损伤；在 25%的患者，CTA 结果改变了手术入路选择[8]。过去，诊断纵隔损伤需要采用血管造影、支气管镜、食管镜和食管 X 线片等多种方法；现在，胸部 CTA 是穿透伤所致纵隔损伤的确定性影像学检查方法[10]。CTA 也能准确地诊断主动脉钝性伤[11]。

外科手术入路

手术切口的选择需要准确可靠的外科判断，同时要依据患者的血流动力学状况。与腹部探查术不同(几乎总是采用正中探查切口)，胸部有多种外科入路，各有其优缺点。无论选择哪种切口，都应该能提供充分的显露，并在必要时便于改变切口。胸部可采用前外侧切口探查，它可延长跨过中线，成为双侧开胸切口或“蚌壳”切口(图 18.1 和图 18.2)。这个切口的优点在于操作快速，能很好地显露前纵隔，且多数创伤外科医生对它都很熟悉。做此切口时，患者取仰卧位，便于行剖腹探

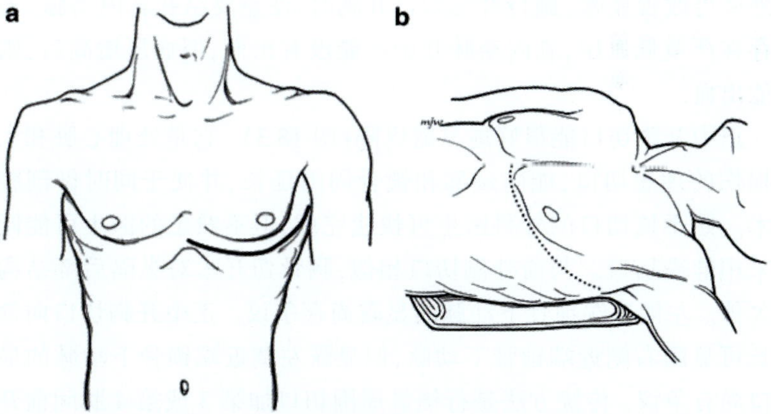

图 18.1 (a,b)前外侧开胸术。背部垫枕并将同侧上肢外展，可显著改善胸腔显露。切口可延长跨过胸骨行双侧前外侧开胸术(“蚌壳”切口)。

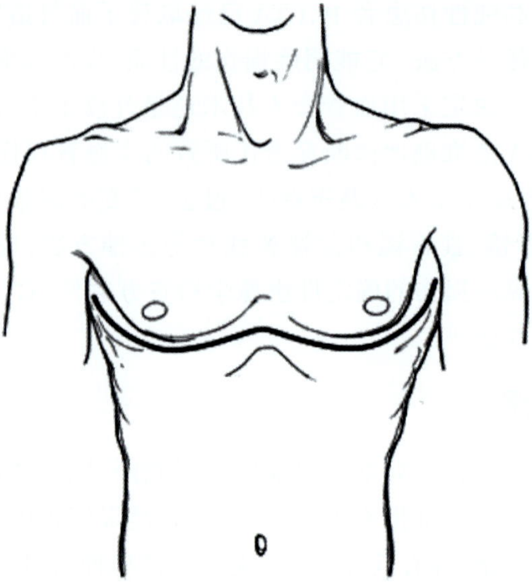

图 18.2　前外侧开胸术可延长为蚌壳切口。为了达到最佳显露,应如图切断胸骨。若在更低部位做切口,应切断剑突,但限制了对纵隔上部的显露。

查术。该切口的缺点是不能充分显露后纵隔。同时,若施行蚌壳切口,切口过于偏下,不利于显露纵隔上部。在患者背部垫薄枕,并将同侧上肢外展可改善显露。施行蚌壳切口开胸时,注意要结扎乳内动脉。若患者存在严重低血压,乳内动脉开始可能没有出血;但血压增高后,则有可能出血。

正中开胸切口能很好地显露纵隔(图 18.3)。它是处理心脏和大血管损伤的理想切口,能向颈部和锁骨周围延长,并便于同时做剖腹探查术。熟悉该切口的外科医生可快速完成,但不熟悉的医生可能倾向于采用蚌壳切口。与前外侧切口相似,胸骨切开术对纵隔后部结构显露欠佳。左侧近端锁骨下动脉的显露尚存争议。正中开胸切口向锁骨延长可显露右侧近端锁骨下动脉,但显露左侧近端锁骨下动脉的最佳切口尚有争议。传统方法是行锁骨周围切口加第 3 或第 4 肋间前开胸术。该切口有些争议,因为近端左侧颈动脉的手术切口为正中开胸切口,而左侧锁骨下血管与其相邻(图 18.4)。采用正中开胸切口,同时

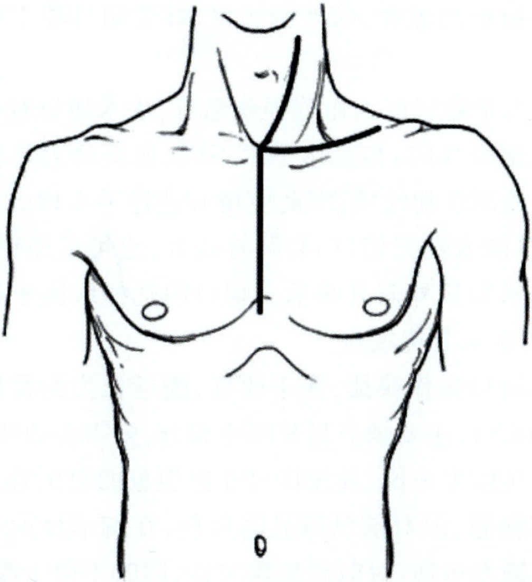

图 18.3 正中开胸术。它是显露心脏和大血管的理想切口。该切口便于改变,可向颈部或锁骨延长。

加做左侧锁骨上切口可为左侧锁骨下动脉提供良好显露[12]。作者仅用此切口处理左侧锁骨下动脉损伤,很少需要切断锁骨[8]。血流动力学不稳定的患者需要快速评估、精心选择切口和快捷的外科探查。在

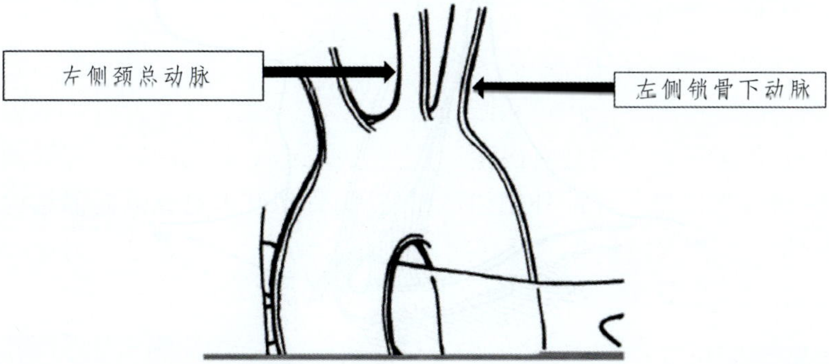

图 18.4 主动脉弓及其分支。左侧锁骨下动脉与左侧颈总动脉相邻,可通过正中开胸切口并向左侧锁骨延长显露。

血流动力学不稳定的患者,前外侧切口、蚌壳切口和正中切口都是可接受的[8]。

在血流动力学稳定的大血管损伤患者,手术切口有更多选择。急诊手术更多是探查性的;与急诊手术不同,血流动力学稳定的患者往往已明确损伤的部位和性质,因此应精心选择手术切口和方法。除了前外侧切口(单侧或蚌壳切口)和胸骨切开,也可采用锁骨周围切口、部分胸骨切开术和后外侧开胸术。切口的选择取决于损伤的具体情况,每一种切口都有其优缺点。

锁骨周围切口操作快捷,便于改变,能延长为胸骨切开切口或做颈部探查(图 18.5)。主要缺点是显露不充分,多需要切断锁骨。对此技术不熟练的外科医生来说,其操作可能比想象的更困难。后外侧开胸术可充分显露胸腔,但对前纵隔显露欠佳,在胸部择期手术中更为常用(图 18.6)。缺点包括:对前部显露欠佳,同时不便于改变;该切口需要患者采取侧卧位,会加重低血压。单肺通气可更好地观察胸腔。在稳定的患者,部分胸骨切开术有利于充分显露纵隔上部(图 18.7)。在中线将胸骨柄从胸骨切迹分离,做 T 或 G 型切口,然后放置胸骨牵开器。该切口可充分显露纵隔上部且便于延长,可向颈部或锁骨延长,也可

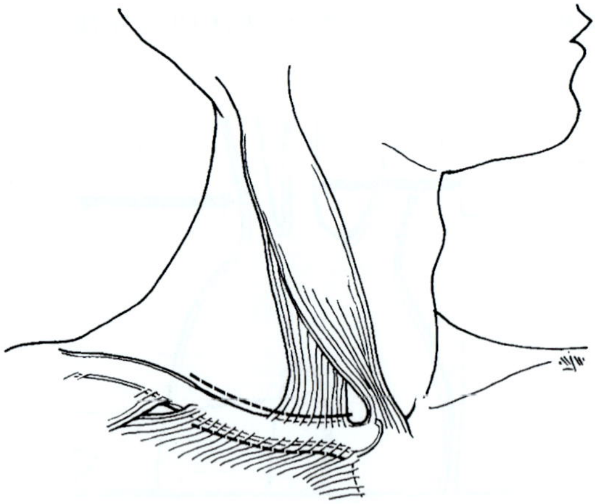

图 18.5　锁骨周围切口。可做锁骨上或锁骨下切口。切断锁骨可能比预计得更为困难和耗时。控制血管近端并打开血管可能存在很多问题。

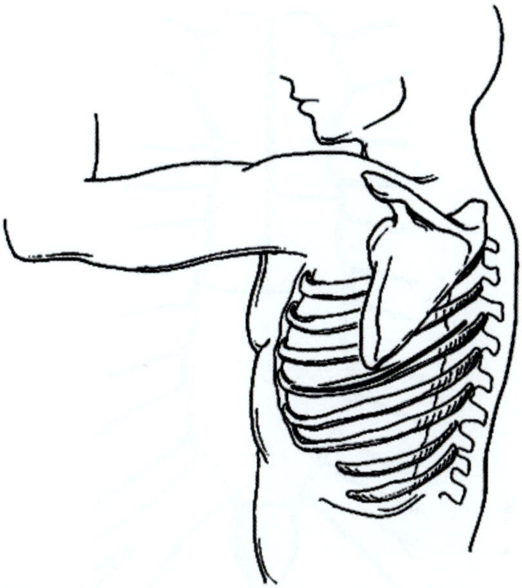

图 18.6　择期胸部手术倾向于采用后外侧切口。其缺点是对前纵隔显露有限，且缺乏通用性。采用双腔气管插管和单肺通气可显著改善血胸的显露。

延长为完全切开胸骨。在血流动力学稳定的患者，切口的选择取决于损伤部位、医生的个人经验和外科判断。

术中处理

胸腔大血管创伤的术中处理取决于血管损伤情况和患者的临床状况。存在低血压、酸中毒、低体温和凝血病的患者，损害控制外科技术是一个很好的选择。控制出血并填塞胸腔，然后到 ICU 继续复苏。在纠正病理生理紊乱后，再次探查并关闭伤口[13]。控制远近端血管是血管外科的基本要求，前面部分已对此做详细论述。随着导管介入治疗技术的发展，另一种可供选择的方法是近端球囊阻断。这种方法在解剖结构复杂的部位，无须广泛解剖即可有效地阻断近端血流，但目前尚未得到足够重视，在未来它有望得到更广泛应用。

虽然胸部静脉损伤可以修复，但非常耗时，易发生静脉血栓形成

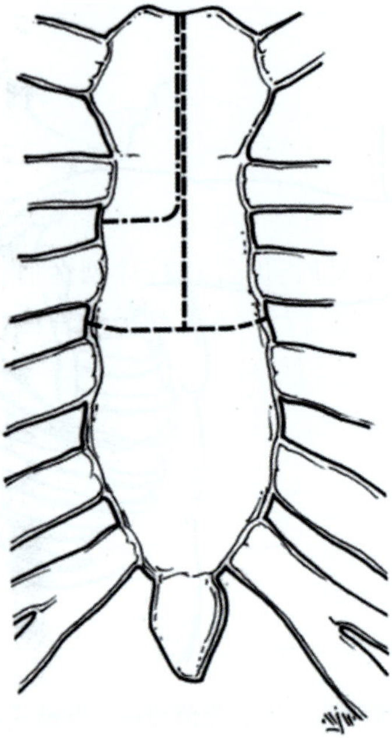

图 18.7 胸骨部分切除术。在稳定的患者这是一种较好的选择。将胸骨切开至胸骨角,可以很好地显露纵隔上部。可在胸骨上做T或J型切口。此切口易于延伸至颈部和锁骨,或延长为全胸骨切开。

和栓塞。除了上腔静脉和下腔静脉必须修复之外,其他胸部静脉可结扎,不会造成严重后果。结扎静脉前,应移除留置的导管。静脉结扎后可能出现面部或肢体水肿,可通过抬高肢体处理,通常几天后会消退。

除了少数例外,动脉损伤必须修复。动脉结扎仅作为救命手段用于无法控制的致死性出血。动脉损伤有多种修复方法,创伤外科医生应该熟悉所有方法,包括单纯修补、补片成形、移植物桥接、临时分流后延期修复。刺伤伤口可单纯修补。可采用自体静脉材料或人工补片材料施行补片成形。枪弹伤常造成严重组织损伤,通常需要切除坏死组织,并做端端桥接吻合。动脉粥样硬化性血管疾病病变较为广泛,常需要利用移植物旁路桥接。与此不同,穿透伤病变部位较为局限,可采用移植物替代桥接。可采用自体静脉或人工移植材料。管径匹配度和组织污染程度影响材料的选择。在污染严重的伤口或移植物跨过关节时，最好采用自体静脉作为替代物。

损害控制外科技术已成功用于血管创伤的处理[14]。在出现严重酸中毒、低体温和凝血病的创伤患者，不建议做动脉重建手术。此时可放置临时性血管分流管，到重症监护病房复苏，然后二期行确定性动脉重建。生理耗竭得到恢复后，即可施行计划性血管修复手术。

遵循已有诊疗原则进行详细的术前计划，并具备精良的手术技术，是取得最佳手术效果的关键。患者应进行充分准备，消毒足够范围，包括躯干和肢体，以备取静脉作为桥接之用。如前所述，手术切口的选择极为重要。血管控制可采用直接手术方法或采用近端球囊阻断。分离出损伤部位后，应切除失活组织，这在治疗枪弹伤时尤为重要。必须在正常的血管内膜进行修复，修复损伤的血管内膜注定会失败。其次，必须评估流入血流和反流性出血(指动脉远断端的出血)；必要时应施行血栓取出术。由于大部分穿透伤患者是年轻人，流入血流不足不太可能是动脉粥样病变所致，必须明确是否存在近端血栓。反流性出血较难评估，必要时应施行血栓取出术。若出血仍较少，可施行术中血管造影，以明确远端解剖情况。此时施行血管造影，有助于计划余下手术。若远端血管通畅，动脉返流血液不足可能是侧支循环不足的表现，可继续进行动脉重建。若远端血管存在堵塞，则需要进一步操作，如远端血管探查或血栓取出术。无论采取何种动脉修复方法，必须保证吻合口无张力。在动脉修复完成时，必须确认血管通畅。术中可采用超声多普勒证实血管的通畅性，也可通过观察远端动脉搏动来证实。若远端动脉无搏动，必须行术中血管造影。血管造影发现任何异常，即应迅速处理。动脉修复后，患者离开手术室前，应有“一个搏动或一张照片”。

血管创伤的诊疗中，抗凝药的作用存在争议，尤其在存在头部创伤或合并其他创伤的钝性伤患者。在钳夹血管前，应全身应用抗凝药。若存在全身应用抗凝药物的禁忌证，可应用肝素盐水冲洗动脉树。全身抗凝是不可逆的。同样，术后使用抗血小板药物的作用尚不清楚。作者的做法是，若无禁忌证，术后应用小剂量阿司匹林 1 个月。

胸部血管创伤的血管内治疗发展迅速。这些技术更多地应用于钝性伤的治疗,后面部分会对此进行讨论。血管内治疗技术在穿透伤的治疗中应用较为有限,但也在逐步增多。利用血管内治疗技术,已成功地治疗了穿透伤所致的假性动脉瘤、动静脉瘘、血管阻塞和横断[15]。血管内治疗技术的优点非常明显,可不需要开胸术或胸骨切开术施行确定性治疗。但是,它也存在一些并发症,最常见的两种并发症是血管内漏和置管部位并发症。后面的部分会更详细地进行讨论。随着治疗设备的进步和医生经验的增长,血管内治疗技术在血管穿透伤的治疗中作用会越来越大。

血管损伤的个人治疗技巧

穿透伤时常损伤肋间动脉。在穿透伤,控制肋间动脉出血是开胸术最常见的指征。肋间动脉沿肋骨下缘走行,因此很难分离和结扎。我们的做法是围绕肋骨放置0号或1号Vicryl线,在下一肋骨的上方进入胸腔,与关闭胸腔时围绕肋骨缝合的方法相似。结扎缝线后,肋间动脉和静脉被肋骨压迫而控制其出血。应注意控制损伤部位远近端出血。若远端未得到控制,由于存在侧支循环,仍会出血。若难以完成以上操作,可通过扩大伤口增加显露,向下分离切开胸部,再进行缝合止血。由于显露更为充分,操作的准确性更高。若采用胸腔镜施行止血手术,可使用缝合器协助控制肋间动脉出血。位置偏后的肋间动脉出血特别难以控制。后面的肋间间隙狭窄,从前部切口很难到达后面的区域。此时,可暂时控制出血,尝试采用血管栓塞技术。最后,放置胸部或胸骨牵开器后,肋间动脉出血可暂时停止。移除牵开器,用手辅助显露,可有助于观察出血的血管。

乳内动脉也是出血的重要来源。乳内动脉出血最常见的原因是在施行蚌壳切口时被切断。这些患者通常极为危重,此时动脉压很低,乳内动脉暂时不出血。患者复苏成功后,乳内动脉会快速出血。放置胸骨牵开器会减少乳内动脉出血,因此,术中应移除胸骨牵开器并检查乳内动脉有无出血。若存在出血,可予以结扎。

纵隔大血管损伤可引起致死性出血。不论采用何种显露方法,纵隔大血管出血都很难控制。首先可采用手指压迫临时控制出血,直到正式控制。也可采用无创的侧面咬合血管钳,暂时控制动脉出血,直到解剖显露血管。无名动脉和右侧锁骨下动脉可通过切开胸骨并在必要时向锁骨延长切口显露。在解剖分离的过程中,应尽可能维持右侧颈总动脉的血流,以避免脑低灌注。肺动脉和肺静脉损伤相对少见,但其出血非常凶猛。由于肺循环压力较低,肺动脉出血比较像大静脉出血。肺动脉和肺静脉血管壁肌肉较少,因此不会发生收缩和血管痉挛。血管相关章节中论述的多种技术可用于其修复。这些血管的侧面损伤可用肠钳控制。肠钳可控制肺动脉和肺静脉出血,而不阻断它们。然后可在肠钳下修复血管损伤。打开心包有利于控制肺动静脉的流入血流。在心包内控制肺动静脉的流入血流,可无须显露损伤部位。

血管钝性伤

近年来主动脉钝性伤(BAI)的诊断和治疗发生了明显变化。主动脉钝性伤是一种高度致命的损伤,过去其诊断主要依据损伤机制和影像学检查。从损伤机制而言,机动车撞击伴快速的水平方向减速时,发生 BAI 的可能性很大。X 线片上表现为纵隔增宽应怀疑 BAI,可进一步行主动脉造影证实。除了患者合并其他严重损伤如头部损伤,治疗方法是在心肺支持下行手术修补;或在无心肺支持时,采用“钳夹和缝合”技术修补。

目前 CTA 是诊断主动脉钝性伤的主要检查方法,治疗方法也有了更多选择。治疗方法包括非手术方法、延期手术以及胸部血管内主动脉修复 (TEVAR) 和开放手术修补。来自美国创伤外科协会(AAST)相隔 10 年的两项研究证实 BAI 治疗方面的转变。最初的研究发表于 1997 年, 没有患者施行 TEVAR,65%的患者在心肺支持下手术,其他患者采用“钳夹和缝合”技术。总死亡率为 31%,截瘫发生率为 8.7%[16]。AAST 的第二项研究发表于 2008 年, 接近 2/3 的患者接受了 TEVAR,其余患者采用开放手术修补,其中 80%在心肺旁路支持下施行。总死亡率为 13%,截瘫发生率为 1.6%[17]。虽然这些结果令人鼓舞,但尚缺乏 TEVAR 长期疗效的资料。这在创伤患者中尤为重要,因为接受TEVAR的很多患者是年轻人，内植物的长期效果目前尚不清楚。

在第19章中将详细讨论主动脉钝性伤的评估、处理和手术治疗。简而言之，Parmle等的标志性研究定义了BAI的致死性[6]。手术治疗(采用或不采用心肺支持)是广为接受的治疗方法。随后的研究表明，早期采用药物治疗控制血压和心率，之后延期行主动脉修复可提高治疗效果[18]。这一原则也扩展到对轻微的主动脉钝性伤采用内科治疗[19-21]。为了帮助判断哪些患者可能成功采用药物治疗，需要高质量的影像学检查和精准的外科判断。在合并多发性创伤患者，需要权衡不同损伤处理的优先性，主动脉钝性伤的处理是一个巨大的挑战。现在，高分辨率CT扫描可发现过去的检查技术不能发现的小的主动脉损伤。已出现了指导临床医生的分级系统[19,21,22]。可供选择的治疗方法包括单独药物治疗，或先药物治疗之后延期手术修补，或紧急介入治疗或手术治疗。血管内治疗是目前最常用的方法，但高级别主动脉钝性伤可能仍需要采用开放手术修补[17,18,21]。需要综合评估患者的血流动力学、合并损伤和CT影像来指导精准的临床决策。

药物治疗最主要的担心是存在主动脉破裂的风险。一项研究报道显示，主动脉损伤未导致患者死亡，反而是其他损伤导致患者死亡[21]。开放手术的并发症和其他手术一致。主动脉修补术一种特有的严重并发症是截瘫。随着心肺旁路技术或左心房-肺动脉旁路技术的使用，其发生率明显下降。TEVAR相关的并发症可分为内植物相关并发症(如内漏)和导管置入所致的血管并发症[19,21]。

血管内技术主要用于治疗主动脉钝性伤，但该技术也应用于外周动脉创伤。一些文献比较了血管内技术与开放技术的疗效[23,24]。由于这些非随机研究存在选择偏倚，因此比较其结果时应非常谨慎。不稳定的患者更倾向于采用开放手术修补，而稳定的患者多采用导管技术。另外，还有一些观察性研究描述了血管内技术的应用[15,25]。血管内技术的良好疗效和临床医生对该技术经验的积累，必将使其在血管创伤的诊治中得到更多的应用。

并发症

胸部血管创伤手术治疗的并发症可分为所有手术都可能发生的并发症和具体手术的特有并发症。前者包括出血、呼吸功能和肾衰竭、肺不张、泌尿系感染。胸管持续有引流物排出是再次手术探查的指征。伤口感染被认为是具体手术相关的并发症。胸壁血供丰富,因此开胸切口感染不常见,多可通过伤口护理痊愈。胸骨伤口感染和胸骨裂开的处理要根据具体情况而定。胸骨裂开若无感染,则无须手术修复,除非持续存在症状。表浅的胸骨伤口感染若无裂开,可通过伤口护理和抗生素治疗。深部胸骨伤口感染治疗更为困难,需要再次手术,清除失活组织(包括胸骨),根据病原培养结果选用敏感抗生素,以及恰当的伤口护理。负压辅助伤口治疗(VAC)用于胸骨伤口感染已取得良好的效果,它既可作为确定性治疗,也可作为施行肌瓣覆盖术前的中间步骤[26]。胸肌是肌瓣覆盖的理想材料[27]。

脓胸虽然不很常见,但它是开胸术后严重的并发症。术后患者若存在发热、白细胞升高、胸片持续出现肺野模糊影,以及难以撤离呼吸机,则应该怀疑脓胸。胸腔穿刺术和细菌培养可证实诊断,并指导抗生素使用。导管介入治疗或胸腔镜辅助的胸膜剥脱术可用于治疗早期脓胸。进展期脓胸则常需要行开胸术和胸膜剥脱术[28]。无论采用何种技术,治疗原则是彻底引流、感染胸膜剥脱、充分的肺复张和选用合适的抗生素。

静脉结扎所致水肿通常是自限性的,可通过抬高肢体治疗。动脉修复的严重并发症包括出血(严重者需要再次手术),以及血管栓塞所致的肢体缺血。应反复检查血管情况,若出现动脉搏动减弱,应检查CTA、动脉超声多普勒或血管造影(尤其是计划行导管治疗时)。若动脉搏动消失,将对肢体造成威胁,需要予以治疗,措施包括溶栓治疗、导管介入治疗,更多情况下需要再次手术。累及血管移植物的感染可能导致危及生命的严重出血。感染可导致假性动脉瘤形成和吻合口裂开等严重后果。静脉移植物对感染抵抗性更强,但仍不能避免。彻底清除失活组织、充分止血和用有活力的组织覆盖移植物,可减少感染机会。采用动脉多普勒监测移植物可发现是否有假性动脉瘤形成。

除了侵袭性操作可能引起的并发症之外，导管介入治疗还可引起其特有的并发症。第19章对此做了更全面的论述。血管内并发症可在操作过程中出现，也可在之后出现。血管内漏和置管并发症最为常见。血管内漏可以早期发生，也可后期发生。其可以分为4种类型。1型：内植物近端或远端封闭不完全；2型：存在侧支血流；3型：内植物破裂或连接结构分离；4型：内植物形成多个孔隙。置管并发症通常在术中或之后短时间内发现，需要开放手术修补[29]。随着设备日益精密和医生经验的积累，并发症的发生率会逐步下降。

总结

胸部血管创伤仍是一个巨大的挑战。它常引起致命性出血，难以分离到达，以及手术显露困难，所有这些都使之成为一个棘手的临床问题。临床医生在诊治中面临多个关键问题的决策，都会深刻地影响患者的预后。第一个问题是确定患者血流动力学的不稳定性和休克的存在。虽然低血压是明显的表现，但无低血压时，患者同样可存在组织低灌注和休克。除了生命体征，监测血清乳酸和碱剩余都极为重要。外科医生要熟悉所有手术入路、它们各自的优缺点，以及根据具体临床情况选择合适的切口。恰当地显露血管并识别血管创伤后，下一个决策是如何处理特定损伤。外科医生要了解可供选择的多种方法，综合考虑患者的临床状况，决定哪种方法最好。在极端危重的患者，损害控制技术可能是最好的。另外，外科医生要熟悉血管内技术及其适应证。这些患者中并发症不是很常见。精准的临床判断和遵循基本外科原则，可提高患者生存率和减少并发症的发生。

（李占飞　译）

参考文献

1. Demetriades D, Rabinowitz B, Pezikis A, Franklin J, Palexas G. Subclavian vascular injuries. Br J Surg. 1987;74:1101–3.
2. Fulton JO, de Groot KM, Buckels NJ, von Oppell UO. Penetrating injuries involving the intrathoracic great vessels. S Afr J Surg. 1997;35:82–6.
3. Kalakuntla V, Patel V, Tahoe A, Weaver W. Six-year experience with management of subclavian artery injuries. Am Surg. 2000;66:927–30. discussion 930–1.
4. Lin PH, Koffron AJ, Guske PJ, et al. Penetrating injuries of the subclavian artery. Am J Surg. 2003;185:580–4.
5. Demetriades D, Chahwan S, Gomez H, et al. Penetrating injuries to the subclavian and axillary vessels. J Am Coll Surg. 1999;188:290–5.
6. Parmley LF, Mattingly TW, Manion WC, Jahnke Jr EJ. Nonpenetrating traumatic injury of the aorta. Circulation. 1958;17:1086–101.
7. Von Oppell UO, Bautz P, De Groot M. Penetrating thoracic injuries: what we have learnt. Thorac Cardiovasc Surg. 2000;48:55–61.
8. O'Connor JV, Scalea TM. Penetrating thoracic great vessel injury: impact of admission hemodynamics and preoperative imaging. J Trauma. 2010;68(4):834–7.
9. Demetriades D. Penetrating injuries to the thoracic great vessels. J Card Surg. 1997;12:173–9. discussion 179–80.
10. Burack JH, Kandil E, Sawas A, O'Neill PA, Sclafani SJ, Lowery RC, Zenilman ME. Triage and outcome of patients with mediastinal penetrating trauma. Ann Thorac Surg. 2007;83(2):377–82. discussion 382.
11. Mirvis SE, Shanmuganathan K, Miller BH, White CS, Turney SZ. Traumatic aortic injury: diagnosis with contrast-enhanced thoracic CT—five year experience at a major trauma center. Radiology. 1996;200:413–22.
12. Hajarizadeh H, Rohrer MJ, Cutler BS. Surgical exposure of the left subclavian artery by median sternotomy and left supraclavicular extension. J Trauma. 1996;41:136–9.
13. O'Connor JV, DuBose JJ, Scalea TM. Damage control thoracic surgery: management and outcomes. J Trauma Acute Care Surg. 2014;77(5):660–5.
14. Gifford SM, Aidinian G, Clouse WD, Fox CJ, Porras CA, Jones WT, Zarzabal LA, Michalek JE, Propper BW, Burkhardt GE, Rasmussen TE. Effect of temporary shunting on extremity vascular injury: an outcome analysis from the Global War on Terror vascular injury initiative. J Vasc Surg. 2009;50(3):549–55.
15. Dubose JJ, Rajani R, Gilani R, Arthurs ZA, Morrison JJ, Clouse WD, Rasmussen TE, Endovascular Skills for Trauma and Resuscitative Surgery Working Group. Endovascular management of axillo-subclavian arterial injury: a review of published experience. Injury. 2012;43(11):1785–92.
16. Fabian TC, Richardson JD, Croce MA, Smith Jr JS, Rodman Jr G, Kearney PA, Flynn W, Ney AL, Cone JB, Luchette FA, Wisner DH, Scholten DJ, Beaver BL, Conn AK, Coscia R, Hoyt DB, Morris Jr JA, Harviel JD, Peitzman AB, Bynoe RP, Diamond DL, Wall M, Gates JD, Asensio JA, Enderson BL, et al. Prospective study of blunt aortic injury: multicenter trial of the American Association for the Surgery of Trauma. J Trauma. 1997;42(3):374–80. discussion 380–3.

17. Demetriades D, Velmahos GC, Scalea TM, Jurkovich GJ, Karmy-Jones R, Teixeira PG, Hemmila MR, O'Connor JV, McKenney MO, Moore FO, London J, Singh MJ, Lineen E, Spaniolas K, Keel M, Sugrue M, Whal WL, Hill J, Wall MJ, Moore EE, Margulies D, Malka V, Chan LS, American Association for the Surgery of Trauma Thoracic Aortic Injury Study Group. Operative repair or endovascular stent graft in blunt traumatic thoracic aortic injuries: results of an American Association for the Surgery of Trauma Multicenter Study. J Trauma. 2008;64(3):561–70. discussion 570–1.
18. Akins CW, Buckley MJ, Daggett W, McIlduff JB, Austen WG. Acute traumatic disruption of the thoracic aorta: a ten year experience. Ann Thorac Surg. 1981;31: 305–9.
19. Neschis DG, Scalea TM, Flinn WR, Griffith BP. Blunt aortic injury. N Engl J Med. 2008;359:1708–16.
20. Malhotra AK, Fabian TC, Croce MA, Weiman DS, Gavant ML, Pate JW. Minimal aortic injury: a lesion associated with advancing diagnostic techniques. J Trauma. 2001;51:1042–8.
21. Rabin J, Dubose J, Sliker CW, O'Connor JV, Scalea TM, Griffith BP. Parameters for successful nonoperative management of traumatic aortic injury. J Thorac Cardiovasc Surg. 2014;147(1):143–9.
22. Mosquera VX, Marini M, Lopez-Perez JM, Muniz-Garcia J, Herrera JM, Cao I, et al. Role of conservative management in traumatic aortic injury: comparison of long-term results of conservative, surgical and endovascular treatment. J Thorac Cardiovasc Surg. 2011;142:614–62.
23. Xenos ES, Freeman M, Stevens S, Cassada D, Pacanowski J, Goldman M. Covered stents for injuries of subclavian and axillary arteries. J Vasc Surg. 2003;38(3):451–4.
24. Carrick MM, Morrison CA, Pham HQ, Norman MA, Marvin B, Lee J, Wall Jr MJ, Mattox KL. Modern management of traumatic subclavian artery injuries: a single institution's experience in the evolution of endovascular repair. Am J Surg. 2010;199(1):28–34.
25. O'Connor JV, Byrne C, Scalea TM, Griffith BP, Neschis DG. Vascular injuries after blunt chest trauma: diagnosis and management. Scand J Trauma Resusc Emerg Med. 2009;17:42.
26. Agarwal JP, Ogilvie M, Wu LC, et al. Vacuum-assisted closure for sternal wounds: a first-line therapeutic management approach. Plast Reconstr Surg. 2005;116:1035–40.
27. Jones G, Jurkiewicz MJ, Bostwick J, et al. Management of the infected median sternotomy wound with muscle flaps: the Emory 20-year experience. Ann Surg. 1997;225:766–78.
28. O'Connor JV, Chi A, Joshi M, Dubose J, Scalea TM. Post-traumatic empyema: aetiology, surgery and outcome in 125 consecutive patients. Injury. 2013;44(9):1153–8.
29. Lee TC, Hughes GC. Complications of thoracic endovascular stent grafts. In: Franco KL, Thourani VH, editors. Cardiothoracic surgery review. Philadelphia, PA: Wolters Kluwer/Lippincott Williams & Wilkins; 2012.

第 19 章 创伤中的血管内治疗

Megan L. Brenner; Melanie Hoehn

简介

过去 10 年中，介入技术在创伤中的应用得到稳步发展。一项基于国家创伤数据库(NTDB)的分析显示，在 2003 年 8.1%的急性动脉损伤是经血管内治疗的，而 1994 年仅为 2.1%。经血管内治疗的钝性伤(55%)和穿透伤(45%)的比例相近[1]。同样使用 NTDB 数据的一项更新研究报道称，16%的创伤性血管损伤是经血管内治疗，其中 20%在接受治疗时处于低血压状态。作者认为，随着血管内介入治疗的应用增加，患者死亡率得以降低[2]。随着影像学和设备的进步，血管内技术已经成为血管损伤常规诊疗的一部分。

应用于创伤的血管内治疗主要采用利用导管进行的微创治疗技术。无论采用何种具体操作技术，所需的标准器材包括各类套管、导管和导丝。通过导丝进入血管的装置形成了诊断和治疗的基础。

胸主动脉损伤

历史

在血管内治疗出现之前，胸主动脉损伤主要经开放手术修复。早期的动脉支架移植就是基于胸主动脉疾病的治疗发展而来的。这些装置不太适用于大部分创伤患者，因为他们往往比较年轻，动脉并无器质性疾病。因此，在血管内治疗时代的早期，容易发生很多与装置相关的并发症。

病情评估和手术技术

对怀疑胸主动脉钝性伤(BTAI)的患者,若血流动力学稳定,应进行包括影像学检查在内的快速评估。如果无禁忌证,一旦诊断明确,强烈推荐使用β受体阻滞剂。选择血管内治疗还是开放手术治疗,主要取决于损伤部位相对于动脉弓的位置。一般而言,损伤位于近端2cm被认为可以接受血管内治疗,尽管近年来已有新的器材经被成功用于1.5cm的近端颈部患者。动脉创伤累及的长度往往短于动脉疾病所致的损伤,因此术前无须做椎管引流。

对位于主分支血管近端的胸主动脉损伤,当介入材料的远近端安放区域包括了主分支血管的发出部分时,技术上极具挑战性。常规采用覆盖左锁骨下动脉(LSCA)的方法,其并发症较轻微,多数患者术后通常仅需密切观察。若存在明显症状,则需要行颈动脉锁骨下动脉分流。其他情况比如先前的心脏手术,则可能要求在支架置入前进行旁路术。术前需仔细评估颈动脉开口、支配区域和血流方向,以保证LSCA的起始处被覆盖到。术中脑血流监测技术可以提供LSCA覆盖后脑血流的实时信息。如果特别需要,也可行脑血管造影。

双侧股动脉阻断或者经皮穿刺是可行的。在荧光显像中,导丝和导管的套管均会凸显。做好术前计划能有效减少造影剂的用量,特别是对于存在合并伤的患者。如果血管造影对判断损伤存在疑问,血管内超声(IVUS)能更准确地评估损伤,同时能确定近端安放位置和支架贴合度,且能排除内漏。

预后

胸主动脉腔内修复术(TEVAR)是目前创伤领域研究最多的血管内治疗措施。短期数据提示,与开放修复相比,动脉支架置入患者的瘫痪发生率、失血量和并发症发生率更低,住院时间更短。虽然很多人支持TEVAR的应用,但仍缺乏长期观察数据。老化的支架与老化的动脉间的关系仍未知。

并发症

TEVAR 的并发症包括支架损坏、尺寸不符和(或)拱半径过小所致的“鸟喙征”(支架的近端部分与动脉壁不垂直),最终可能需要另外的腔内或者开放修复。美国创伤外科协会(AAST)的多中心试验已经报道了 TEVAR 的并发症发生率[3]。很多企业赞助的多中心试验正在研究具备更先进的安装系统和更高舒适性的设备，这些设备尤其适用于年轻患者的小拱径主动脉。正在进行研究的关于带分支和孔洞的移植物试验,如果被证实安全有效,推广适合跨越动脉弓的介入装置将成为可能。

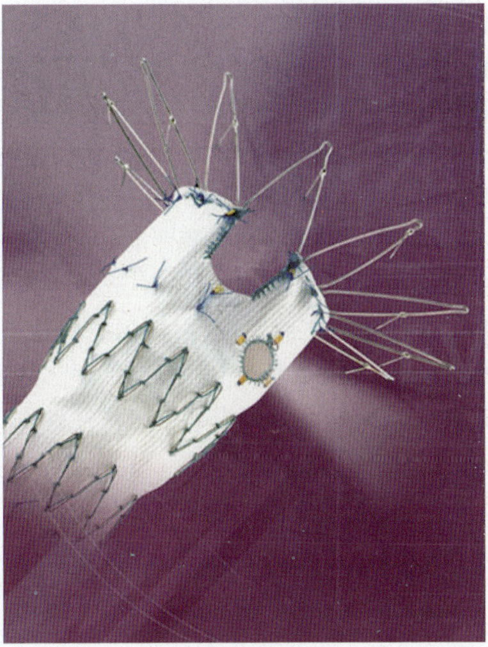

图 19.1 带孔的主动脉支架。仅用于在美国被批准的试验。

腹主动脉

简介

腹主动脉损伤(BAAI)是由于主动脉穿行于椎管、腹腔内脏器和腹膜间时受到直接和间接的生物机械作用力。导致腹主动脉损伤的最常见原因是减速作用引起的压迫[6]。间接作用力见于主动脉血管壁被高压力血流直接拉伸和压迫,从而导致内膜撕裂、假性动脉瘤、血管破裂或者血栓。主动脉粥样硬化除了与血管弹性和顺应性丢失有关外,还与内膜薄弱和僵硬有关,因此被认为增加了主动脉损伤的风险[7,8]。这些作用力可发生于机动车碰撞主动脉被安全带挤压时,所以也被称为“安全带主动脉“[6]。其他机制包括高处着落、主动脉直接受压和穿透伤。

BAAI 的潜在病理特点为内膜损伤。根据作用强度不同,BAAI 表现为微小主动脉损伤(MAI)到主动脉完全断裂的一系列疾病。随着动脉造影等利用率增加,更多的 MAI 得以诊断[9]。创伤性的内膜破口可能扩大成为内膜瓣或者夹层。另外,这些情况可能伴随血栓形成[10]和急性血流不足[11-13]。累及外膜的损伤会导致假性动脉瘤(图 19.2),甚至动脉壁破裂。动脉壁破裂也可能是分支血管撕裂造成的。

大部分 BAAI 在肾动脉之前发生,可根据主动脉是否存在轮廓异常和离断进行分类[14]。该分类是基于 BTAI 的经验[15]。内膜破口/瓣与动脉轮廓外观异常无关。假性动脉瘤表现为包含性破裂,与动脉轮廓异常密切相关。最常见的相关损伤是小肠损伤 (38%) 和胸腰椎损伤(25%)。最常报道的 BAAI 是内膜破口/瓣(41%),其次是假性动脉瘤(29%)[14]。

评估

初步评估是基于是否存在腹主动脉完全离断、分支血管撕裂或者伴随的下腔静脉损伤[16]。这些情况往往表现为典型的失血性休克。在最近的一项研究中, 所有这类患者都存在血流动力学不稳定,75%的患

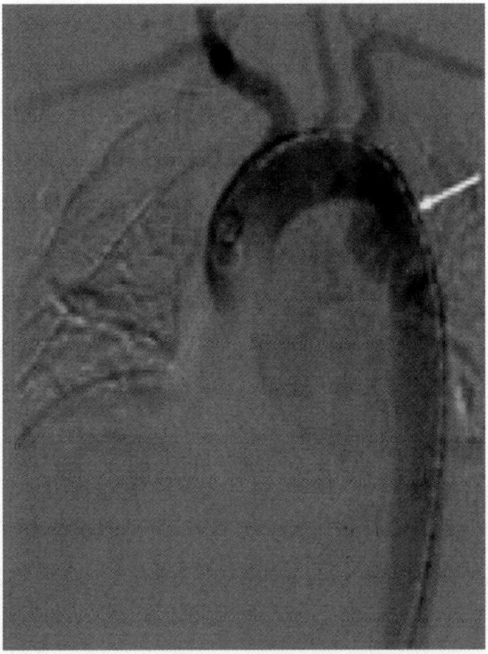

图 19.2 创伤性的主动脉假性动脉瘤。

者在急诊室出现过心搏骤停，其中 38%接受了急诊开胸术[14]。

填塞通常与腹膜后血肿有关，血流动力学能暂时稳定一段时间，这也提高了生存率[17]。腹壁瘀斑(安全带征)见于 1/3 的 BAAI 病例，需警惕空腔脏器损伤和主动脉损伤[14]。

初步处理

主动脉损伤的处理方法各异，死亡风险随着病理学上损伤严重程度的增加而升高。最近一项基于 NTDB 的数据显示，在 2007—2009 年来源于 180 个中心的 436 例 BAAI 患者中，90%的患者采用保守治疗。在手术修复的患者中，69%行血管内治疗，其余为开放修复，另有 2 例患者接受旁路术[18]。一般来说，BAAI 患者如果不伴内膜瓣可采用保守治疗，使用 β 受体阻滞剂和抗血小板药物(阿司匹林)，并严密随访。本病的自然病程是病灶缩小最终痊愈[19]。主动脉假性动脉瘤则需要手术修复以免发生破裂，但是可以在住院期间择期手术。并发血栓、急性动脉供血不足和离断的患者需要手术修复。修复的时间也取决于合并伤。有意识障碍，无动脉搏动、血肿增大和伴随腹膜外损伤的患者则需要紧急手术。另外，对于血流动力学稳定的多发伤患者可采用个性化治疗。

手术技术

BAAI 的血管内介入支架移植术对于单纯 BAAI 损伤和多发伤患者都是一种具有吸引力的方法，类似于 BTAI 的处理(图 19.3)。现在绝大多数文献局限于病例报道和小样本研究，在这些文献中血管内支架、主动脉扩张囊和肢体延长都被应用。适应证包括空腔脏器损伤的病例，因为污染会增加感染风险而威胁主动脉移植物。也包括处理那

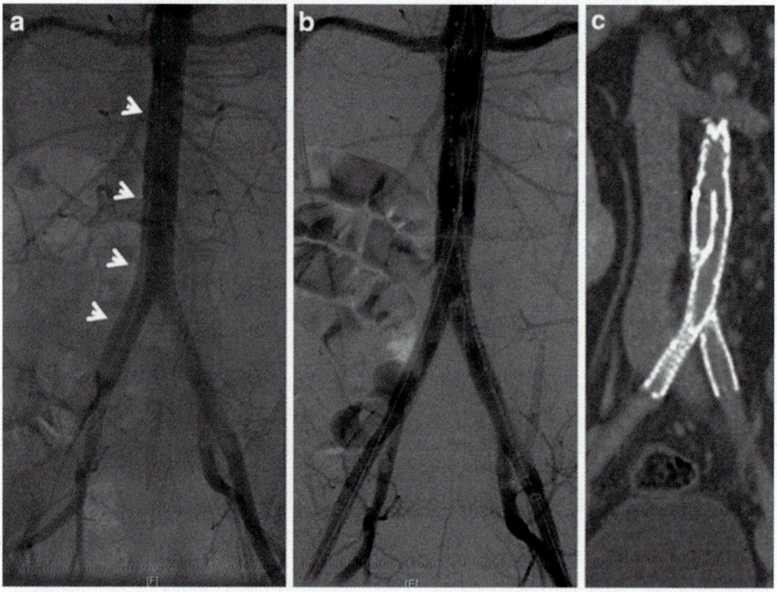

图 19.3　腹部钝性伤所致肾下主动脉夹层。(a)术中动脉造影显示肾下腹主动脉夹层延伸到右侧髂总动脉。(b)放置血管内支架后的动脉造影图像。(c)术后 6 周 CT 血管造影冠状位影像。

些开放性探查仍难以暴露的损伤。血管内治疗可作为一种用于危重患者的固定方案，可作为开放性确定性修复的桥梁。

腹主动脉区损伤可以按照血管内入路进行如下分类[14]：Ⅰ区损伤从膈裂孔到肠系膜上动脉（SMA）。Ⅱ区损伤位于 SMA 和肾动脉之间。Ⅲ区损伤则在肾动脉至主动脉分叉远端。Ⅰ区和Ⅲ区损伤适合血管内修复，而Ⅱ区损伤可采用 SMA 和肾动脉的开窗术。修复时机取决于患者血流动力学状态及是否存在肢体急性缺血。

在腹主动脉中，靠近内脏和肾血管的严重损伤不适合置入支架。新技术如带孔（图 19.1）或者分支的移植物目前在美国仅用于有选择性的主动脉手术研究中，但在其他国家已经被成功应用。将来它们可能试验性地用于损伤的主动脉。另外，分支血管沿主动脉行内支架的烟筒技术，可能成为某类特定患者的选择。不幸的是，这项技术费时而且需要丰富的经验。比较罕见的情况是，当主动脉损伤发生时，为避免风险而不在近端和远端放置分支血管，支架可作为一种有效且微创的治疗手段（图 19.4）[20]。

预后

BAAI 死亡率极高。在那些能存活到被转运至医院的患者中，死亡率为 32%~78%，而失血性休克是死亡的最常见原因[16,21,22]。需要剖胸复苏的患者预后仍然较差[23,24]。BAAI 的死亡率根据主动脉损伤的类型而存在差异。当把微小动脉损伤、主动脉夹层和假性动脉瘤都包括在内时，总死亡率为 11%[14]。在经血管内修复的病例中，目前对于腹主动脉损伤的内置物的耐用性并没有很好的描述。对于这类患者，需要长期随访。在不久的将来，AAST 多中心 PROOVIT 和 AORTA 研究可能会提供一些答案。

复苏性主动脉球囊阻断术

历史

主动脉损伤患者最常见的死亡原因仍然是失血性休克及伴随的

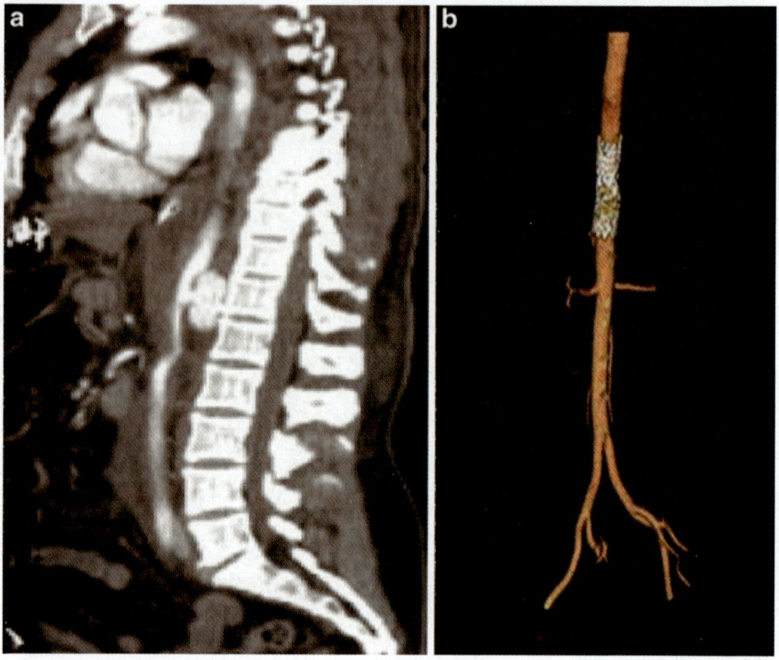

图 19.4 术中 CTA 重建(b)所见的经主动脉支架修复的胸主动脉远端损伤(a)。

凝血功能障碍,因此早期控制动脉近端是救命手段[14,16,21,22]。通过开放途径行血管外球囊阻塞最早于朝鲜战争时被用来控制大动脉出血[25]。关于骨盆手术[26,28]、肝胆手术[28]、骨科手术[29]、产后出血[30]和破裂的 AAA[31,32]修复中控制出血的报道显示,复苏性主动脉球囊阻断术(REBOA)是一种救命的方法。在失血性休克动物模型中已发现,使用 REBOA 后诸如血清乳酸、pH、PCO_2,以及中枢、脑和冠状动脉灌注等生理参数均有改善[33-36]。关于其在创伤方面的应用描述较少[14,37-39],但适应证包括控制无法压迫止血的躯干出血,如腹部和骨盆。

手术技术

在主动脉进入腹部之前的膈肌水平使用 REBOA 以获得对血管近端的控制，这可能成为对于主动脉损伤失血的早期控制手段。放置 REBOA 可快速完成且不会耽误剖腹探查术，后者主要用于破裂的腹主动脉瘤等近端出血控制[40]。最近,在我们机构 REBOA 的适应证包括膈肌以下出血所致的持续低血压和严重骨盆出血(图 19.5)。禁忌证则包括怀疑横膈以上的血管损伤。REBOA 开始于股总动脉置管,位置约在腹股沟韧带下 2cm 处。超声是理想工具,但根据体表标志、透视、盲

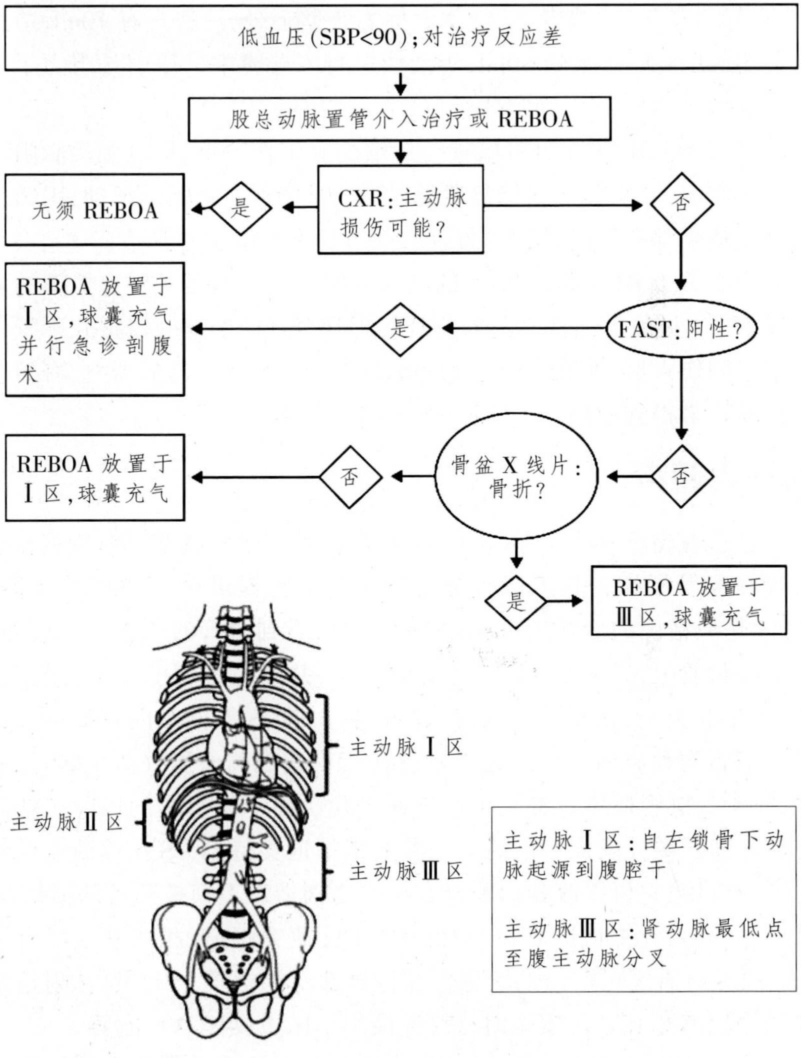

图 19.5　REBOA 临床决策流程。

穿或者股总动脉切开也可行。Amplatz 导丝插入导管到达大概第二肋间水平(在插入前体外测量)。在缺少透视的情况下,必须行 X 线检查以确定放置位置。标记导丝尾端有助于在术中保持导丝位置。扩大切口后撤去导管,12F 鞘套插入至大约髂动脉近端水平(体外测量至脐水平)。撤去扩皮器,将 32mm 的 CODA 球囊导管通过导丝置入 1 区(体表标志是剑突)或者 3 区(体表标志是髂上缘)。将含有 10mL 造影剂和 20mL 生理盐水的 30mL 溶液快速打入球囊中,原则是阻力不要过高。行 X 线检查以确定球囊位置。REBOA 成功后需要注意 SBP 随即升高。装有 REBOA 时可以进行后续的确定性治疗。一旦主动脉阻塞不再必需时,就需要开放修复股总动脉。需特别注意远端搏动,因为任何搏动缺失都有可能是因为置管时间过长和(或)血栓形成。

我们关于 REBOA 最早期的经验表明,该手术是一种有希望的救命技术[39]。目前美国食品药物监督管理局(FDA)推荐的器材并不特别适用于创伤人群。目前正在开发(Pryor Medical)更小巧的器材,有望在不久的将来得到应用。

血管内超声

血管内超声(IVUS)应用了"从内部看"的概念。微型超声传感器被安置在导管尾端,超声探头绕着导管轴旋转提供血管 360°的影像。IVUS 是最精确的诊断工具,因为它能同时看到血管的所有三个层面。它能测量管腔直径以准确决定支架尺寸,并能检查管壁厚度、损伤形状、大小和类型,以及管腔内破口的位置。IVUS 能分辨内膜瓣、夹层、假性动脉瘤和离断,也能通过彩色血流模式观测血流(图 19.6)。将 IVUS 作为血管造影等补充可以规避风险,而不做造影的风险包括对比暴露和区域并发症。已经有一些文献报道支持 IVUS 在诊断血管创伤中的应用,它可以改变诊断以及排除之前造影上模棱两可的损伤[41]。另外,一项对比 CT、造影和 IVUS 的 BTAI 研究报道,相比其他所有手段,IVUS 有着无可匹敌的敏感性和特异性(100%)[9]。当静脉注射造影剂和(或)离开 ICU 不安全时,IVUS 被用于床边放置 IVC 滤器。

IVUS 能分辨慢性和急性损伤,排除其他检查难以确定的损伤以

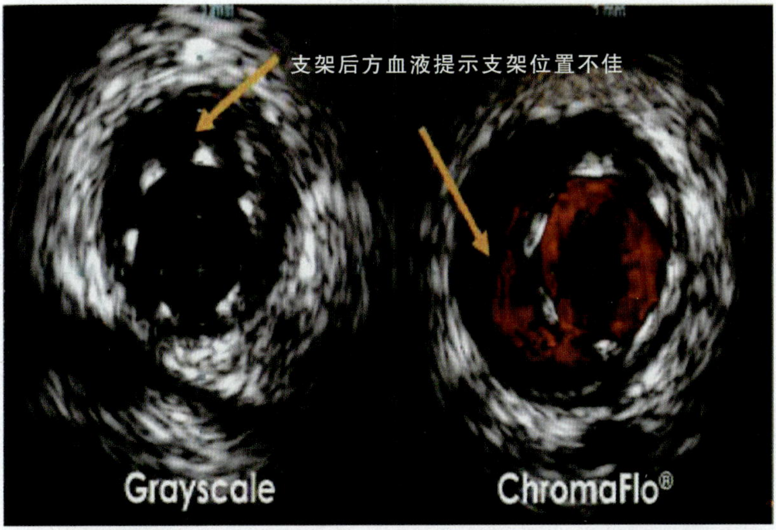

图 19.6　血管内超声(IVUS,Volcano 公司)可用于诊断和治疗,并观察术后支架位置。

及决定血管内治疗方案。IVUS 可作为观测工具用于追踪小的损伤,或者在 CTA 或造影剂使用禁忌时当作替代品。

血管内损害控制

血流动力学不稳定时开放手术并不是必需的。REBOA 能在导丝引导下快速到达主动脉或分支血管来控制血管近端(图 19.7)。它能在手术过程中始终处于原位,无论是否开放手术修复。球囊的最佳位置在术中可能会变化,它可以被放气、调整和再充盈。我们机构最近发表的病例研究[39]表明,REBOA 对于无法压迫的躯干失血具有保命作用。

造影也可用于诊断,特别是对于那些因为身体原因或者血流动力学不稳定而无法转运到 CT 室的多发伤患者。血管内控制脾脏、肝脏、骨盆、颈动脉和肋间动脉损伤的方式已经存在了数十年。技术已经从简单的线圈到含明胶海绵和塞子的装置,用于这些部位的止血。造影栓塞在控制诸如骨盆这类难以直接到达的部位的止血上获得了巨大成功。

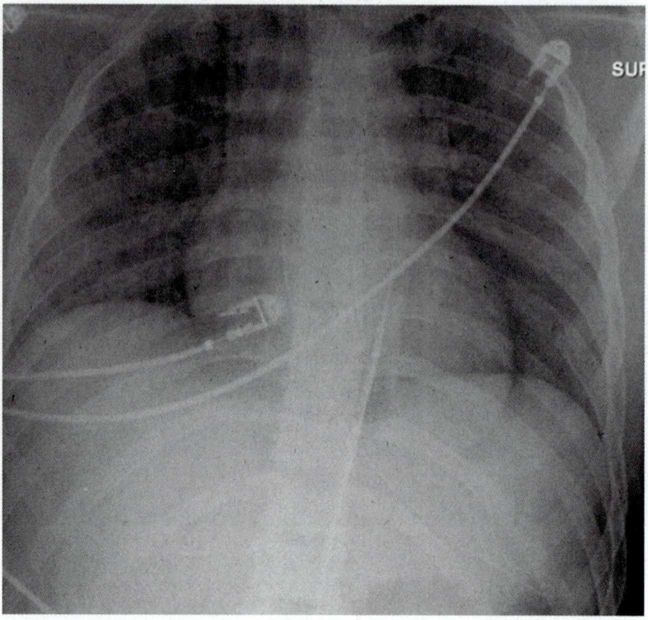

图 19.7　胸片确认 REBOA 位于 1 区。可以看到 CODA 球囊充盈后在膈肌水平，通过控制主动脉近端处理腹腔内大量失血。

血管内治疗作为一种损害控制方法也可作为与开放修复间的桥梁。支架可以用来暂时或永久遮挡部分或全层的损伤，特别是那些不能通过手术简单快速暴露的大血管损伤。针对全层损伤放置支架可通过减少出血及继发的凝血病使生理状态失衡的患者免于持续的疾病状态。

创伤杂交手术室

一间杂交的创伤手术和造影室——床本身适用于透视，合适的设备和经验丰富的人员能迅速到位，靠近创伤登记区域——允许团队同时开展多种手术(比如剖腹探查和下肢造影)，而无须换位置或者耽误时间。

透视床、C 形臂机、监护仪、灯，还有麻醉、手术和腔内设备共同构成了杂交创伤手术室的基础(图 19.8)。其他仪器比如 TEE、RISS、IVUS

以及分流和透析泵也可能需要。随着 C 形臂技术的进展,CT/C 形臂杂交机器——Siemens 的 Artis Zeego,结合了高分辨率造影的 CT 透视仪。这种“CT”不如 64 排螺旋 CT 那么敏感,但是能提供高质量的三维图像来作为二维造影等补充。这使得医疗团队不需要移动和额外的造影剂就能获得 CT 图片,也能获得在造影上看不见或者质量很差的精确信息,例如内瘘等。

建立杂交手术室费用昂贵,房间需要 3000 万~9000 万美元,而仅透视仪器就要花费 1500 万~5000 万美元。另外,手术室人员要熟悉设备的准备、使用、计费的过程。一位专业的影像科技术员有助于提供影响决策和治疗的图像。放射安全也要特别警惕。

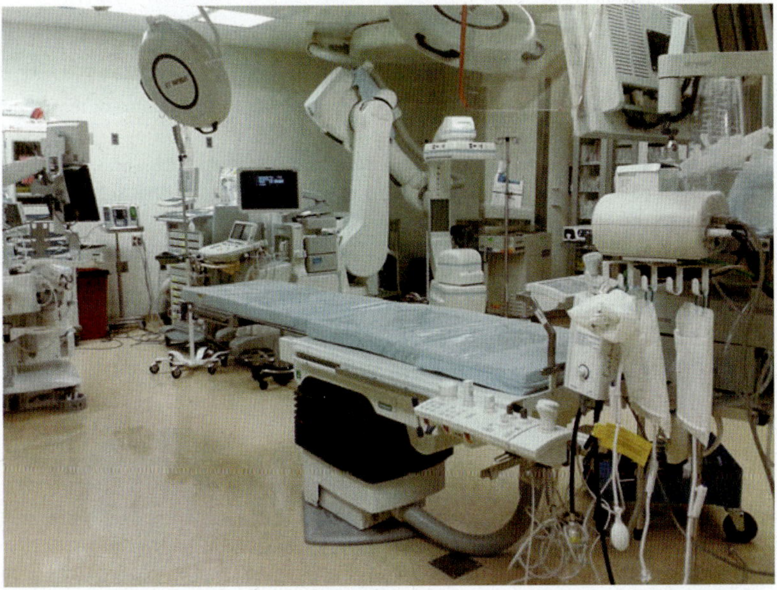

图 19.8 R Adams Cowley 严重创伤中心的创伤杂交手术室。杂交设备由 Siemens Artis Zeego 提供,在需要时它的 C 形臂能进入手术区域,而在开放性操作时则离开手术台返回存放区域。

(刘涛 译 李占飞 校)

参考文献

1. Reuben BC, Whitten MG, Sarfati M, Kraiss LW. Increasing use of endovascular therapy in acute arterial injuries: analysis of the National Trauma Data Bank. J Vasc Surg. 2007;46(6):1222–6.
2. Avery LE, Stahlfeld KR, Corcos AC, Scifres AM, Ziembicki JA, Varcelotti J, Peitzman AB, Billiar TR, Sperry JL. Evolving role of endovascular techniques for traumatic vascular injury: a changing landscape? J Trauma Acute Care Surg. 2012;72(1):41–6. discussion 46–7.
3. Demetriades D, Velmahos G, Scalea TM, et al. Operative repair or endovascular stent graft in blunt traumatic thoracic aortic injuries: results of an American Association for the Surgery of Trauma multicenter study. J Trauma. 2008;64:561–70. discussion 570–1.
4. Nicholls S, Karmy-Jones R. Ten-year follow-up after endovascular repair of traumatic abdominal aortic rupture. Innovations. 2011;6(1):51–3.
5. Dake M, White R, Diethrich EB, et al. Report on endograft management of traumatic thoracic aortic transections at 30 days and 1 year from a multidisciplinary subcommittee of the SVS. J Vasc Surg. 2011;53(4):1091–6.
6. Dajee H, Richardson IW, Iype MO. Seat belt aorta: acute dissection and thrombosis of the abdominal aorta. Surgery. 1979;85:263–7.
7. Bergqvist D, Takolander R. Aortic occlusion following blunt trauma of the abdomen. J Trauma. 1981;21(4):319–22.
8. Brunsting LA, Ouriel K. Traumatic fracture of the abdominal aorta. Rupture of a calcified abdominal aorta with minimal trauma. J Vasc Surg. 1988;8(2):184–6.
9. Malhotra AK, Fabian TC, Croce MA, Weiman DS, Gavant ML, Pate JW. Minimal aortic injury: a lesion associated with advancing diagnostic techniques. J Trauma. 2001;51:1042–8.
10. Meghoo CA, Gonzalez EA, Tyroch AH, Wohltmann CD. Complete occlusion after blunt injury to the abdominal aorta. J Trauma. 2003;55(4):795–9.
11. Berthet JP, Marty-Ane CH, Veerapen R, Picard E, Mary H, Alric P. Dissection of the abdominal aorta in blunt trauma: endovascular or conventional surgical management? J Vasc Surg. 2003;38(5):997–1003.
12. Halkos ME, Nicholas J, Kong LS, Burke JR, Milner R. Endovascular management of blunt abdominal aortic injury. Vascular. 2006;14(4):223–6.
13. Reisman JD, Morgan AS. Analysis of 46 intra-abdominal aortic injuries from blunt trauma: case reports and literature review. J Trauma. 1990;30(10):1294–7.
14. Shalhub S, Starnes BW, Tran NT, Hatsukami TS, Lundgren RS, Davis CW, et al. Blunt abdominal aortic injury. J Vasc Surg. 2012;55(5):1277–85.
15. Azizzadeh A, Keyhani K, Miller III CC, Coogan SM, Safi HJ, Estrera AL. Blunt traumatic aortic injury: initial experience with endovascular repair. J Vasc Surg. 2009;49(6):1403–8.
16. Deree J, Shenvi E, Fortlage D, et al. Patient factors and operating room resuscitation predict mortality in traumatic abdominal aortic injury: a 20-year analysis. J Vasc Surg. 2007;45:493–7.

17. Goaley TJ, Dente CJ, Feliciano DV. Torso vascular trauma at an urban level I trauma center. Perspect Vasc Surg Endovasc Ther. 2006;18(2):102–12.
18. de Mestral C, Dueck AD, Gomez D, Haas B, Nathens AB. Associated injuries, management, and outcomes of blunt abdominal aortic injury. J Vasc Surg. 2012;56(3):656–60.
19. Aladham F, Sundaram B, Williams DM, Quint LE. Traumatic aortic injury: computerized tomographic findings at presentation and after conservative therapy. J Comput Assist Tomogr. 2010;34(3):388–94.
20. Willis M, Neschis D, Menaker J, Lilly M, Scalea T. Stent grafting for a distal thoracic aortic injury. Vasc Endovascular Surg. 2011;45(2):187–90.
21. Burkhart HM, Gomez GA, Jacobson LE, Pless JE, Broadie TA. Fatal blunt aortic injuries: a review of 242 autopsy cases. J Trauma. 2001;50(1):113–5.
22. Roth SM, Wheeler JR, Gregory RT, Gayle RG, Parent III FN, Demasi R, et al. Blunt injury of the abdominal aorta: a review. J Trauma. 1997;42(4):748–55.
23. Karmy-Jones R, Jurkovich GJ. Blunt chest trauma. Curr Probl Surg. 2004;41(3):211–380.
24. Jurkovich GJ, Esposito TJ, Maier RV. Resuscitative thoracotomy performed in the operating room. Am J Surg. 1992;163(5):463–8.
25. Hughes CW. Use of an intra-aortic balloon catheter tamponade for controlling intraabdominal hemorrhage in man. Surgery. 1954;36:65–8.
26. Yang L, Chong-Qi T, Hai-Bo S, et al. Applying the abdominal aortic balloon occluding combined with blood pressure sensor of dorsal artery of foot to control bleeding during the pelvic and sacrum tumors surgery. J Surg Oncol. 2008;97:626–8.
27. Veith FJ, Gupta S, Daly V. Technique for occluding the supraceliac aorta through the abdomen. Surg Gynecol Obstet. 1980;51:426–8.
28. Miura F, Takada T, Ochiai T, et al. Aortic occlusion balloon catheter technique is useful for uncontrollable massive intraabdominal bleeding after hepato-pancreato-biliary surgery. J Gastrointest Surg. 2006;10(4):519–22.
29. Seibler J, DiPascuale T, Sagi HC. Use of temporary partial intra-iliac balloon occlusion for decreasing blood loss during open reduction and internal fixation of acetabular and pelvis fractures. J Orthop Trauma. 2012;26:e54–7.
30. Harma M, Kunt AS, Andac MH, et al. Balloon occlusion of the descending aorta in the treatment of severe post-partum hemorrhage. Aust N Z J Obstet Gynaecol. 2004;44:170–1.
31. Matsuda M, Tanaka Y, Hino Y, et al. Transbrachial arterial insertion of aortic occlusion balloon catheter in patients with shock from ruptured abdominal aortic aneurysm. J Vasc Surg. 2003;38:1293–6.
32. Malina M, Veith F, Ayyash K, et al. Balloon occlusion of the aorta during endovascular repair of ruptured abdominal aortic aneurysm. J Endovasc Ther. 2005;12:556–9.
33. Spence PA, Lust RM, Chitwood Jr WR, et al. Transfemoral balloon aortic occlusion during open CPR improves myocardial and cerebral blood flow. J Surg Res. 1990;49:217–21.
34. Sesma J, Labandeira J, Sara MJ, et al. Effect of intra-aortic occlusion balloon in external thoracic compressions during CPR in pigs. Am J Emerg Med. 2002;20:453–62.
35. White JM, Cannon JW, Stannard A, et al. Endovascular balloon occlusion of the aorta

is superior to resuscitative thoracotomy with aortic cross-clamping in a porcine model of hemorrhagic shock. Surgery. 2011;150:400–9.

36. Avaro JP, Mardelle V, Roch A, et al. Forty minute endovascular balloon occlusion increases survival in an experimental model of uncontrolled hemorrhagic shock caused by abdominal trauma. J Trauma. 2011;71:720–5.
37. Gupta BK, Khaneja SC, Flores L, et al. The role of intra-aortic balloon occlusion in penetrating trauma. J Trauma. 1989;29:861–5.
38. Martinelli T, Thony F, Declety P, et al. Intra-aortic balloon occlusion to salvage patients with life-threatening hemorrhagic shock from pelvic fractures. J Trauma. 2010;68:942–8.
39. Brenner ML, Moore LJ, DuBose JJ, Tyson GH, McNutt MK, Albarado RP, Holcomb JB, Scalea TM, Rasmussen TE. A clinical series of resuscitative endovascular balloon occlusion of the aorta for hemorrhage control and resuscitation. J Trauma Acute Care Surg. 2013;75(3):506–11.
40. Starnes BW, Quiroga E, Hutter C, Tran NT, Hatsukami T, Meissner M, et al. Management of ruptured abdominal aortic aneurysm in the endovascular era. J Vasc Surg. 2010;51(1):9–17.
41. Azizzadeh A, Valdes J, Miller CC, et al. The utility of intravascular ultrasound compared to angiography in the diagnosis of blunt traumatic aortic injury. J Vasc Surg. 2011;53(3):608–14.

第 6 篇

骨与软组织损伤手术技术

第20章 骨折固定的时机

Robert V. O'Toole

简介

骨折固定的理想时机仍有争议。一般而言,早期治疗骨折有很多优点,包括利于患者活动、减少不稳定骨折带来的疼痛和全身炎症反应综合征(SIRS)、去除夹板、牵引等方便患者护理。但是,同时应考虑到骨折手术可能是对患者的"二次打击",手术本身也可引起 SIRS 和诸多不良后果。

本章将简要总结文献报道和本创伤中心对 6 种或更多常见骨创伤的典型治疗措施。这 6 种创伤包括多发性创伤(着重讲述股骨髓内钉手术时机)、开放性骨折、筋膜室综合征、髋臼骨折损伤、髋部骨折(包括高能量损伤和老年患者)以及毁损创面的皮瓣覆盖。

多发性创伤患者:损害控制骨科(DCO)还是早期确定性手术(ETC)

历史

过去 20 年来,多发性创伤患者骨折固定的方法和时机发生了很大改变,我们机构的相关综述对此进行了详细介绍[1,2]。由于股骨干骨折是创伤后死亡的独立危险因素,很多研究集中在股骨干骨折髓内钉固定。该手术中需要扩大骨髓内通道,损伤骨髓并导致增加肺栓塞风险,从而增加发生急性呼吸窘迫综合征(ARDS)和其他严重肺部问题的风险。

在 20 世纪 50 年代,股骨骨折采用牵引治疗。该方法愈合率高,但功能很差，死亡率也很高。Bone等[3]发现，在损伤严重程度评分(ISS)>17的合并股骨骨折患者，早期固定(<24小时)可改善呼吸功能。对照组在48小时后进行折固定。手术时机对单发股骨干骨折预后无影响，该研究也无法评估24小时和48小时手术固定的区别。虽然早期手术固定股骨骨折似乎对患者有益，但在一些患者，手术具有潜在危害性，可能增加SIRS和肺栓塞的风险[1]。

损害控制骨科(DCO)的概念首先由作者所在单位提出。该技术首先采用外固定器固定骨折，待患者稳定后再改为髓内钉固定，这样既可以稳定骨折，又避免了早期髓内钉固定的风险[4]。外固定时，在骨折两端经皮置钉，利用连接杆将这些钉连接而固定骨折。该手术操作快速(每个骨折可在半小时内完成)，几乎无出血。该手术非常安全，且之后改为髓内钉内固定时感染发生率很低[5]。作者所在单位的经验也表明，扩髓髓内钉置入在大多数多发性创伤患者(包括肺损伤)是安全的[6,7]。目前的争议在于哪些患者应采用DCO，哪些患者应行ETC，即尽早行确定性骨折固定手术(图20.1)。

手术技术和个人技巧

作者在股骨干骨折治疗中采用DCO比例相对较低，但仍获得很好的结果且ARDS发生率低(1.5%)[7]。仅13%的多发性创伤患者采用DCO，且无单发股骨干骨折患者采用DCO。其他北美中心也获得类似结果[7]。

患者可分为三类：稳定、边缘性和不稳定。稳定患者应尽可能早期行确定性治疗(ETC)。不稳定(或危重)患者应行DCO。多名学者提出识别“边缘性”患者的多种标准[8]，目前关于哪些边缘性患者应接受DCO或ETC仍存在争论。

在作者所在创伤中心，患者接受DCO有三种常见原因：①持续性心肺功能衰竭；②创伤性脑损伤(TBI)；③检测参数(如乳酸)显示对复苏反应不佳[1]。患者平均到达医疗机构后13小时内接受固定手术[7]。其他研究结果显示，12小时内接受固定手术，尤其是在合并腹部损伤者，会增加死亡率[9]。作者认为在充分复苏之前，不应急于到手术室进行骨

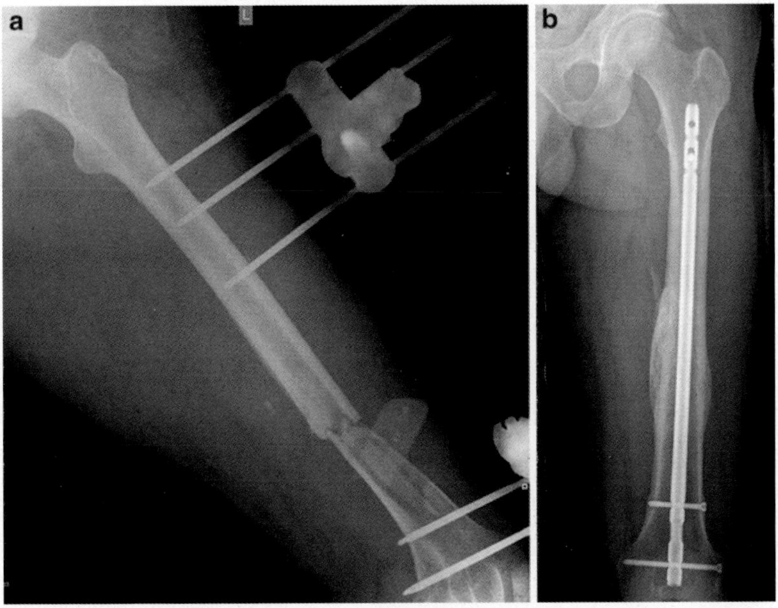

图 20.1　多发性创伤患者常见的临床问题：患者应接受外固定器固定、(a)损害控制骨科技术还是早期确定性扩髓髓内钉固定(b)？

折固定，即使在手术室仍继续进行复苏。

目前尚不明确，哪些参数可帮助确定治疗方法。所有患者都应该进行仔细的临床评估。考虑到患者的心肺功能状况，作者反对在任何低血压、需要大量输血或需要升压药物的患者施行髓内钉固定。即使在合并肺损伤的患者施行髓内钉内固定是安全的，但在氧需要较高、提示肺功能较差的患者，髓内钉治疗可能导致肺功能进一步恶化。

确定哪些颅脑损伤患者接受 DCO 或 ETC 很困难。为了保证患者接受外固定器治疗后能获得预期的肺功能改善，需要患者具有良好的意识状态。作者过去治疗无反应，提示血乳酸值可能接近 2.5[7,10]，但近期结果显示乳酸值 4.0 可能更为合理[11]。

多数关于 DCO 的研究聚焦于股骨干骨折，但该概念可扩展到其他骨折的治疗。适用于 DCO 的患者，可采用外固定器治疗特定骨折(包括股骨干骨折和不稳定骨盆骨折)，或采用夹板固定其他骨折(肱骨骨折、桡骨远端骨折、闭合性胫骨干骨折)。开放性骨折应予以清创,骨筋膜室应予以减压。

多发骨折患者在手术室应持续进行再评估,以明确原来的早期确定性手术方案是否仍然安全。我们制订了手术中的"中断点",以决定下一步手术计划。若患者状况发生改变,应改为DCO。这种方法需要创伤骨科手术小组对骨折固定的顺序进行周密的规划,并与麻醉小组密切协作(可能还需要咨询普通外科团队),全面考虑骨折固定手术可能的后果,选择最为安全的治疗方案。

一旦决定施行损害控制骨科技术,施行DCO的原因也影响确定性固定术的时机。若决定DCO的原因是颅脑损伤或对复苏反应不良,待复苏完成和(或)颅脑损伤稳定后即可进行骨折固定。若患者因持续休克或肺部原因而施行DCO,则应更为保守和等待较长时间后再行骨折固定术。有学者认为,损伤超过5天后施行髓内钉置入可减轻髓内钉引起的瀑布式炎症反应[12]。但我们并不严格遵循这一原则。我们倾向于在患者肺功能改善到能拔气管后,再施行髓内钉固定术。

当存在疑问时,应使用DCO。虽然过度使用DCO可能增加不必要的手术并延长住院时间,但不使用DCO则可能导致患者死亡。基于这一原因,我们建议,若临床医生难以确定时,应选择DCO。

预后

虽然我们中心治疗的患者中损伤机制多为高能量损伤,但结果显示,采用我们的方法治疗合并股骨干骨折的多发性创伤患者,其死亡率(2%)和ARDS发生率(1.5%)都很低[7]。与德国的同类研究相比,我们的结果更好[7],其中一个可能的解释是呼吸机管理的差异[13]。首先采用外固定器,然后改为髓内钉固定,其并发症发生率很低[5]。其他中心采用类似诊疗流程治疗多种骨折,包括骨盆骨折和髋臼骨折,也取得了很好的效果[11]。

并发症

多发性创伤患者骨折固定时机选择不当可造成严重的并发症,包括 ARDS、SIRS 和死亡。这些后果的严重性更强调了所有临床医生了解上述问题的重要性。

DCO 本身并不会引起特殊并发症,除了外固定器可能引起一些软组织相关问题。股骨长期外固定器固定并不会增加感染风险。但是,若胫骨骨折患者使用外固定器固定超过 2 周,施行髓内钉固定的感染风险增加。

开放性骨折的治疗时机

历史

传统观点认为,开放性骨折(图 20.2)需要在伤后 6 小时内清创,以减少发生骨髓炎的风险。这一“6 小时原则”来自 19 世纪利用豚鼠进行的腹部外科实验,那时抗生素尚未得到应用。多项研究和系统综述

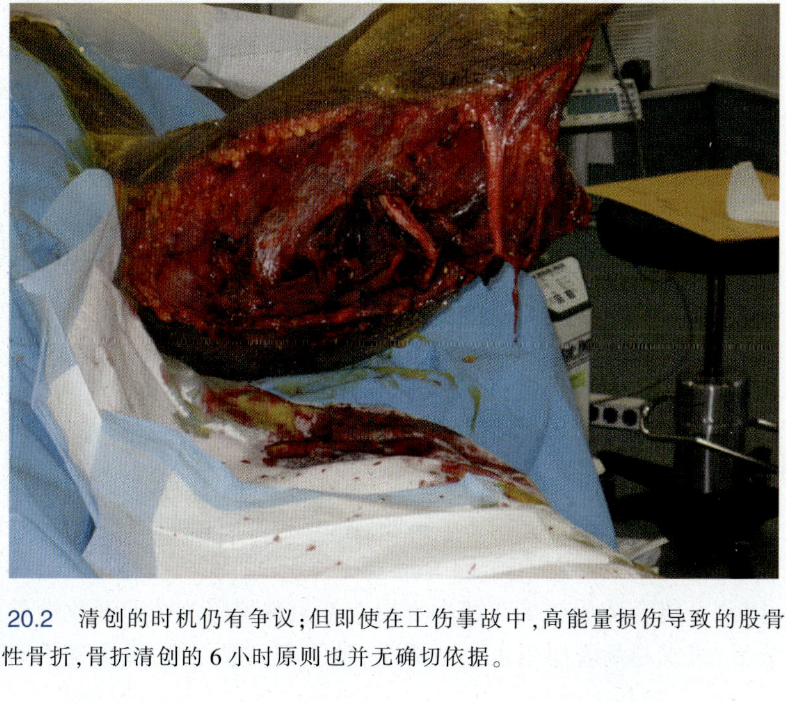

图 20.2 清创的时机仍有争议;但即使在工伤事故中,高能量损伤导致的股骨开放性骨折,骨折清创的 6 小时原则也并无确切依据。

未证实这一原则的意义[14]。即使在高能量损伤所致的下肢骨折，虽然一般认为其感染风险很高，到达手术室的时间也并不能预测感染的发生[15]。有趣的是，受伤至确定性治疗中心的时间可预测感染发生率，Pollak 等[15]认为，该时间反映了确定性复苏所需的时间。

手术技术和个人技巧

我们中心并不急于将患者送入手术室。清创前，应对患者予以充分复苏。我们的经验是，几乎所有开放性骨折在伤后 24 小时内手术清创治疗，多数在 12 小时内，但不要求在 6 小时内[14,15]。

部分开放性骨折患者应接受紧急清创术，主要包括重度开放性骨折，伴严重污染而需要多次清创者。这些患者伤口污染极为严重，因此需要尽早清创以尽可能减少伤口内细菌负荷。目前尚无数据支持这种操作，但我们倾向于尽快急诊行清创术。

对所有开放性骨折行急诊清创术有一些不利的方面。等待一段时间再行清创术，有助于明确损伤组织坏死与非坏死的边界，从而提高初次清创术的效率。考虑到很多低能量损伤开放性骨折伤口通常是闭合的，初次清创术非常重要。同时，开放性骨折患者通常半夜到达医院，并非所有创伤中心都具备骨折急诊治疗所需的全部资源；而扩大相关资源储备并无益处。

对全身情况危重或合并颅脑损伤的患者，在 24 小时后手术可能更为恰当。我们的措施是持续应用抗生素，直到患者接受清创术。目前尚无关于这类患者的临床报道资料，但有明确的证据表明术前应用抗生素可降低开放性骨折感染率[16]。因此，至少在施行清创术前，应尽可能持续应用抗生素。

预后

6 小时治疗窗后治疗的开放性骨折，其预后类似该治疗窗内的骨折[14,15]。尚无关于这方面的Ⅰ级证据。现有的回顾性研究存在选择偏倚，因此可能会造成结果在两个方向上都出现偏倚。按照开放性骨折的分级，级别越高者感染发生率更高，从Ⅰ型到ⅢC 型，感染发生率逐渐增高。因此，开放性骨折分级预测感染发生率的效力更强[17]。

并发症

延期清创可能导致感染和骨髓炎。骨折并发骨髓炎可能需要多次外科手术，在部分患者甚至导致截肢。由于这些并发症后果非常严重，若患者未能在伤后 24 小时内施行清创术，应尽最大努力尽快施行。

骨筋膜室综合征的治疗时机

历史

虽然骨筋膜室综合征的诊断还存在很多争议[18]，但其治疗的理想时机几乎没有争议。动物实验[19-22]和临床研究[23,24]均表明，骨筋膜室综合征需要急诊行筋膜切开术治疗。治疗的时间窗为伤后 6~12 小时；超过此时限，预后会显著下降[19-24]。

手术技术和个人技巧

骨筋膜室综合征是一种真正的需要紧急治疗的疾病，应尽快手术治疗。延期治疗没有任何已知的和理论上的益处。手术非常简单(图 20.3)，受过良好训练的外科医生可以在任何手术室施行，几乎不需要特殊器材。下肢是骨筋膜室综合征最常见的发生部位。本中心最近出版的书籍中相关章节详细描述了其具体治疗技术[25]。

我们建议施行两切口筋膜切开术，对 4 个筋膜室进行减压。一个切口与腓骨平行，在其内侧 1cm 处。该切口可对前方和侧方筋膜室进行减压。应分辨腓浅神经并避免损伤。第二个切口在胫骨边缘的后侧 1cm 处，可对后方浅和深筋膜室进行减压。应显露胫骨后缘，这表明后方深筋膜室得到减压。皮肤切口长度至少应达到 20cm。

常见的两个错误是切口过小和未切开 4 个筋膜室减压。大腿的近端肌肉更多，因此近端充分切开减压特别重要。切开后，通常采用负压辅助创面治疗封闭伤口，除非担心存在出血风险。一般在 3~4 天后再次检查伤口，观察能否关闭内侧伤口。侧方伤口一般需要在术后 1 周

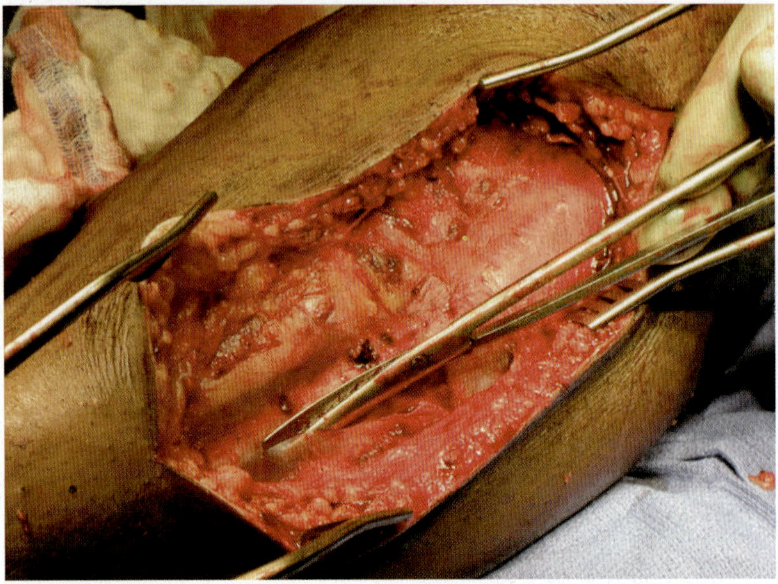

图 20.3 有明确证据表明，骨筋膜室综合征应急诊行筋膜切开术治疗。如图所示，切开前方和侧方筋膜室。

行中厚皮片移植治疗。

预后

出现症状 6~12 小时后才施行筋膜切开术的患者，预后更差($P<0.05$)。骨筋膜室综合征延期治疗甚至漏诊可导致灾难性后果。肌肉坏死导致功能丧失及足下垂是常见并发症。完全丧失肌肉功能、横纹肌溶解导致的肾功能损伤及截肢均可能发生。

并发症

如前所述，治疗延迟会导致严重的后果。早期治疗无明显并发症。

髋臼骨折的治疗时机

历史

髋臼骨折治疗的理想时机存在很多争议。伤后超过 2 周治疗,髋关节功能更差,伤后关节炎发生率显著增高[26]。但是,应该多早手术治疗尚不清楚。一般认为早期治疗会导致出血增加,并增加死亡率和 ICU 停留时间。但是,类似于前述多发性创伤中描述的诊疗流程,髋臼骨折早期治疗有助于患者早期下床活动、减少呼吸系统和其他全身并发症。

手术技术和个人技巧

根据出血风险,我们将髋臼骨折分为"高风险类"和"低风险类"。低风险髋臼骨折包括能相对快速固定、失血不多的单纯骨折,如髋臼"后壁骨折"[27](图 20.4a)。高风险髋臼骨折包括髋臼复杂骨折(如双柱骨折)(图 20.4b,c)。应根据骨折和患者详细情况确定手术出血风险。在健康患者,早期治疗是安全的。老年患者对失血的耐受力较差,我们通常延期固定以减少出血风险。复杂病例失血量可达 3000mL 以上。

对低风险骨折,若患者能耐受,应尽快手术。高风险患者应先施行牵引,2~3 天后再延期手术。髋臼骨折手术需要大量外科和麻醉资源,因此不适合在晚上或周末进行。

预后

早期固定髋臼后壁骨折是安全的,不会导致失血量显著增多[27]。根据零星的个人经验,早期固定复杂髋臼骨折导致失血量增多,在年轻患者不会造成严重影响,但在老年患者和危重患者则会有不利影响。我们很少早期固定出血风险高的患者,因此无法评估早期手术对这些患者的影响[28]。

并发症

过早手术可导致失血量增加。不必要的延迟手术会使患者卧床和

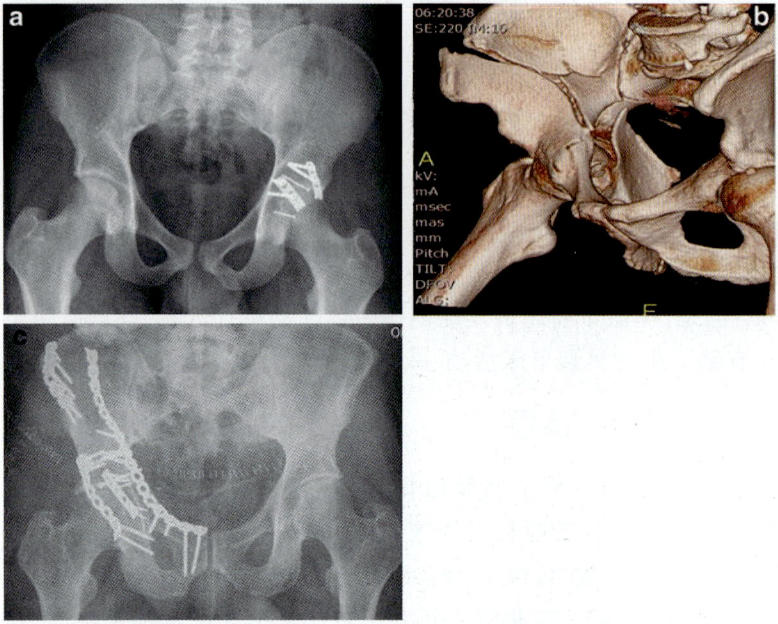

图 20.4　健康患者单纯髋臼骨折，如后壁骨折(a)，可立即手术固定。复杂骨折需要更大手术切口，应延迟数天手术(b,c)，尤其是在不能耐受大量失血的老年患者和其他患者。

牵引时间过长，从而导致患者下床活动和出院延迟。

髋部骨折的固定时机

历史

老年人髋部骨折

髋部骨折的治疗时机存在很多争议(图 20.5a，b)。老年人髋部骨折是争议的中心议题。越来越多的资料表明，延迟固定超过 48 小时与死亡率增加相关，即使调整了其他的死亡风险因素[29,30]。

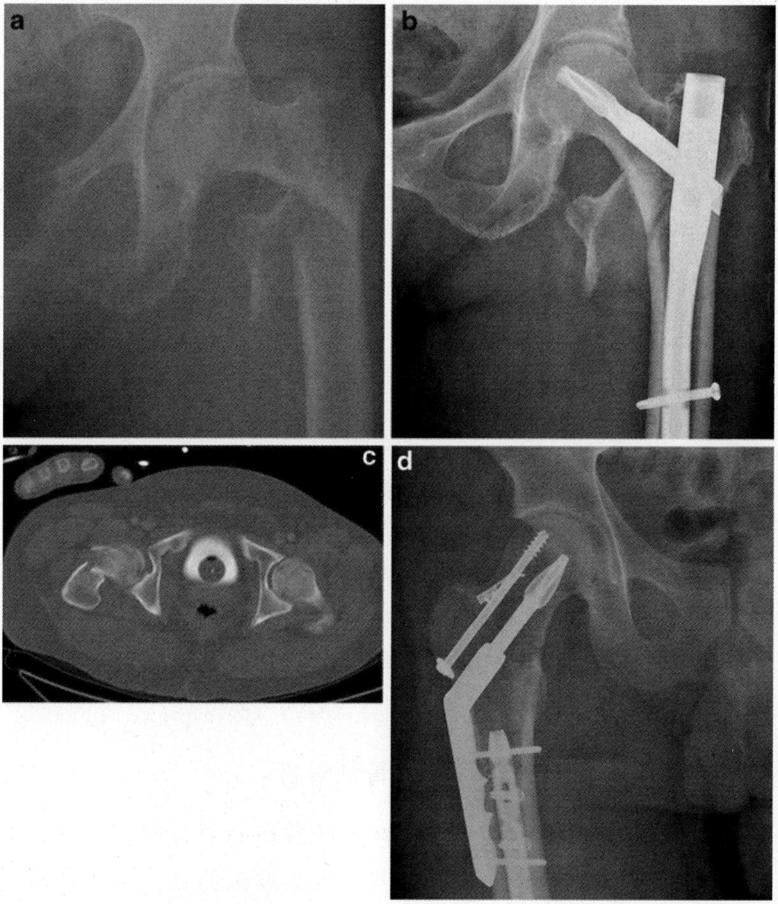

图 20.5　老年人低能量髋部骨折(a)应在 48 小时内固定(b)以降低死亡率。高能量损伤所致年轻人移位的股骨颈骨折(c)的治疗时机尚存争议。一些学者建议紧急手术治疗以减少股骨头缺血性坏死,另一些学者建议应在日间手术以获得最好的复位(d)。

高能量损伤所致年轻人移位的股骨颈骨折

另一个争论的议题是年轻人有移位的股骨颈关节内骨折的治疗时机(图 20.5c,d)。历史上,这类骨折被认为是骨折急症,需要紧急手术以减少股骨头缺血性坏死。移位骨折会导致股骨头血管扭曲,从而导致股骨头血供较差。只有得到良好复位后,股骨头血供才能得到恢复。髋关节囊内血肿可损害股骨头血供,因此有学者也建议急诊行关节囊切开术以清除血肿。

近期文献对上述原则提出质疑，而支持上述原则的文献质量很低[31]。在不同文献中,最一致的预测预后的指标是减压的质量。有学者认为,对于复杂病例,白天手术比在非理想状态下施行的急诊手术能获得更好的影像学结果。

手术技术和个人技巧

老年人髋部骨折

在合适的情况下,应尽快手术固定。应建立关于邀请心脏学家会诊和高级影像学检查(如超声心动图)的诊疗流程[32-34]。由于延期手术会导致死亡率增加,若会诊和检查并不会改变护理措施,则应谨慎考虑是否必要。很多创伤中心制订了相关流程,以加快患者手术流程。一般不在夜间为这些患者施行手术,特别是在需要更多麻醉资源的危重患者。

高能量损伤所致年轻人移位的股骨颈骨折

一般而言,我们对高能量损伤所致的移位的股骨颈骨折在限定时间内手术,但并不立即急诊手术。我们认为准确的复位是决定预后的关键因素。在夜间紧急施行这种复杂手术,难以获得良好效果。关于这一问题,尚存在诸多争议。

预后

老年人髋部骨折

延迟到48小时以后手术固定,会导致死亡率增加[29,30]。手术固定利于患者早期活动和降低死亡率。伤后1年死亡率仍高达25%,因此应尽最大努力在合理的时间内推进手术进程。

高能量损伤所致年轻人移位的股骨颈骨折

这类患者的手术时机与预后的关系尚不明确，仍存在诸多争议。主要问题是股骨头缺血性坏死及其所致的伤后创伤性关节炎，需要髋关节置换。这仍是一个需要研究的领域。

并发症

老年人髋部骨折

伤后延期固定骨折会增加患者死亡率(图 20.5a，b)[29,30]。

高能量损伤所致年轻人移位的股骨颈骨折

股骨头坏死与手术固定时机之间的关系尚存在争议(图 20.5c，d)。

肢体毁损伤皮瓣治疗的手术时机

历史

随着开放性骨折后实行皮瓣覆盖创面时机的延长，感染和并发症的发生率也相应升高(图 20.6)[35-44]。但是，这些资料存在选择偏倚，更为严重、并发症发生率更高的病例，通常较晚采用皮瓣覆盖创面，而较轻的病例较早施行皮瓣覆盖创面。

只有少数研究采用统计学方法分析皮瓣手术时机与并发症之间的关系。最早的两项研究未发现皮瓣手术时机与并发症之间存在联系[15,45]。我们中心的最新研究表明，即使控制其他影响因素，伤后 7 天再施行皮瓣手术，并发症的发生风险也会显著增加[46]。

手术技术和个人技巧

应尽最大努力在伤后 1 周内覆盖创面。为达到这一目标，需要创伤骨科医生和皮瓣外科医生的密切合作。另外，应充分准备好皮瓣手术所需的医疗资源以便及时完成手术。

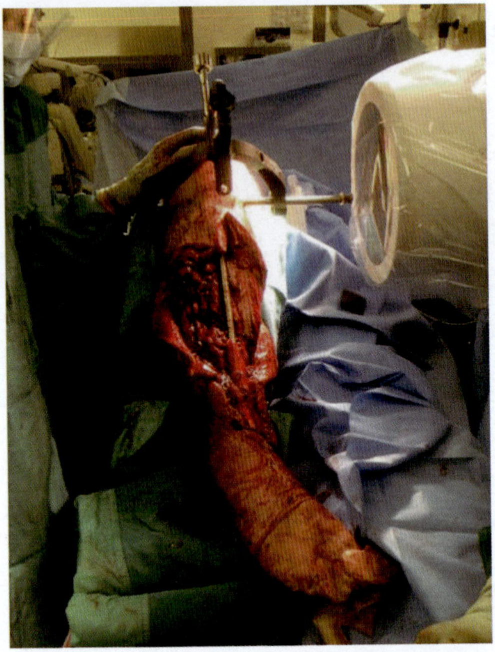

图 20.6　肢体毁损伤施行皮瓣覆盖创面的手术时机与并发症发生率之间的关系尚存争议。近期研究表明，7天后施行皮瓣覆盖创面是深部感染等并发症发生的独立危险因素。

预后

预后与皮瓣手术时机之间的关系尚存争议。不同高质量研究中得到的结果不尽相同，一些研究认为没有关系[45,47]。我们中心的近期研究结果表明，延期手术会增加并发症发生率[46]。

并发症

理论上，手术延迟到受伤7天以后，会导致深部感染及皮瓣相关并发症。深部感染需要多次手术治疗，甚至可能需要截肢。该并发症非常严重且相当常见(我们的研究资料表明，胫骨需要皮瓣治疗的患者中感染发生率为30%)[46]，因此受到广泛关注，大量学者致力于减少其发生。

Pilon 骨折、胫骨平台骨折和跟骨骨折的固定时机

历史

早期治疗高能量损伤引起的 Pilon 骨折，会导致并发症发生率增加，包括骨髓炎和截肢[48]。早期用外固定器固定（固定或不固定腓骨均可），10~14 天后，待肿胀消退，再行确定性固定效果更好[48]。

手术技术和个人技巧

对高能量损伤引起的 Pilon 骨折，早期首先采用外固定器治疗，同时可做腓骨固定（也可不做）（图 20.7）。低能量损伤引起的 Pilon 骨折，若软组织肿胀不明显，可一期固定，因为它和踝关节骨折更相似，伤口坏死和感染的风险较低。开放性 Pilon 骨折有时可通过伤口行有限关

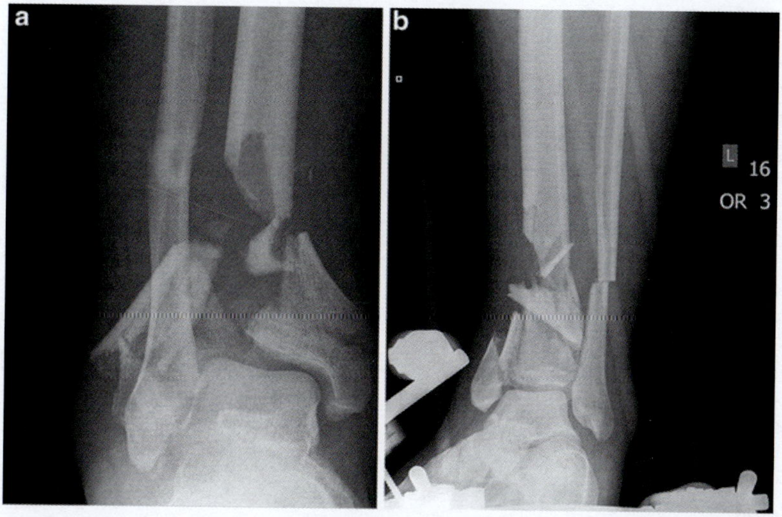

图 20.7　高能量损伤所致 Pilon 骨折(a)、胫骨平台骨折和跟骨骨折的确定性治疗，通常在伤后 7~14 天进行，以降低感染风险。用外固定器临时固定 Pilon(b)和胫骨平台骨折，利用夹板固定跟骨骨折，以待软组织肿胀消退。

节固定，因为伤口关闭以后愈合较慢，之后很长一段时间内不能再次切开手术。

同样的方法也可用于伴随明显软组织肿胀的跟骨和胫骨平台骨折。跟骨骨折首先应用有良好衬垫的夹板固定、抬高 7~14 天后，待肿胀消退再进行手术治疗。很多低能量损伤所致的胫骨平台骨折可在伤后早期治疗。但是，高能量损伤所致的胫骨平台骨折通常伴有明显的软组织肿胀，最好首先采用外固定器固定，7~14 天后，待软组织肿胀消退再行确定性固定(图 20.7)。有些高能量损伤所致的胫骨平台骨折需要更长的时间软组织肿胀才会消退，这增加了其重建的难度。

预后

手术时机影响 Pilon 骨折、胫骨平台骨折和跟骨骨折手术治疗后并发症的发生，尤其是影响外科部位感染的发生率。文献中其发生率很不一致。我们中心近期一项回顾性研究分析了超过 200 例患者，对高能量损伤患者采用上述方法治疗，总的深部感染发生率为 11.5%，在预期范围内[49]。

并发症

为降低感染发生率而延迟固定上述骨折本身不会引起特殊并发症，但与外固定器相关的并发症包括外固定器细菌定植和针道感染。我们的治疗方法是在手术时完全去除外固定器；或采用标准的消毒方法，尽可能高效地消毒外固定器[50]。

与创伤骨科中其他骨折类似，外科部位感染可恶化患者预后，通常需要多次清创，甚至可能需要更换固定装置，会显著增加治疗费用。因此，考虑到这些并发症的严重性，延迟固定导致的费用增加和不便是值得的。

致谢

本章内容是过去一段时间本医疗机构关于骨折固定时机的思考和实践，下列骨科主诊医生在此期间参与应用和实践了上述思路，并深刻影响了本章内容。他们是:Chistina L. Boulton 博士; Carol E. Copeland 博士;W. Andrew Eglseder 博士; Chistopher LeBrun 博士; Theodore T. Manson 博士; Jason W. Nascone 博士; Gregory Osgood 博士; Raymond A. Pensy 博士; Andrew N. Pollak 博士; Marcus F. Sciadini 博士和 Clifford H. Turen 博士。

Jean Claude D'Alleyrand 博士协助完成了其中几个主题内容相关研究的文献检索。Earlene Thomas 协助撰写文稿。马里兰大学医学院资深编辑和作家 Dori Kelly MA 协助编辑文稿和图片排版。

(李占飞 译)

参考文献

1. D'Alleyrand JG, O'Toole RV. The evolution of damage control orthopedics: current evidence and practical applications of early appropriate care. Orthop Clin North Am. 2013;44:499–507.
2. Scalea TM. Optimal timing of fracture fixation: have we learned anything in the past 20 years? J Trauma. 2008;65:253–60.
3. Bone LB, Johnson KD, Weigelt J, Scheinberg R. Early versus delayed stabilization of femoral fractures: a prospective randomized study. J Bone Joint Surg Am. 1989; 71:336–40.
4. Scalea TM, Boswell SA, Scott JD, Mitchell KA, Kramer ME, Pollak AN. External fixation as a bridge to intramedullary nailing for patients with multiple injuries and with femur fractures: damage control orthopedics. J Trauma. 2000;48:613–21.
5. Nowotarski PJ, Turen CH, Brumback RJ, Scarboro JM. Conversion of external fixation to intramedullary nailing for fractures of the shaft of the femur in multiply injured patients. J Bone Joint Surg Am. 2000;82:781–8.
6. Bosse MJ, MacKenzie EJ, Riemer BL, Brumback RJ, McCarthy ML, Burgess AR, Gens DR, Yasui Y. Adult respiratory distress syndrome, pneumonia, and mortality following thoracic injury and a femoral fracture treated either with intramedullary nailing with reaming or with a plate: a comparative study. J Bone Joint Surg Am. 1997;79:799–809.
7. O'Toole RV, O'Brien M, Scalea TM, Habashi N, Pollak AN, Turen CH. Resuscitation before stabilization of femoral fractures limits acute respiratory distress syndrome in patients with multiple traumatic injuries despite low use of damage control orthopaedics. J Trauma. 2009;67:1013–21.
8. Boulton CL. Damage control orthopaedics. Orthopaedic Knowledge Online. Available at: http://orthoportal.aaos.org/oko/article.aspx?article=OKO_TRA044#abstract. Accessed 18 Nov 2013.
9. Morshed S, Miclau III T, Bembom O, Cohen M, Knudson MM, Colford Jr

JM. Delayed internal fixation of femoral shaft fracture reduces mortality among patients with multisystem trauma. J Bone Joint Surg Am. 2009;91:3–13.

10. Tiansheng S, Xiaobin C, Zhi L, Xiaowei W, Guang L, Liren Z. Is damage control orthopedics essential for the management of bilateral femoral fractures associated or complicated with shock? An animal study. J Trauma. 2009;67:1402–11.
11. Vallier HA, Wang X, Moore TA, Wilber JH, Como JJ. Timing of orthopaedic surgery in multiple trauma patients: development of a protocol for early appropriate care. J Orthop Trauma. 2013;27:543–51.
12. Pape HC, Grimme K, Van Griensven M, Sott AH, Giannoudis P, Morley J, Roise O, Ellingsen E, Hildebrand F, Wiese B, Krettek C, EPOFF Study Group. Impact of intramedullary instrumentation versus damage control for femoral fractures on immunoinflammatory parameters: prospective randomized analysis by the EPOFF Study Group. J Trauma. 2003;55:7–13.
13. Andrews PL, Shiber JR, Jaruga-Killeen E, Roy S, Sadowitz B, O'Toole RV, Gatto LA, Nieman GF, Scalea T, Habashi NM. Early application of airway pressure release ventilation may reduce mortality in high-risk trauma patents: a systemic review of observational trauma ARDS literature. J Trauma Acute Care Surg. 2013;75:635–41.
14. Werner CM, Pierpont Y, Pollak AN. The urgency of surgical débridement in the management of open fractures. J Am Acad Orthop Surg. 2008;16:369–75.
15. Pollak AN, Jones AL, Castillo RC, Bosse MJ, MacKenzie EJ, LEAP Study Group. The relationship between time to surgical débridement and incidence of infection after open high-energy lower extremity trauma. J Bone Joint Surg Am. 2010;92:7–15.
16. Gosselin RA, Roberts I, Gillespie WJ. Antibiotics for preventing infection in open limb fractures. Cochrane Database Syst Rev. 2004;1, CD003764.
17. Gustilo RB, Anderson JT. Prevention of infection in the treatment of one thousand and twenty-five open fractures of long bones: retrospective and prospective analyses. J Bone Joint Surg Am. 1976;58:453–8.
18. O'Toole RV, Whitney A, Merchant N, Hui E, Higgins J, Kim TT, Sagebien C. Variation in diagnosis of compartment syndrome by surgeons treating tibial shaft fractures. J Trauma. 2009;67:735–41.
19. Heppenstall RB, Scott R, Sapega A, Park YS, Chance B. A comparative study of the tolerance of skeletal muscle to ischemia: tourniquet application compared with acute compartment syndrome. J Bone Joint Surg Am. 1986;68:820–8.
20. Rorabeck CH, Clarke KM. The pathophysiology of the anterior tibial compartment syndrome: an experimental investigation. J Trauma. 1978;18:299–304.
21. Jepson PN. The classic: ischemic contracture experimental study by Paul N. Jepson, M.D. Clin Orthop Relat Res. 1975;113:3–7.
22. Miller HH, Welch CS. Quantitative studies on the time factor in arterial injuries. Ann Surg. 1949;130:428–38.
23. Sheridan GW, Matsen FA. Fasciotomy in the treatment of acute compartment syndrome. J Bone Joint Surg Am. 1976;58:112–5.
24. Rorabeck CH, Macnab L. Anterior tibial-compartment syndrome complicating fractures of the shaft of the tibia. J Bone Joint Surg Am. 1976;58:549–50.
25. Partal G, Furey A, O'Toole RV. Fasciotomy of the leg for acute compartment syndrome. In: Wiesel SW, editor. Operative techniques in orthopaedic surgery.

Philadelphia, PA: Lippincott Williams & Wilkins; 2010. p. 660–70.
26. Matta JM. Fractures of the acetabulum: accuracy of reduction and clinical results in patients managed operatively within three weeks after the injury. J Bone Joint Surg Am. 1996;78:1632–45.
27. Furey AJ, Karp J, O'Toole RV. Does early fixation of posterior wall acetabular fractures lead to increased blood loss? J Orthop Trauma. 2013;27:2–5.
28. Gross CR, O'Toole RV, Castillo RC, Manson TT. Does early treatment of acetabular fractures lead to increased blood loss? Presented at the 27th Annual Meeting of the Orthopaedic Trauma Association. San Antonio, TX, October 2011.
29. Moja L, Piatti A, Pecoraro V, Ricci C, Virgili G, Salanti G, Germagnoli L, Liberati A, Banfi G. Timing matters in hip fracture surgery: patients operated within 48 hours have better outcomes: a meta-analysis and meta-regression of over 190,000 patients. PLoS One. 2012;7:e46175.
30. Khan SK, Kalra S, Khanna A, Thiruvengada MM, Parker MJ. Timing of surgery for hip fractures: a systematic review of 52 published studies involving 291,413 patients. Injury. 2009;40:692–7.
31. Damany DS, Parker MJ, Chojnowski A. Complications after intracapsular hip fractures in young adults: a meta-analysis of 18 published studies involving 564 fractures. Injury. 2005;36:131–41.
32. Fleisher LA, et al. ACC/AHA 2007 guidelines on perioperative cardiovascular evaluation and care for noncardiac surgery. Circulation. 2007;116:e418–99.
33. Siu CW, Sun NC, Lau TW, Yiu KH, Leung F, Tse HF. Preoperative cardiac risk assessment in geriatric patients with hip fractures: an orthopedic surgeons' [sic] perspective. Osteoporos Int. 2010;21 Suppl 4:S587–91.
34. Cinello M, Nucifora G, Bertolissi M, Badano LP, Fresco C, Gonano N, Fioretti PM. American College of Cardiology/American Heart Association perioperative assessment guideline for noncardiac surgery reduces cardiologic resource utilization preserving a favourable clinical outcome. J Cardiovasc Med (Hagerstown). 2007;8:882–8.
35. Godina M. Early microsurgical reconstruction of complex trauma of the extremities. Plast Reconstr Surg. 1986;78:285–92.
36. Caudle RJ, Stern PJ. Severe open tibia fractures of the tibia. J Bone Joint Surg Am. 1987;69:801–7.
37. Fischer MD, Gustilo RB, Varecka TF. The timing of flap coverage, bone-grafting, and intramedullary nailing in patients who have a fracture of the tibial shaft with extensive soft-tissue injury. J Bone Joint Surg Am. 1991;73:1316–22.
38. Cierny III G, Byrd HS, Jones RE. Primary versus delayed soft tissue coverage for severe open tibial fractures: a comparison of results. Clin Orthop Relat Res. 1983;178:54–63.
39. Byrd HS, Spicer TE, Cierney III G. Management of open tibial fractures. Plast Reconstr Surg. 1985;76:719–30.
40. Tielinen L, Lindahl JE, Tukiainen EJ. Acute unreamed intramedullary nailing and soft tissue reconstruction with muscle flaps for the treatment of severe open tibial shaft fractures. Injury. 2007;38:906–12.
41. Hammer R, Lidman D, Nettelblad H, Ostrup L. Team approach to tibial fracture: 37 consecutive Type III cases reviewed after 2–10 years. Acta Orthop Scand.

1992;63:471–6.
42. Gopal S, Majumder S, Batchelor AG, Knight SL, De Boer P, Smith RM. Fix and flap: the radical orthopaedic and plastic treatment of severe open fractures of the tibia. J Bone Joint Surg Br. 2000;82:959–66.
43. Yaremchuk MJ, Brumback RJ, Manson PN, Burgess AR, Poka A, Weiland AJ. Acute and definitive management of traumatic osteocutaneous defects of the lower extremity. Plast Reconstr Surg. 1987;80:1–14.
44. Francel TJ, Vander Kolk CA, Hoopes JE, Manson PN, Yaremchuk MJ. Microvascular soft-tissue transplantation for reconstruction of acute open tibial fractures: timing of coverage and long-term functional results. Plast Reconstr Surg. 1992;89:478–87.
45. Webb LX, Bosse MJ, Castillo RC, MacKenzie EJ, LEAP Study Group. Analysis of surgeon-controlled variables in the treatment of limb-threatening type-III open tibial diaphyseal fractures. J Bone Joint Surg Am. 2007;89:923–8.
46. D'Alleyrand JG, Manson T, Dancy L, Castillo RC, Bertumen JB, Meskey T, O'Toole RV. Is time to flap coverage of open tibial fractures an independent predictor of flap-related complications? J Orthop Trauma. 2014;28(5):288–93.
47. Pollak AN, McCarthy ML, Burgess AR. Short-term wound complications after application of flaps for coverage of traumatic soft-tissue defects about the tibia: The Lower Extremity Assessment Project (LEAP) Study Group. J Bone Joint Surg Am. 2000;82:1681–91.
48. Liporace FA, Yoon RS. Decisions and staging leading to definitive open management of pilon fractures: where have we come from and where are we now? J Orthop Trauma. 2012;26:488–98.
49. Stall A, Paryavi E, Gupta R, Zadnik M, Hui E, O'Toole RV. Perioperative supplemental oxygen to reduce surgical site infection after open fixation of high-risk fractures: a randomized controlled pilot trial. J Trauma Acute Care Surg. 2013;75:657–63.
50. Hardeski D, Gaski G, Venezia R, Nascone J, Sciadini M, O'Toole RV. Can external fixators be sterilized for surgery? A prospective cohort study in orthopaedic trauma patients. Presented at the 28th Annual Meeting of the Orthopaedic Trauma Association. Minneapolis, MN, October 2012.

第21章 骨盆骨折的治疗

Matthew J. Bradley, William C. Chiu

骨盆骨折

简介

骨盆骨折往往由高能量损伤所致，常伴有严重的腹膜后损伤，包括血管、胃肠和泌尿生殖器损伤。同时也常发生创伤性颅脑损伤、胸腔、腹腔和其他肌肉骨骼的损伤。

不幸的是，骨盆骨折没有一种单一的、简单的应对措施。其疗效往往取决于良好的外科诊断、对创伤的病理生理理解及恰当的治疗。对解剖的掌握和高度认识将是处理骨盆骨折的关键因素。及时且恰当的决策虽然很困难，但往往能挽救患者生命。

历史

在南北战争期间，外科医生就意识到骨盆骨折会导致残疾和死亡[1]。治疗方法集中在减少骨盆骨折所致失血。

其中一些治疗方法来自军事医学技术。在越南战争期间流行的军用抗休克裤(MAST)是从二次世界大战中的反重力服G套装演变而来的。这些套装是由飞行员穿着，以防止血液大量在下肢聚集，从而导致脑缺血丧失意识。和G套装一样，MAST或气动抗休克服装可以将聚集在下肢和骨盆的血液分配到躯干中上部，同时也起到了对盆腔出血的压塞作用。由于可引起较高的腹部并发症发生率如房室综合征和肺功能不全，MAST已基本不再使用。此外，脱除服装和放气困难也让其无法成为首选装备。随后引进其他类似于 MAST 的装备来减少盆腔出血。现在一些黏合剂可以减小骨盆容积，从而压迫止血。另外，其应用迅速、体积小，可以完全进入患者下肢从而止血。

40 多年前，首次使用导管造影栓塞对骨盆骨折进行止血，在临床中发挥了至关重要的作用[2]。作为成像和实用性的结合，介入治疗让我们能成功地进行骨盆骨折的止血治疗。

最后，骨盆骨折的护理对患者的预后产生实质性的影响。早期内固定提供的骨盆稳定性能有效改善预后[3]。但是，对于严重骨盆骨折的患者，早期内固定往往无法做到。从 10 多年前我们就强调损害控制技术（DCO），即早期使用外固定提供骨盆的稳定性，直到患者恢复生理稳定[4]。

骨折类型和分类

骨盆骨折受力分为三个方向，即横向压缩（LC）、前后压缩（APC）和垂直剪切（VS），均可导致骨盆骨折（图 21.1）。侧方挤压性骨折常发生于机动车从侧方撞击或挤压患者。前方碰撞或机动车的撞击可能导致前后压缩性骨折。垂直剪切损伤通常是高处坠落伤所致。骨盆骨折的 Young-Burgess 分型就是基于上述受力机制。根据骨折的受累程度、移位的大小以及韧带断裂与否进行分类（表 21.1）[5]。我们研究机构首先发表他们的研究成果，目前广泛应用于骨盆骨折分类。骨盆骨折往往是力量和方向综合作用，因此可能有不止一个骨折类型。

骨盆骨折的诊断与治疗

大部分骨盆骨折是由机动车撞击所致[6-8]。另外，摩托车撞击、高处坠落伤和挤压伤也会导致骨盆骨折[9,10]。病史和体格检查往往是相对非特异性的。疼痛范围可从下腹部、髋部到背部和大腿部。体表可能出现软组织损伤，如表皮擦伤、裂伤、挫伤或血肿。体格检查最重要的一部分就是评估骨盆的稳定性。可以通过双侧髂前上棘往内的轻微挤压来进行检查（图 21.2）。任何晃动都被解释为盆腔不稳定。摇晃骨盆是不明智的，因为骨盆不稳定往往会引起患者的疼痛，并且会导致额外

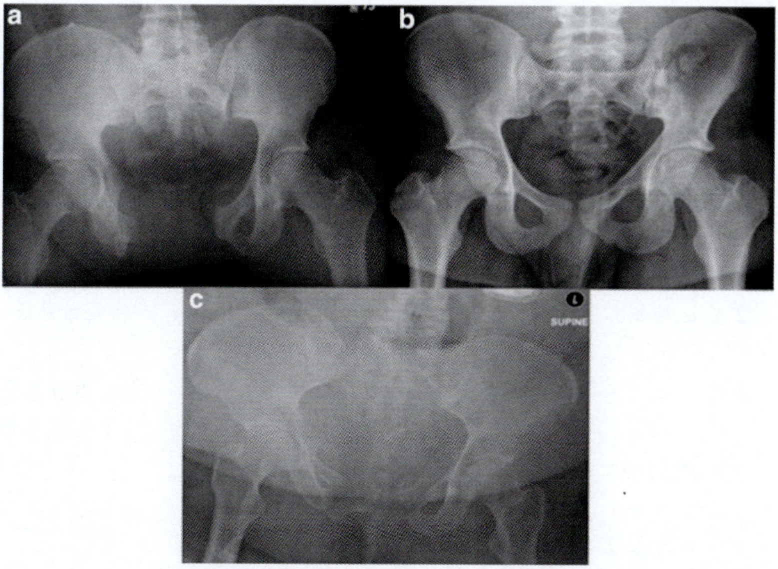

图 21.1 (a)AP 类骨折。(b)左外侧压缩性骨折。(c)垂直剪切的 AP 压缩骨折。

的出血。会阴检查也很重要，如果怀疑存在尿道损伤，可以进行逆行尿路造影(图 21.3)。如果存在阴道和直肠损伤，则要考虑骨盆开放性骨折的可能。

无论患者血流动力学状况如何，对于多发伤患者均应拍摄骨盆前后位片。这将有助于预测损伤机制和患者的预后情况，当然适当的体格检查也是必要的[11-14]。CT 扫描总能提供额外的成像效果，尽管不是必需的，但根据 Judet 的意见，骨盆的入口位、出口位片及后方入路图也能提供进一步的骨折信息[15-19]。

骨盆骨折出血的处理

骨盆骨折伴有血流动力学不稳定的治疗是一项巨大的挑战。从本质上来讲，出血往往来自盆腔，但也可能来自腹腔和腹膜后。快速评估出血的情况很重要。很多时候，FAST 或 eFAST 能够帮助识别腹腔或胸腔出血，同时也能确定是否有气胸或和心包积血，这两者都会导致血

表 21.1 骨盆骨折的 Young-Burgess 分型

前后压缩(APC)	
Ⅰ型	耻骨联合分离<2.5cm,无后环不稳定
Ⅱ型	耻骨联合分离>2.5cm,且存在骶髂前复合体后方不稳定
Ⅲ型	骶髂关节完全破坏,累及前后复合体
侧方挤压(LC)	
Ⅰ型	后侧方暴力,耻骨支骨折,无骨盆环不稳定
Ⅱ型	前侧方暴力,引起一侧耻骨支骨折,前半骨盆内旋,后半骨盆外旋,后骶髂韧带断裂
Ⅲ型	严重的一侧内半骨盆选择，导致对侧骨盆外旋，引起对侧骨盆前后压缩。一侧后骶髂韧带和对侧前骶髂韧带、骶结节韧带和骶棘韧带断裂
垂直剪切(VS)	
	从骨盆一侧或两侧侧面至中线的垂直破坏力量。伴有韧带断裂和骨盆环不稳定
复合型	
	至少两种类型的力量所致损伤

Source : J W Young, A R Burgess, R J Brumback, and A Poka. Pelvic fractures: value of plain radiography in early assessment and management. Radiology August 1986 160:2 445–451.

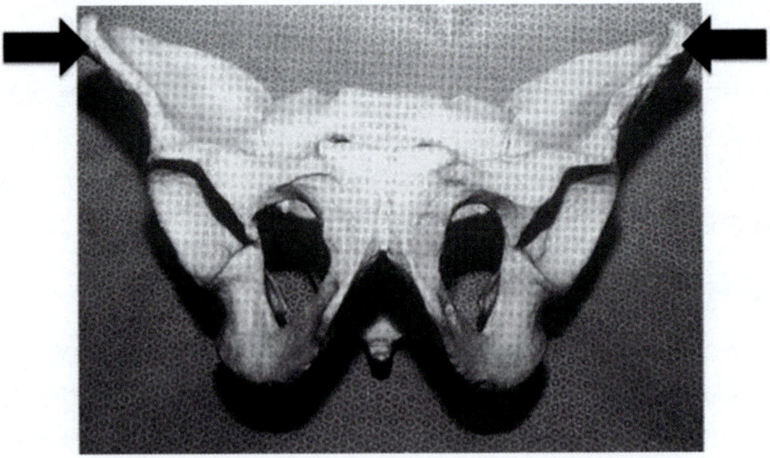

图 21.2 轻微的挤压双侧髂前上棘来评估骨盆稳定性。

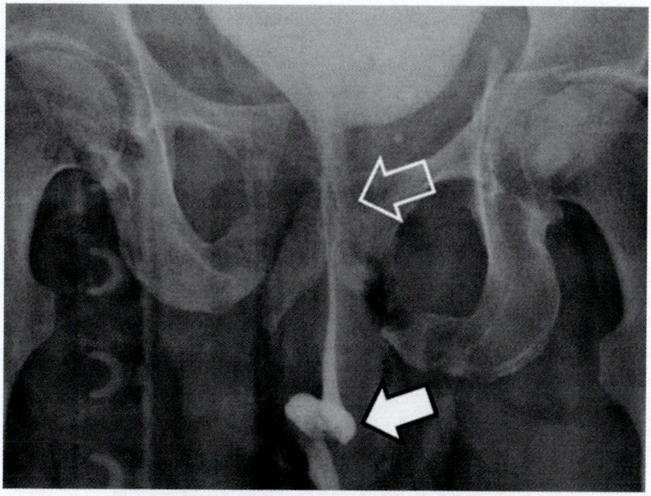

图 21.3 逆行尿道造影显示造影剂外渗,不规则的前尿道(实箭头)和挫伤的膜状尿道及前列腺尿道(空心箭头)。

流动力学不稳定。当然胸片也能提供一些信息。肌间隔内外部的出血可分别通过体格检查和询问病史确定。

骨盆骨折伴有大量出血的患者,无论是胸腔还是腹腔出血,均应引起重视。而且骨盆骨折患者肯定有腹膜后出血的风险,当然并不是所有人都有腹膜后出血。一般来说,腹腔大量出血的患者通过 FAST 检查时,最好进行诊断性腹腔穿刺。盆腔血肿的大小可以在剖腹探查时确定。

弄清骨盆骨折的类型有助于判断是否有腹腔出血。一项大型回顾性研究发现,85%的伴有腹腔出血的低血压患者为侧方挤压 (LC1 或 APC1)。59%的伴有腹腔出血的患者为 LC2、LC3、APC2、APC3 或垂直剪切,同时有盆腔出血。我们认为,开腹手术应首先在有稳定骨折的低血压患者中进行, 对于不稳定骨盆骨折同时伴有腹腔积血的患者,应在开腹术前考虑血管造影[20]。

外部加压是控制骨盆骨折出血的重要技术。这可以通过多种方式来完成。在一个资源匮乏的环境中,只需在患者骨盆周围裹一张床单。

将床单放在床上，将患者放在床单上，然后将床单交叉紧紧捆绑骨盆，可以尽可能地减少出血(图21.4)。

在过去，通常使用紧急骨盆外固定术来提供稳定性(图21.5)。在

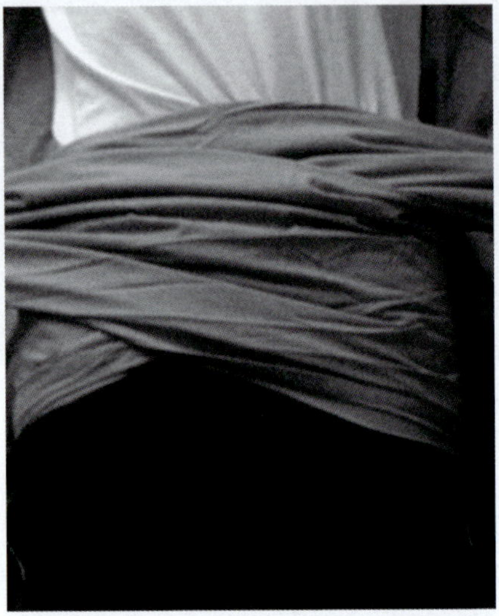

图21.4　一张床单可用于临时固定骨盆。

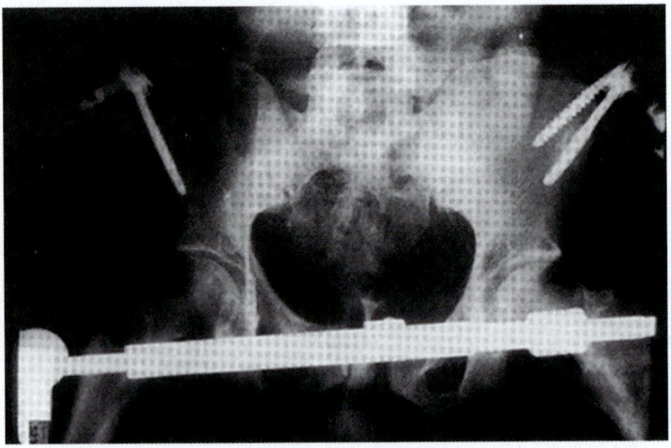

图21.5　骨盆外固定器的X线片。

一些情况下在急诊室就可以安置外固定架,但更普遍的是在手术室进行。因此,在紧急情况下可起到重要作用。但是要注意的是,有些时候外固定架可能提供前环稳定反而忽视了后环,这会导致出血的增加。

在欧洲,C 型外固定架很常见(图 21.6)。但在美国并不常用。在欧洲医疗机构中,C 型外固定架就放在急诊室, 熟练的医生使用起来很安全。但是对于经验不足的医生,安置外固定架可能损伤内脏器官。此外,在急诊室透视仪的控制下,外固定架作为紧急止血手法是无效的。

在美国,常采用骨盆包扎取代这些外固定技术[21-23]。骨盆带是一种放置在患者骨盆周围的固定装置。其中很重要的一点就是将该装置放置在股骨大转子的后方,而不是在腹部(图 21.7)。然后骨盆带被压缩,从而固定骨盆减少出血。与 C 型外固定架相比,骨盆带很容易进入复苏舱,不影响复苏的进行。另外,这也能从前后均减少骨盆骨折的移位。骨盆带的压力大小可以根据临床医生的需要进行调节。医生同时也应知道骨盆带固定的时间长短,因其有引起压疮的风险,如果需要长时间固定,应该定期检查皮肤是否有压痕[24]。

不管使用什么固定方式,减少出血最重要的步骤就是控制骨折的移位。减小盆腔的容积,几乎肯定可以减少静脉出血。另外,如果骨折移位减少,也能控制骨折端的出血。从外部压缩可能对动脉的出血影

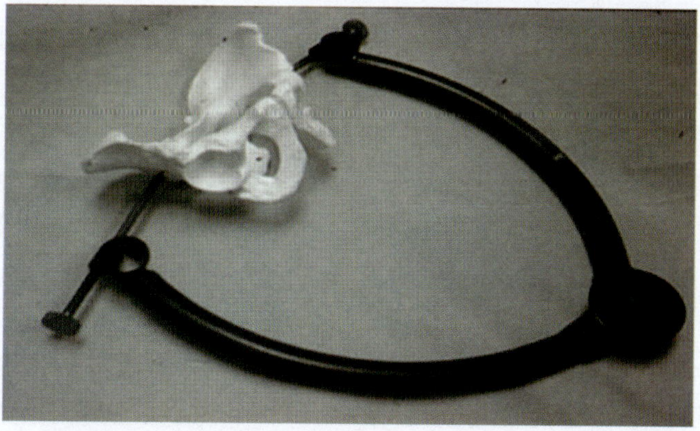

图 21.6 C 型骨盆夹。注意固定设备所需的插脚。

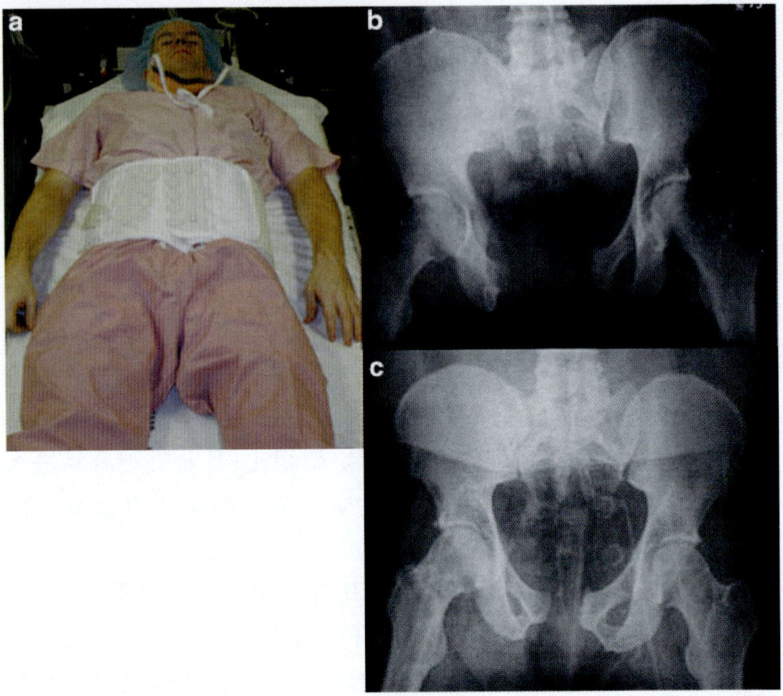

图 21.7　(a)骨盆带的使用;不正确使用方法;应该固定在大转子处而不是腹部;(b)翻书样 AP 骨折。(c)骨盆带应放置在大转子处。

响不大。

骨盆带的使用几乎没有什么缺点。在严重移位的 AP 压缩性骨折的患者(翻书样骨折),骨盆带非常高效,往往能挽救生命。对于轻度侧方挤压或垂直剪切的患者效果相对较差。但是即使是在这些患者,使用骨盆带也是有益的。骨盆骨折的患者通常需要送到医院。使用骨盆带可以减少骨盆骨折患者在转移到担架上或行各种检查时的额外出血。

血管造影栓塞

40 多年来,血管造影技术已被广泛用于治疗骨盆骨折出血。血管造影既可以诊断也能栓塞止血(图 21.8)。对于有明显盆腔出血证据的患者,尤其是对于有低血压或无其他可识别来源的血流动力学不稳定

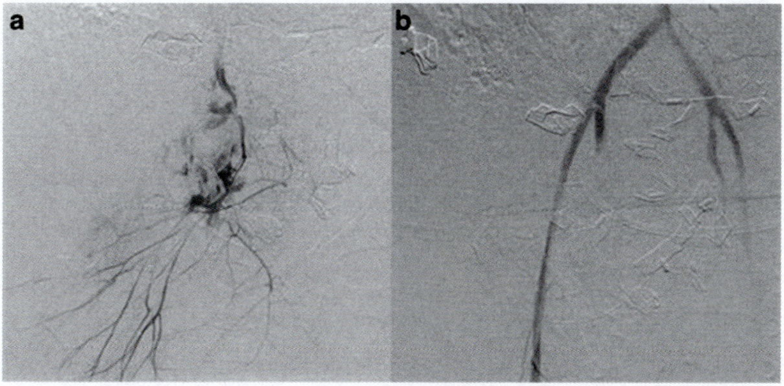

图 21.8　(a)对比髂外动脉的外渗和(b)血管造影栓塞后的外渗。

的骨盆骨折患者而言，应立即行造影栓塞[25,26]。血流动力学不稳定的患者经导管栓塞成功率可达 95%[27]。对于需要持续输血或不明原因导致低血压的患者可考虑多次重复造影栓塞[28]。

在血流动力学稳定的患者中，骨盆血管造影和栓塞也能起到作用。有人建议所有经 CT 证实有骨盆骨折的患者均应接受血管造影，以预防出血[25,29]。其他临床医生则主张对于血流动力学稳定的患者选择性进行非治疗性血管造影[18,30-32]。有时为了预防骨盆骨折出血，血管造影可能会在盆腔留下一个约 500mL 的血肿[33]。

临床外科医生应该充分了解血管造影的作用和可行性。如果没法行血管造影，则要及时将患者转移到能够行血管造影的医疗机构，因为延误病情会增加死亡率[34]。对于血流动力学不稳定的患者，如果没法行血管造影则要使用其他方法进行止血。

在我们的医疗机构中，血管造影是处理包括血流动力学不稳骨盆骨折患者的主要手段。我们能连续 7 天 24 小时进行快速的血管造影。此外，对于有大血肿且血流动力学稳定的患者或有大量造影剂外渗的患者均要行诊断性血管造影。对于有实质脏器损伤的患者(肝脏或和脾脏)出血可以同时进行内脏血管造影和骨盆血管造影，并且进行及时止血。

腹膜前填塞和其他新技术

不幸的是,可能不是所有医疗机构都有血管造影设施,所以等着行介入(IR)手术并不是明智的选择。在这种情况下,腹膜前填塞可以作为一种临时的或潜在的止血方式。这项技术最早是在 20 年前的欧洲发明的[35]。最近这种方法被改进为直接填塞前腹膜[36]。为了进入 Retzius 间隙,可以使用低位正中切口或 Pfannenstie 切口。在腹肌打开后,腹膜后空间可以被直接解剖出来(图 21.9)。手术时尽量不要破坏腹膜,使其丧失填塞加压效应。因为大的血肿存在,可能比较容易进入腹膜后。把大的血肿清除后将棉垫从侧面压迫骨折的髂骨。常见的是填塞三块棉垫,但具体填塞数量根据需要来决定。

几项研究表明,腹膜前填塞可以减少输血和血管造影栓塞的可能性[37,38]。对于腹腔内及腹膜后出血的不稳定患者,腹膜前填塞可以在剖腹探查手术中使用。正中切口取脐和耻骨联合之间, 然后通过 Pfannenstie 法进行腹膜前填塞(图 21.10)。

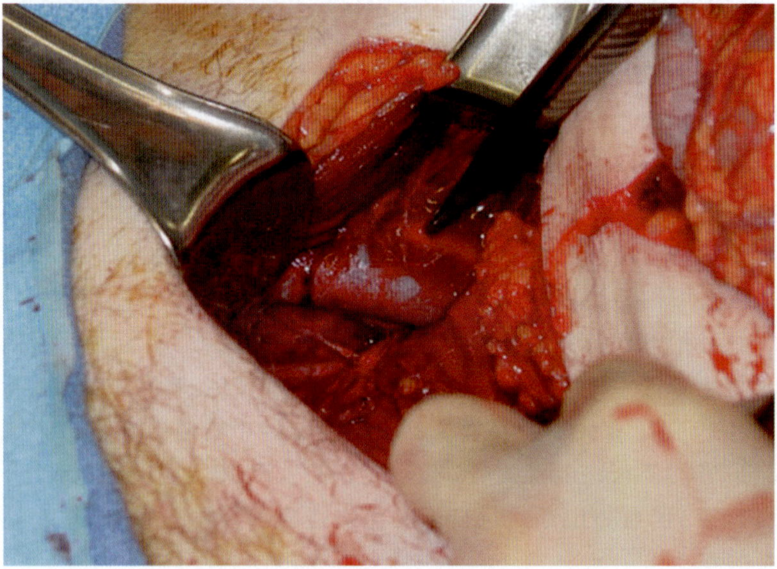

图 21.9 术中暴露腹膜后,注意识别髂血管。

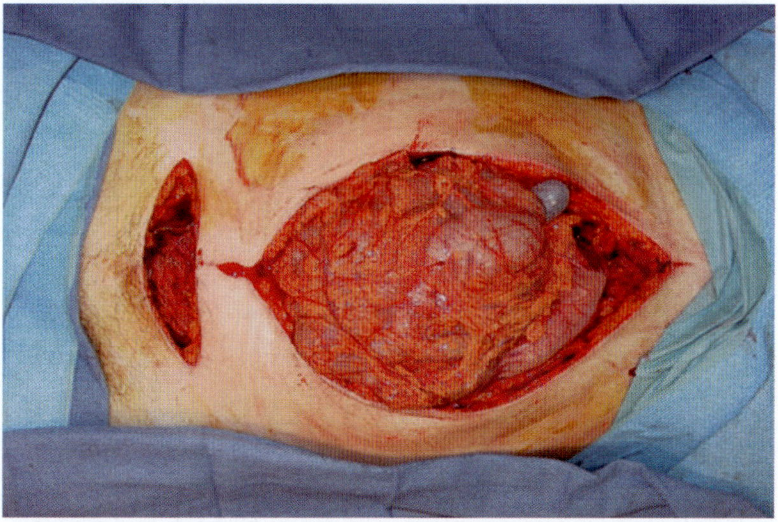

图 21.10 正中剖腹手术中腹膜前填塞。

对于临时止血和复苏效果不佳的患者，在急诊室床边行经皮主动脉造影栓塞是最佳的选择。这项技术涉及在透视下通过股动脉鞘放置血管内球囊。我们已经成功实现了通过此装置进行腹腔内和腹膜后止血。在盆腔出血时，此操作变得非常有价值[39]。随着这项技术的进步，预计该方法将会广泛应用于出血的控制和复苏上。

血流动力学不稳定的骨盆骨折患者处理起来比较困难。因此一个多学科的团队，包括创伤外科医生，整形外科医生和介入放射科医生在一起工作时可以起到最佳的效果，从而稳定生命体征并防止进一步生理紊乱[40](图 21.11 和图 21.12)。

并发症和预后

骨盆骨折相关并发症包括骨质疏松症和静脉血栓(VTE)[41,42]。早期进行运动和药物治疗能预防 VTE。对于多发伤患者、不能运动的骨盆骨折患者以及禁忌使用抗凝药物的患者[42]，通过 IVC 放置滤器是合理的。罕见报道称经股动脉血管栓塞造影会造成损伤[43]。因为臀部肌肉坏死和性功能障碍，有些人反对行双侧髂内动脉栓塞[44,45]。但

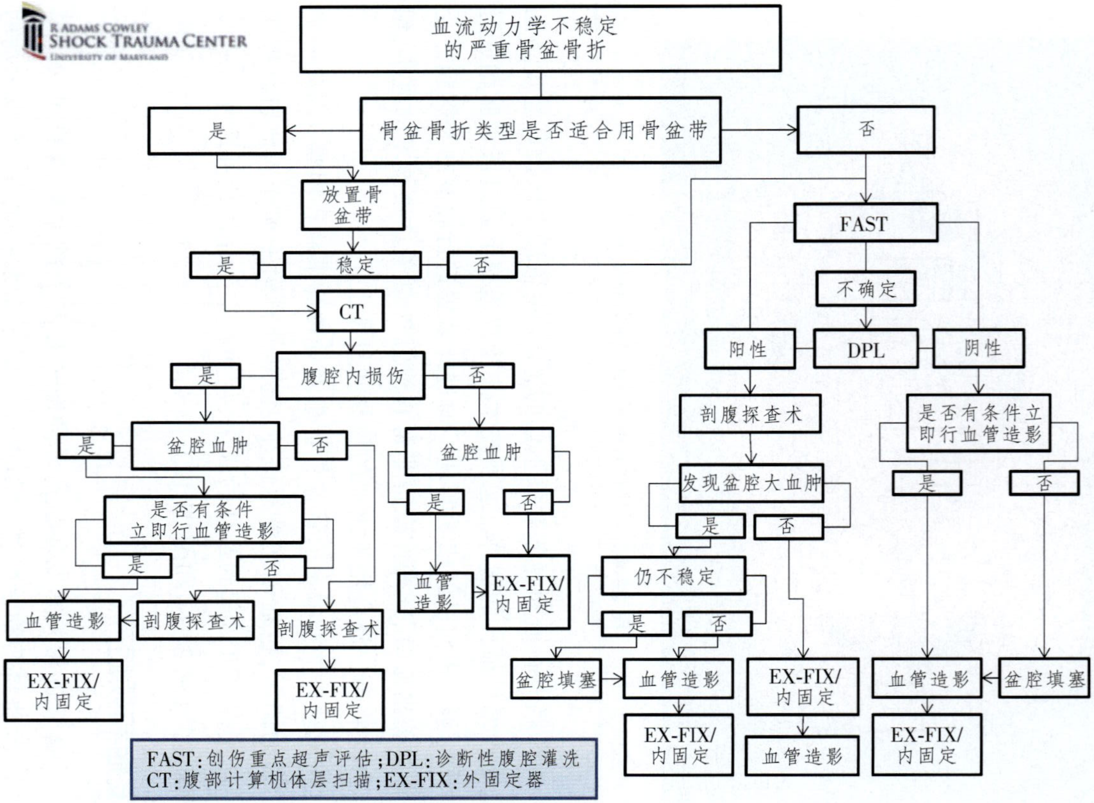

图 21.11 严重创伤中心(STC)血流动力学不稳定的骨盆骨折的诊疗流程。

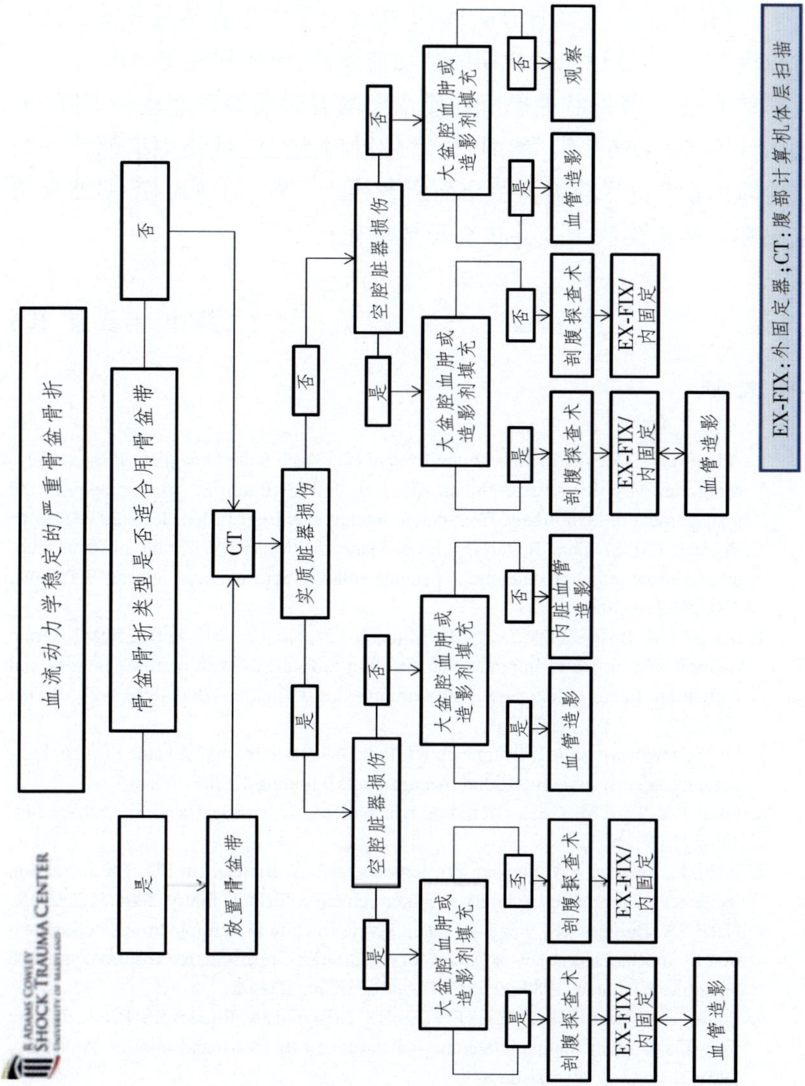

图 21.12　休克创伤中心（STC）血流动力学稳定的骨盆骨折的诊疗流程。

性功能障碍实际上与骨盆骨折有关,且与骨折程度直接相关[46,47]。神经损伤和慢性疼痛是骨盆骨折常见并发症,有神经损伤的患者预后更差[48,49]。骨盆骨折合并骶骨骨折或SI联合受累的患者常见并发症是长期的残疾[50-52]。当然也包括长期的性功能障碍、阳痿和性交困难。

总的来说,因骨盆骨折所致死亡率随着时间推延而逐渐下降,近些年估计为5%~7%[53,54]。然而,骨盆骨折仍然是钝性伤中高死亡率的独立危险因素[55]。尽管因盆腔出血所致死亡下降,但败血症、多器官功能衰竭和一些损伤因素合并仍会导致高死亡率[56]。

（王伟阳　易成腊　译）

参考文献

1. Adams GW. Doctors in blue. Baton Rouge: Louisiana State University Press; 1952.
2. Margolies MN, Ring EJ, Waltman AC, Kerr Jr WS, Baum S. Arteriography in the management of hemorrhage from pelvic fractures. N Engl J Med. 1972;287:317–21.
3. Brundage SI, McGhan R, Jurkovich GJ, Mack CD, Maier RV. Timing of femur fracture fixation: effect on outcome in patients with thoracic and head injuries. J Trauma. 2002;52:299–307.
4. Scalea TM, Boswell SA, Scott JD, Mitchell KA, Kramer ME, Pollak AN. External fixation as a bridge to intramedullary nailing for patients with multiple injuries and with femur fractures: damage control orthopedics. J Trauma. 2000;48:613–21. discussion 21–3.
5. Young JW, Burgess AR, Brumback RJ, Poka A. Pelvic fractures: value of plain radiography in early assessment and management. Radiology. 1986;160:445–51.
6. Poole GV, Ward EF. Causes of mortality in patients with pelvic fractures. Orthopedics. 1994;17:691–6.
7. Inaba K, Sharkey PW, Stephen DJ, Redelmeier DA, Brenneman FD. The increasing incidence of severe pelvic injury in motor vehicle collisions. Injury. 2004;35:759–65.
8. Dalal SA, Burgess AR, Siegel JH, et al. Pelvic fracture in multiple trauma: classification by mechanism is key to pattern of organ injury, resuscitative requirements, and outcome. J Trauma. 1989;29:981–1000. discussion 1000–2.
9. Poole GV, Ward EF, Muakkassa FF, Hsu HS, Griswold JA, Rhodes RS. Pelvic fracture from major blunt trauma. Outcome is determined by associated injuries. Ann Surg. 1991;213:532–8. discussion 8–9.
10. Coppola PT, Coppola M. Emergency department evaluation and treatment of pelvic fractures. Emerg Med Clin North Am. 2000;18:1–27, v.
11. Burgess AR, Eastridge BJ, Young JW, et al. Pelvic ring disruptions: effective classification system and treatment protocols. J Trauma. 1990;30:848–56.

12. Manson T, O'Toole RV, Whitney A, Duggan B, Sciadini M, Nascone J. Young-Burgess classification of pelvic ring fractures: does it predict mortality, transfusion requirements, and non-orthopaedic injuries? J Orthop Trauma. 2010;24:603–9.
13. Salvino CK, Esposito TJ, Smith D, et al. Routine pelvic x-ray studies in awake blunt trauma patients: a sensible policy? J Trauma. 1992;33:413–6.
14. McCormick JP, Morgan SJ, Smith WR. Clinical effectiveness of the physical examination in diagnosis of posterior pelvic ring injuries. J Orthop Trauma. 2003;17:257–61.
15. Killeen KL, DeMeo JH. CT detection of serious internal and skeletal injuries in patients with pelvic fractures. Acad Radiol. 1999;6:224–8.
16. Herzog C, Ahle H, Mack MG, et al. Traumatic injuries of the pelvis and thoracic and lumbar spine: does thin-slice multidetector-row CT increase diagnostic accuracy? Eur Radiol. 2004;14:1751–60.
17. Cerva Jr DS, Mirvis SE, Shanmuganathan K, Kelly IM, Pais SO. Detection of bleeding in patients with major pelvic fractures: value of contrast-enhanced CT. AJR Am J Roentgenol. 1996;166:131–5.
18. Pereira SJ, O'Brien DP, Luchette FA, et al. Dynamic helical computed tomography scan accurately detects hemorrhage in patients with pelvic fracture. Surgery. 2000;128:678–85.
19. Shanmuganathan K, Mirvis SE, Sover ER. Value of contrast-enhanced CT in detecting active hemorrhage in patients with blunt abdominal or pelvic trauma. AJR Am J Roentgenol. 1993;161:65–9.
20. Eastridge BJ, Starr A, Minei JP, O'Keefe GE, Scalea TM. The importance of fracture pattern in guiding therapeutic decision-making in patients with hemorrhagic shock and pelvic ring disruptions. J Trauma. 2002;53:446–50. discussion 50–1.
21. Bottlang M, Simpson T, Sigg J, Krieg JC, Madey SM, Long WB. Noninvasive reduction of open-book pelvic fractures by circumferential compression. J Orthop Trauma. 2002;16:367–73.
22. Krieg JC, Mohr M, Ellis TJ, Simpson TS, Madey SM, Bottlang M. Emergent stabilization of pelvic ring injuries by controlled circumferential compression: a clinical trial. J Trauma. 2005;59:659–64.
23. Croce MA, Magnotti LJ, Savage SA, Wood II GW, Fabian TC. Emergent pelvic fixation in patients with exsanguinating pelvic fractures. J Am Coll Surg. 2007;204:935–9. discussion 40–2.
24. Jowett AJ, Bowyer GW. Pressure characteristics of pelvic binders. Injury. 2007;38:118–21.
25. Miller PR, Moore PS, Mansell E, Meredith JW, Chang MC. External fixation or arteriogram in bleeding pelvic fracture: initial therapy guided by markers of arterial hemorrhage. J Trauma. 2003;54:437–43.
26. Cook RE, Keating JF, Gillespie I. The role of angiography in the management of haemorrhage from major fractures of the pelvis. J Bone Joint Surg Br. 2002;84:178–82.
27. Velmahos GC, Toutouzas KG, Vassiliu P, et al. A prospective study on the safety and efficacy of angiographic embolization for pelvic and visceral injuries. J Trauma. 2002;53:303–8. discussion 8.

28. Fang JF, Shih LY, Wong YC, Lin BC, Hsu YP. Repeat transcatheter arterial embolization for the management of pelvic arterial hemorrhage. J Trauma. 2009;66:429–35.
29. Ryan MF, Hamilton PA, Chu P, Hanaghan J. Active extravasation of arterial contrast agent on post-traumatic abdominal computed tomography. Can Assoc Radiol J. 2004;55:160–9.
30. Brasel KJ, Pham K, Yang H, Christensen R, Weigelt JA. Significance of contrast extravasation in patients with pelvic fracture. J Trauma. 2007;62:1149–52.
31. Magnussen RA, Tressler MA, Obremskey WT, Kregor PJ. Predicting blood loss in isolated pelvic and acetabular high-energy trauma. J Orthop Trauma. 2007;21:603–7.
32. Diamond IR, Hamilton PA, Garber AB, et al. Extravasation of intravenous computed tomography scan contrast in blunt abdominal and pelvic trauma. J Trauma. 2009;66:1102–7.
33. Blackmore CC, Jurkovich GJ, Linnau KF, Cummings P, Hoffer EK, Rivara FP. Assessment of volume of hemorrhage and outcome from pelvic fracture. Arch Surg. 2003;138:504–8. discussion 8–9.
34. Evers BM, Cryer HM, Miller FB. Pelvic fracture hemorrhage. Priorities in management. Arch Surg. 1989;124:422–4.
35. Pohlmann TGA, Bosch U, Tscherne H. The technique of packing for control of hemorrhage in complex pelvis fractures. Tech Orthop. 1995;9:267–70.
36. Smith WR, Moore EE, Osborn P, et al. Retroperitoneal packing as a resuscitation technique for hemodynamically unstable patients with pelvic fractures: report of two representative cases and a description of technique. J Trauma. 2005;59:1510–4.
37. Cothren CC, Osborn PM, Moore EE, Morgan SJ, Johnson JL, Smith WR. Preperitoneal pelvic packing for hemodynamically unstable pelvic fractures: a paradigm shift. J Trauma. 2007;62:834–9. discussion 9–42.
38. Burlew CC, Moore EE, Smith WR, et al. Preperitoneal pelvic packing/external fixation with secondary angioembolization: optimal care for life-threatening hemorrhage from unstable pelvic fractures. J Am Coll Surg. 2011;212:628–35. discussion 35–7.
39. Brenner ML, Moore LJ, Dubose JJ, et al. A clinical series of resuscitative endovascular balloon occlusion of the aorta for hemorrhage control and resuscitation. J Trauma Acute Care Surg. 2013;75:506–11.
40. Biffl WL, Smith WR, Moore EE, et al. Evolution of a multidisciplinary clinical pathway for the management of unstable patients with pelvic fractures. Ann Surg. 2001;233:843–50.
41. Britt LD, Zolfaghari D, Kennedy E, Pagel KJ, Minghini A. Incidence and prophylaxis of deep vein thrombosis in a high risk trauma population. Am J Surg. 1996;172:13–4.
42. Rogers FB, Shackford SR, Wilson J, Ricci MA, Morris CS. Prophylactic vena cava filter insertion in severely injured trauma patients: indications and preliminary results. J Trauma. 1993;35:637–41. discussion 41–2.
43. Kimbrell BJ, Velmahos GC, Chan LS, Demetriades D. Angiographic embolization for pelvic fractures in older patients. Arch Surg. 2004;139:728–32. discussion 32–3.
44. Ramirez JI, Velmahos GC, Best CR, Chan LS, Demetriades D. Male sexual function after bilateral internal iliac artery embolization for pelvic fracture. J Trauma. 2004;56:734–9. discussion 9–41.
45. Travis T, Monsky WL, London J, et al. Evaluation of short-term and long-term com-

plications after emergent internal iliac artery embolization in patients with pelvic trauma. J Vasc Interv Radiol. 2008;19:840–7.
46. McCarthy ML, MacKenzie EJ, Bosse MJ, Copeland CE, Hash CS, Burgess AR. Functional status following orthopedic trauma in young women. J Trauma. 1995; 39:828–36. discussion 36–7.
47. Copeland CE, Bosse MJ, McCarthy ML, et al. Effect of trauma and pelvic fracture on female genitourinary, sexual, and reproductive function. J Orthop Trauma. 1997;11: 73–81.
48. Patterson FP, Morton KS. The cause of death in fractures of the pelvis: with a note on treatment by ligation of the hypogastric (internal iliac) artery. J Trauma. 1973; 13:849–56.
49. Tornetta III P, Matta JM. Outcome of operatively treated unstable posterior pelvic ring disruptions. Clin Orthop Relat Res. 1996;329:186–93.
50. Goldstein A, Phillips T, Sclafani SJ, et al. Early open reduction and internal fixation of the disrupted pelvic ring. J Trauma. 1986;26:325–33.
51. McLaren AC, Rorabeck CH, Halpenny J. Long-term pain and disability in relation to residual deformity after displaced pelvic ring fractures. Can J Surg. 1990;33:492–4.
52. Pohlemann T, Gansslen A, Schellwald O, Culemann U, Tscherne H. Outcome after pelvic ring injuries. Injury. 1996;27 Suppl 2:B31–8.
53. Hauschild O, Strohm PC, Culemann U, et al. Mortality in patients with pelvic fractures: results from the German pelvic injury register. J Trauma. 2008;64:449–55.
54. Arroyo W, Nelson KJ, Belmont Jr PJ, Bader JO, Schoenfeld AJ. Pelvic trauma: what are the predictors of mortality and cardiac, venous thrombo-embolic and infectious complications following injury? Injury. 2013;44(12):1745–9.
55. Schulman JE, O'Toole RV, Castillo RC, et al. Pelvic ring fractures are an independent risk factor for death after blunt trauma. J Trauma. 2010;68:930–4.
56. Demetriades D, Karaiskakis M, Toutouzas K, Alo K, Velmahos G, Chan L. Pelvic fractures: epidemiology and predictors of associated abdominal injuries and outcomes. J Am Coll Surg. 2002;195:1–10.

索　引

Y

Z

读者交流群使用说明

建议配合二维码使用本书

【本书特配线上资源】

读者群：加入读者交流群，同本书读者交流阅读心得，分享严重创伤手术技术相关知识，开拓视野，提升诊治水平。

【入群步骤】

- 微信扫描本页二维码
- 根据提示，加入交流群
- 在群内发表**读书心得**，分享读书体验

微信扫描二维码
加入读者交流群